国家科学技术学术著作出版基金资助出版

消化系统疑难病
——便秘的中西医整合方略

主　编　魏　玮

科学出版社

北　京

内 容 简 介

本书系"第六届北京胃肠功能及动力疾病中西医整合医学论坛"内容整理编撰而成，以"便秘"为主题，以"中西医整合"为理念，探讨了便秘的中西医发病机制、诊断、治疗及相关热点、难点等内容，意在突出当代消化学科名家对便秘诊治的思想、经验、方法及最新研究进展，并希望通过本书为临床医师提供中西医诊疗便秘的指导意见和最新进展。

本书可供中西医专业学生、临床医师学习、参考。

图书在版编目（CIP）数据

消化系统疑难病：便秘的中西医整合方略/魏玮主编. —北京：科学出版社，2020.3

ISBN 978-7-03-064507-4

Ⅰ. ①消… Ⅱ. ①魏… Ⅲ. ①便秘–中西医结合–诊疗 Ⅳ. ①R574.62

中国版本图书馆 CIP 数据核字（2020）第 031129 号

责任编辑：陈深圣 鲍 燕 / 责任校对：王晓茜
责任印制：徐晓晨 / 封面设计：北京图阅盛世文化传媒有限公司

科 学 出 版 社 出版
北京东黄城根北街 16 号
邮政编码：100717
http://www.sciencep.com

北京虎彩文化传播有限公司 印刷
科学出版社发行 各地新华书店经销
*
2020 年 3 月第 一 版 开本：787×1092 1/16
2021 年 4 月第三次印刷 印张：12
字数：300 000

定价：68.00 元
（如有印装质量问题，我社负责调换）

编　委　会

名誉主编　路志正　樊代明　柯美云　刘新光

　　　　　　危北海　李乾构　田德禄　杨云生

主　编　魏　玮

编　委　（按姓氏拼音排序）

白文元（河北医科大学第二医院　主任医师　教授　博士生导师）

卞兆祥（香港浸会大学　教授　博士生导师）

曹建新（苏州大学第三附属医院　主任医师　教授　硕士生导师）

陈胜良（上海交通大学附属仁济医院　主任医师　教授　博士生导师）

窦永起（中国人民解放军总医院　主任医师　教授　博士生导师）

范建高（上海新华医院　主任医师　教授　博士生导师）

房殿春（第三军医大学西南医院　主任医师　教授　博士生导师）

侯晓华（武汉协和医院　主任医师　教授　博士生导师）

胡　玲（广州中医药大学　主任医师　教授　博士生导师）

黄贵华（广西中医药大学　主任医师　教授　博士生导师）

黄穗平（广东省中医院　主任医师　教授　博士生导师）

姜荣环（中国人民解放军总医院第一医学中心　主任医师　副教授）

李军祥（北京中医药大学东方医院　主任医师　教授　博士生导师）

刘　力（陕西中医药大学　教授　硕士生导师）

刘凤斌（广州中医药大学第一附属医院　主任医师　教授　博士生导师）

刘华一（天津市中医药研究院　主任医师　教授　博士生导师）

刘绍能（中国中医科学院广安门医院　主任医师　教授　博士生导师）

彭丽华（中国人民解放军总医院第一医学中心　主任医师　副教授　硕士生导师）

钱冬梅（首都医科大学附属北京同仁医院　主任医师　教授　硕士生导师）

尚占民（首都医科大学附属北京朝阳医院　主任医师　教授　硕士生导师）

沈　洪（江苏省中医院　主任医师　教授　博士生导师）

盛剑秋（中国人民解放军总医院第七医学中心　主任医师　教授　博士生导师）

时昭红（武汉市中西医结合医院　主任医师　教授　博士生导师）

舒　劲（甘肃省中医院　主任医师　教授　博士生导师）

苏晓兰（中国中医科学院望京医院　副主任医师　副教授　硕士生导师）

孙晓红（北京协和医院　主任医师　教授　硕士生导师）

唐旭东（中国中医科学院西苑医院　主任医师　教授　博士生导师）

唐艳萍（天津市南开医院　主任医师　教授　硕士生导师）

王化虹（北京大学第一医院　主任医师　教授　博士生导师）

王瑞玲（中国人民解放军火箭军特色医学中心　主任医师　教授　硕士生导师）

魏　玮（中国中医科学院望京医院　主任医师　教授　博士生导师）

魏良洲（青岛大学附属医院　主任医师　教授　博士生导师）

吴咏冬（首都医科大学附属北京友谊医院　主任医师　教授　硕士生导师）

徐有青（首都医科大学附属天坛医院　主任医师　教授　博士生导师）

杨　倩（河北省中医院　主任医师　教授　博士生导师）

杨晋翔（北京中医药大学第三附属医院　主任医师　教授　博士生导师）

原丽莉（山西白求恩医院　主任医师　教授　硕士生导师）

张北平（广东省中医院　主任医师　教授　博士生导师）

张发明（南京医科大学第二附属医院　主任医师　教授　博士生导师）

张声生（首都医科大学附属北京中医医院　主任医师　教授　博士生导师）

赵文霞（河南中医药大学第一附属医院　主任医师　教授　博士生导师）

朱　莹（湖南中医药大学第一附属医院　主任医师　教授　博士生导师）

朱进霞（首都医科大学　主任医师　教授　博士生导师）

学术秘书　瞿先侯　李依洁　杨　敏　刘亚欣

尹　璐　朱佳杰　侯理伟　韩博宇

从　禹　张嘉鑫　赵鹏程　郭　宇

杨　洋　王亚杰　方霜霜　潘雨烟

路　序

伴随我国经济的快速发展，人民生活水平不断提高，汽车、空调、冰箱、电视、冷饮、快餐等现代生活用品或方式，早已进入寻常百姓家。人们在尽情享受快捷的交通、舒适的家居以及美酒佳肴的同时，也因不能正确认识人与自然、人与社会，尤其是良好的生活习惯与身心健康的关系，在不同心态的驱使下，违反四季应时规律，冷水激头或冬装过单或长时间在空调冷气环境中生活、工作，以致玄府闭郁，风寒滞络，关节、肌肉疼痛而成"痹病"；又有贪杯饮冷，暴饮暴食，伤及脾胃，运化失司，以致湿浊内生，发为身倦脘痞、纳呆便溏的"湿阻病"；更有人在诸如升学、就业等激烈竞争或养家糊口时生活成本上涨的精神压力下，难以自拔，心态失衡，罹患"抑郁症"。又加七情伤人最大的特点是致所中脏腑气机紊乱，且多兼或终将影响到脾胃运化功能，出现脘痞满闷、不思饮食等症状。"脾胃为后天之本，气血生化之源。"长期的负面情绪不解，由于气血乏源，脏腑失养，证多兼杂，由实转虚。脾失健运，水液代谢失调，水不化气，聚而成湿（邪）。湿本阴邪，郁久从寒则为寒湿，郁而化热，是为湿热。寒湿、湿热内伏，或凝炼成痰、成瘀，或复感外邪，内外相引，病情复杂，变化多端，引发多种疾病。且湿性重浊黏腻，病多缠绵，反复难愈。

我行医看病已 80 年了，我感觉当今的病证越来越不好辨。因为，疾病谱已发生了极大改变。总的感觉是：单一的病证，譬如心病、脾胃病……在减少；兼杂其他脏器，尤其是与脾胃相关的病证在增多；同时许多疾病，或其某一阶段都与"湿邪"相伴；湿邪危害的复杂难祛程度，从本次新型冠状病毒来袭更可见一斑。"不惟南方，北方亦多湿邪""百病皆有湿作祟"是我当前仍坚持的论点；而"持中央，运四旁，怡情志，调升降，顾润燥，纳化常。"处处顾护脾胃仍是我辨证施治的首要原则和有效方法。

本次抗击新型冠状病毒肺炎战役，再一次证明中西医之间，各有所长。在救人生命于须臾之时，任何孰优孰劣之争，既残酷又毫无意义。疗效是根，愈病救人是本；将我国和西方发达国家的抗疫工作稍加对比，无不彰显出我们国家的政治制度和两套医学体系下具有明显优势，这是中国之兴、人民之兴！中西医合作具有强大的生命力！我们中医从不反对外来的一切好东西，比如像番红花、沉香等约 230 多种中药材，这些"舶来品"目前仍占我们常用中药的10%左右；我也曾就外在舌象与内在胃肠炎症的关系，认真向魏玮主任请教。随着时代和科技的进步，现代检查手段日新月异，中医临床工作中不可避免需要面对一些理化报告，善为医者当吸取新知，在学好中医药的基础上，秉持"他山之石，可以攻玉"的心态，学习现代医学和检测技术，将其作为中医诊法的参考，无不利于自身诊疗技艺的进一步提升，造福于广大患者。

多年来，魏玮主任团结广大中西医优秀人才，在"胃肠功能及动力学"研究方面做了大量的工作，成功举办了六届"北京胃肠功能及动力疾病中西医整合医学论坛"，为广大消化科同仁提供了非常可贵的交流平台和学习机会。可喜的是，《消化系统疑难病——便秘的中西医整合方略》即将刊印，该书分别从中、西医不同的角度探讨了便秘的病因、病机、诊断、治疗以及临床研究，重点阐述了多因素作用下心身一体、多学科结合、整体思维论治便秘的思路。同时还基于目前针对便秘的临床研究，揭示目前研究的不足，提出便秘整合研究的方法及诊疗方略，突显了中医药治疗疾病的整体观，强调了多学科交叉诊疗模式，推广了以临床实践与基础研究相互促进的便秘研究模式，因此具有很好的临床价值。鉴于该书的出版对广大中西医人员有很大的参考价值，是为序！

路志正

2020 年 2 月 18 日

樊　序

我在《医学的系统论和整合观》中讲过，"过度关注微观领域，并非医学和生命的本质。"许多研究者沉溺于微观研究，认为分子组合就可代表人体，忽略了人体作为一个整体的多种属性。与几十年前比，医学重点关注内容发生了广泛、深刻的变化，过去是传染病，现在是慢性病；过去是营养不良，现在是营养过剩；过去是器质性病变，现在是功能性疾病；过去关注年轻病患，现在老年病成为主体……这种形势的变化要求医者要更多关注人在社会、自然等多方面因素中的健康情况，也是我们提出整体整合医学（简称整合医学）的必要性和价值所在。

整合医学不仅要求把现在已知的各生物因素加以整合，而且要将心理因素、社会因素和环境因素等也加以整合。整合医学还将包括中医学和西医学在内的与人体相关的一切学问加以整合。通过这种单元思维向多元思维的提升，构建更符合生命规律、更适合疾病诊疗的新的医学知识体系，最终使人类的健康得到更好保障。

随着现代社会生活方式和饮食结构的改变，便秘在人群中的患病率越来越高。针对单靶点、单因素的现代医学模式对于治疗多种病因作用下的便秘的效果往往欠佳。本书阐述了便秘的病因、诊断、治疗，以及心身一体、多学科整合、中西医互补、多维度思维等理念。本书强调了便秘的中西医整合模式，是整合医学在消化领域的具体体现，为消化系统疑难病的诊疗提供了新的思路。

《消化系统疑难病——便秘的中西医整合方略》是一本难得的好书，具有很好的临床应用与推广价值，我有幸先睹为快，愿意推荐相关学者参考或应用。

是为序。

樊代明

2019 年 12 月 19 日

前　言

为响应国医大师路志正及中国工程院副院长樊代明院士整合医学的号召，由北京协和医院柯美云教授、中国人民解放军总医院杨云生教授和中国中医科学院望京医院魏玮教授发起，在危北海教授、李乾构教授、田德禄教授等中医大家及刘新光教授的支持下，胃肠功能及动力疾病中西医整合医学论坛于 2013 年 6 月 8 日成立。2015 年 1 月 23 日中国中医药研究促进会消化整合医学分会成立，并依托胃肠功能及动力疾病中西医整合医学论坛举行会议。会议由北京积水潭医院蓝宇教授、北京大学第一医院张学智教授、北京大学第三医院夏志伟教授、北京协和医院孙晓红教授、中国人民解放军总医院彭丽华教授、中医杂志社刘国正社长、天津市南开医院唐艳萍教授作为学术骨干，以唐旭东教授、侯晓华教授、陈旻湖教授、王邦茂教授、周丽雅教授、段丽萍教授、张声生教授、李军祥教授、王化虹教授等为代表的著名中西医消化界专家构建了本论坛成员的核心框架。会议以消化系统的常见病为主题，每年以一种消化系统疾病或症状为核心，以专家讲授、病例介绍、中西医专家共同讨论的方式进行，至今已举办了 6 届。

第六届北京胃肠功能及动力疾病中西医整合医学论坛以"便秘"为主题进行中西医对话。按照便秘的发病机制、研究热点、多学科交流、特殊疗法分为不同版块，每版块设置主题阐述和专家讨论环节，由中西医专家共同参与。最后以中西医的病例讨论结尾。

大会开始时，樊代明院士从医学的发展历程、中西医的指导思想及中西医各自优缺点的角度进行陈述，最终得出结论：只有进行中西医整合，才是解决现代疑难疾病的方法，其论述为大会奠定了中西医整合的基调。唐旭东教授、侯晓华教授就便秘中西医的发病机制进行了阐述，以探讨中西医对便秘的不同认知；张发明教授重点介绍了肠道菌群与便秘治疗的研究进展，并认为肠道菌群治疗便秘将大有可为；陈胜良教授以研究热点——脑-肠互动为主题，阐述了脑-肠互动在便秘发生发展中的重要作用；对于便秘的治疗，刘保延教授、王化虹教授、姜荣环教授分别从针灸、膳食、精神心理方面进行了涉及临床与科学研究的阐述。其余专家针对指定的会议议题进行讨论。会议最后，由北京协和医院孙晓红教授和中国中医科学院望京医院苏晓兰副教授提供便秘治疗的病例分享，通过病例讨论探讨便秘中西医整合的最佳治法。

本届会议以中西医整合为宗旨，以"便秘"为主题，探讨便秘的中西医整合的方法。基于会议的"中西医整合"理念，以会议中专家发言为基础，以便秘的中西医发病机制、诊断方法、治疗为脉络，对本次会议的内容进行整理并编撰成本书即《消化系统疑难病——便秘的中西医整合方略》，意在突出当代消化病专家对便秘治疗的思想、经验、方法及最新研究进展。

随着时代的发展，医学水平的提升，疾病谱也在发生变化，慢性病已经成为影响死亡率的主要原因。由于慢性病危险因素众多，病因不明，发病机制复杂，因而现代医学对此的治疗效果有限。中医以整体观为理念，以中药多靶点、多通路的作用特点对慢性病进行干预，临床每获良效，但临床证据不足。因此将中西医进行整合，可能会获得最佳的治疗效果。这是本书出版的初衷。

本书涉及的专家演讲文稿是根据该专家现场讲授的内容整理而成。收录的专家仅包含会议中主题发言和讨论（包括病例讨论）的专家。本书既可为消化界医师提供最前沿的对便秘治疗的研究进展，又能给予其关于便秘的中医理论和治疗方法的指导意见，通过中医与西医的交流与碰撞，尽可能找寻最佳的治疗便秘的方法。本书可供中西医专业学生、临床医师学习、参考。

最后，我由衷感谢参与本次会议的各位消化界名家，本书的出版离不开专家们的支持。当然，也感谢我的研究生们为本书的整理规划所付出的努力！希望本书可以帮助更多消化界的同仁，给予他们更多的灵感。

魏　玮

2018 年 5 月

目　　录

第一章 概　述

　　现代医学模式，不论国内国外，均以西医学为主导，其余医学只是作为辅助或补充。西医学的发展以人体解剖为基础，从躯体、系统、器官到组织、细胞、分子，各个层面都发展成独立的学科。如从临床医学到内科学，再到消化病学，是医学分科的具体体现。这种医学的研究与临床实践的分级模式，旨在更加精准地探求病因及机制，从而实现更精准的临床治疗。精准的研究对于单因素致病的疾病可能有利，而随着疾病谱的变化，单因素致病的疾病很少见。现代医学将人体越分越细，认识疾病的视角越来越窄，在临床实践中也发挥了其积极的治疗作用。但对于绝大多数疾病，尤其是慢性病，在多病因的作用下，疾病往往引起全身性的病理变化，不再是一个靶点或通路、一种组织、一个器官的病理变化。因而对于慢性病的诊断与治疗，效果往往欠佳。现代医学与慢性病的这种简单与复杂的对应关系，使其局限性也越来越明显，包括疾病诊疗、身心因素、中西医交流、疾病防治观念等方面。整合医学也因此应运而生。

第一节　整合医学及其理论基础

　　整合医学是根据现代医学模式的局限性提出的，着重解决医学研究局部化、微观化而带来的问题。樊代明院士指出，整合医学是将医学各领域最先进的知识理论和临床各专科最有效的实践经验分别加以有机整合，并根据社会、环境、心理的实际情况进行修整、调整，使之成为更加适合人体健康和疾病治疗的新的医学体系。"整"，是方法，是手段，是过程；"合"，是要求，是标准，是结果。立足于慢性病的特点和弥补现代医学认识及诊疗慢性病的缺陷，整合医学形成了以整体观、整合观、医学观为理论基础的医学体系，并将影响着现代医学模式的转变。

　　整体观强调整体性观念，认为人体既是一个有机整体，又是世界的一部分，不能分裂地看待人体的生理、病理变化。在对疾病的认知、诊疗过程中需要始终贯穿整体观的思想。整体观需要着重体现在致病因素、疾病诊疗方式、疾病防治观念等方面。另外，整体观不仅强调整体观念，同时也重视人体的局部作用。整合医学整体观从整体与局部的角度认识疾病，促进医学的协调统一发展。

　　整合观是指将数据和证据还原成事实，将获得的认识和共识提升为经验，将发明的技术和艺术凝练成医术，并在这三个层面不断实践。整合观不是将组成部分简单地相加，而是需要各部分之间相互作用并拥有整体的共同规律，是整体大于部分之和的效应。临床学科实现整合，将会避免因分科过细而造成的对疾病认识与诊疗的局限性。整合的目的是使较少交流的局部之间相互联系，并在联系中摩擦出新的火花，从而实现医学理论上的突破，更好地应对临床复杂疾病的诊治。

整合医学所提倡的"医学观"，不是单纯的科学或哲学，而是包含有科学、哲学、人文、艺术、心理学、社会学等为一体的多学科体系。这是整合医学的重要环节，并与中医整体观不谋而合。当今医学界对于中医学的科学性做了反复的探讨，最终没有得出一个让人满意的答案。而事实上，这种一味追求"科学的医学"的做法，只看到了医学的局部，是不恰当的。整合医学的医学观，不等同于科学，科学是确定的、可重复的，而医学则具有偶然性，有无限可能性，科学可以用来研究医学，但不能用来误解医学。

<h3 style="text-align:center">参 考 文 献</h3>

樊代明. 2012. 整合医学初探[J]. 医学争鸣, 3（2）: 3-12.
樊代明. 2017. 整合医学的内涵及外延[J]. 医学与哲学, 38（564）: 7-13.
刘运芳, 杨志平, 樊代明. 2016. 从屠呦呦获得生理学或医学奖谈整合医学[J]. 中医杂志, 57（14）: 1171-1176.

第二节　便秘的中西医整合优势分析

便秘属于临床常见的慢性疾病或伴随的一种常见症状，往往表现出慢性、复杂性、难治性的特点，发病机制不明确、治疗方法疗效不佳，容易反复发作。中医在治疗便秘方面，凭借中医药多靶点、多通路的特点，临床治疗疗效确切。因此，整合医学强调中西医整合治疗便秘，并建立便秘治疗的最优化方案，比起现代医学对便秘的诊疗具有一定优势。具体体现在以下几个方面。

一、多维度临床资料剖析

多维度临床资料剖析（multi-dimensional clinical profile，MDCP）是2015年罗马委员会针对功能性胃肠病（functional gastrointestinal disorders，FGIDs）而提出的患者信息的多维度采集与评估方式，以用于FGIDs的临床诊疗方案的制定。在MDCP的指导下，对FGIDs患者信息采集时，分为5个分类维度进行：罗马诊断分类、临床表现的补充、对日常活动的影响、社会心理学表现、生理特征和生物学标志。MDCP的诊疗思路，不仅适用于FGIDs患者，对便秘等其他慢性病患者也同样适用。

MDCP将人体视为一个整体，首先表现在对便秘引起患者日常活动影响的重视。日常活动受影响程度，实际上是便秘对人体作用的整体效应。其次，MDCP提出了心理学表现的诊断分类，注重社会、生活事件对人们的精神心理的影响，将身、心和人与环境结合，体现其整体观念。MDCP同时重视局部因素的作用。患者病史、临床表现、体格检查、辅助检查结果等属于患者便秘诊断中的证据。每一项证据都是便秘诊断的组成部分。

二、中西医优势互补

当代中国，中西医并重发展，不分主次，中医与西医经过临床实践证明，在便秘的诊疗中，两者均有一定程度的疗效，但大多数便秘的疗效仍欠佳。临床治疗便秘时，西医首先考虑给予泻药和胃肠促动力药，以消除患者的便秘症状，而中医则从整体考虑，从人体体质方面入手，找出引起便秘的内在因素而加以调治。整合医学提倡将两者有机整合，即整合各自学科领域最先进的知识、理论、经验、方法、技术等，并作出适当修整，使之更符合人体健康的需求，更能提高临床疗效。中医最大的特点是整体观念，西医是还原论思想，两者的观念各有优缺点，中西医优势互补即是两种思想观念的互补，无论在疾病诊疗或防治方式上均优于中医或西医。

三、多学科整合

便秘不纯粹是消化系统功能或器质性病变产生的结果，而与心血管、神经、内分泌、心理学等学科也有着密切的联系。因此，便秘涉及多学科领域，单一消化系统的视角显然已经不符合便秘的诊治需求，对便秘患者进行临床诊疗时，应整合多学科的理论、经验、技术和方法，综合分析病因、发病机制，选择合适的诊疗方案，防治并发症。

多学科的整合，不仅是慢性便秘多系统受累的需求，也是以人为本的医学本质的需求，顺应了生物-心理-社会医学模式的发展趋势。通过加强学科交流协作，针对便秘这一疾病的跨学科的领域整合各学科，从而打破学科之间的隔阂，更好地制订临床诊疗方案，服务于患者。

四、心身一体化

心身疾病是一种心理生理疾病，介于躯体疾病与神经症之间。心身疾病是一组躯体疾病，其发生、发展、转归与防治均与心理因素有着密切关系。心身疾病概念已经诞生多年，治疗理念也已提出，但是我国心身疾病的发现率、治愈率都相对较低。

便秘属于心身疾病的范畴，然而当前便秘的诊疗只是满足于泻药的依赖，部分医师可能会给予患者必要的精神心理方面的指导，治疗现状不容乐观。整合医学倡导心身结合，通过加强医师对心身疾病的认识、制订规范化的心身疾病诊疗方案，以及对患者进行健康教育，从医患双方的角度实现心身疾病的一体化诊疗。

五、防治理念的转变

近些年来，慢性非传染性疾病成为主要的疾病模式。而对慢性病患者来说，生活方式往往是其主要的危险因素，因此，改变不健康的生活方式对于慢性病的防治具有重要作用，如饮食、运动、情绪调节方面，进行合理控制与规划，这就属于预防的范畴。由于疾病模式的转变，人们越来越意识到预防的重要性。

慢性病的预防需要患者增强自我管理，慢性病患者的自我管理是在医师对患者进行健康教育的前提下，患者充分理解影响疾病发生发展的危险因素和保护因素时，采取的针对生活习惯的改良方案，如戒烟、忌酒、合理的膳食搭配、规律的生活作息、适当的运动、精神情绪的调节等。通过将医生的治疗与患者的自我预防管理结合为一体，慢性病的治疗效果会达到最优。

六、基础研究与临床实践的整合

现代医学中，基础研究是医学发展的动力，临床实践是基础研究的方向和源泉，基础研究的成果可以用来解决临床实践问题，并经临床实践反馈给基础研究。然而事实上，基础研究与临床实践常常缺少交流，导致两者很难产生合力而获得对临床有用的成果。因此，需要打破两者不相接触的壁垒，建立基础研究与临床实践的整合平台，就临床实践中发现的问题、疾病危险因素的评估、临床患者的需求、研究方向的前景、研究成果的价值等方面交换意见。同时建立完备的临床组学数据库资料，以供基础研究参考借鉴。通过两者的整合，增加科研产出，并更高效地解决临床问题。

目前，虽然在整合医学指导下，对便秘的诊疗具有一定的优势，但具体的整合方案仍处于不断的探索中，以下几章内容即介绍了目前各中西医专家对便秘认识及诊疗的最新观点，并尝试探索出中西医整合诊治便秘的方案。

参 考 文 献

张小玲，傅松滨. 2004. 浅谈临床医学研究与基础医学研究之关系[J]. 山西医科大学学报，6（1）：47-48.

Douglas A. Drossman. 2017. ROME Ⅳ功能性胃肠病多维度临床资料剖析（MDCP）[M]. 蓝宇，方秀才 译. 北京：科学出版社.

第二章 便秘的病因病机

第一节 从肝脏疾病与肠道微生态之间的关系认识便秘

一、肝脏与胃肠道解剖与功能的联系

肠道和肝脏在生物学功能上密切相关、相互影响，构成"肠-肝轴"。肝脏吸收的物质大部分来自肠道，而且肝脏的血液供应来自门静脉，其中也包括肠道中各种细菌的代谢产物和细菌本身的组分。肠道屏障功能受损会导致肝脏暴露于各种肠道来源的有毒物质，而肝脏功能失调也会影响肠道功能。胆汁酸、药物和有毒物质由肝脏随胆汁进入肠道再吸收而重新进入肝脏的循环过程构成"肠肝循环"。

肝脏的主要生理功能包括六个方面：①解毒；②代谢；③分泌胆汁；④造血、储血、调节循环血量；⑤免疫防御；⑥肝脏再生。其中代谢功能、分泌胆汁的功能与胃肠道密切相关。人体摄入的饮食经过胃肠道初步消化吸收后，营养进入肝脏，分解为氨基酸、脂肪酸、葡萄糖等小分子，并在肝内重新合成人体所需的蛋白质、脂肪、糖原或其他能量物质等，有助于人体吸收营养物质，储存能量，维持生命活动。

二、肝脏疾病与肠道微生态之间的关系

肝脏通过调节胆汁分泌，促进营养物质在肠道的吸收和废物的排泄，因而肝脏的功能与肠道微生态之间联系密切。若肝脏产生病变，则功能将受到影响，由此引起肠道微生态的变化。所以肝脏疾病会影响肠道微生态的变化，其具体机制包括小肠各种细菌生长、肠道因素的干扰、黏膜屏障的通透性改变、免疫功能的受损。而根据目前研究，微生态的变化同样会影响到肝脏疾病的发生和发展。

研究表明，多种不同的肝脏疾病能够导致胃肠道菌群异常。例如，酒精性脂肪肝的患者，由于酒精及其代谢产物乙醛破坏肠上皮细胞间的紧密连接，且肠道中的部分菌群能够产生乙醇及其代谢产物乙醛，进一步加重肠上皮损害，导致患者肠壁通透性增高；原发性硬化性胆管炎患者肠道菌群多样性下降，普氏菌群和罗氏菌群的相对丰度显著降低，肠黏膜通透性增高。肠道菌群在多种肝脏疾病的发生发展中起到重要作用，下面以几种肝病为例阐述。

（一）肝硬化

1. 肝硬化时肠道微环境发生变化

肠道微生态是由数千种微生物共同组成的处于动态平衡的小型生态系统。肠道微生

态的结构及平衡受到多重因素的影响。从微观上看，肠道微生态主要受到肠道微环境的直接作用，而机体的内环境、饮食及疾病都会通过影响肠道微环境而影响肠道菌群；从宏观上看，肠道微生态结构受个体遗传、生活环境、饮食结构及健康状态的影响。肝脏与肠道是在解剖和功能上都密切关联的两个器官。肝硬化时肠道微环境常因肝脏功能损害和门静脉高压而受到直接和间接的影响。

肝硬化门静脉高压导致侧支循环开放、食管胃底静脉曲张。此外，借助内窥镜检查常发现肝硬化还伴有肠壁黏膜水肿、出血等炎症样改变或血管性损伤等无明显症状的黏膜病变。一般认为门静脉高压是引起肝硬化胃肠道病变的最直接原因，但用于判断食管胃底静脉曲张的内窥镜检查或治疗也会引起上消化道改变。最近的一项人群研究显示，门静脉高压性胃病在肝硬化门静脉高压的患者中发病比例约为 22%，而针对这群患者的 3 年随访显示门静脉高压性胃病发病率增加到约 50%。随着肝硬化病情的加重，门静脉高压性肠病的发病率也随之增加，其发生率与 Child-Pugh 评分呈正相关。

2. 肝硬化时肠道菌群的变化

以往的研究多认为肝硬化肠道细菌移位的发生部位主要在小肠。关于肝硬化肠道菌群的研究普遍认为肝硬化患者存在小肠细菌过度生长的现象。小肠细菌过度生长是肠道细菌移位的主要原因之一。肠细菌过度生长的常用测定方法有葡萄糖氢呼气试验和空肠分泌液培养法两种，其中培养法是诊断金标准，但氢呼气试验由于操作简单、无创较为常用，但有研究发现肝硬化患者葡萄糖氢呼气试验结果与细菌培养结果相关性较差。据报道约有 60%的肝硬化患者有小肠细菌过度生长。Bauer 等对 70 个肝硬化患者的空肠分泌物进行定量培养，发现 61%的患者存在小肠细菌过度生长（细菌定量培养＞10^5 菌落数每毫升空肠分泌物），并且与抑酸治疗有关。小肠细菌过度生长不仅表现为细菌数量增加，而且常伴有大肠杆菌和肠球菌等"结肠型细菌"在小肠内出现。这些细菌不仅是肠道感染的常见细菌，而且会改变肠壁通透性，推动肠道细菌移位的发生。小肠细菌过度生长发生与肝硬化病情严重度呈正相关，小肠细菌过度生长发生率与患者有无腹水和血胆红素高低密切相关，而且与细菌感染如自发性细菌性腹膜炎等的发生直接相关。

粪便菌群由于标本易得性，一向被用作肠道菌群分析的常用样本。早期需氧菌分离培养显示肝硬化患者粪便菌群与正常对照无明显差异。随着厌氧菌分离培养技术的进步，1970 年 Floch 等对肝硬化患者粪便标本进行需氧和厌氧的定性定量培养，结果显示肝硬化患者总厌氧菌数量和类杆菌数量略有增加，伴随链球菌和大肠杆菌数量增加。近几年分子生物学分析方法被越来越多地运用于肠道菌群分析。最近运用 16S rDNA 高通量测序和荧光定量聚合酶链反应（PCR）对肝硬化患者粪便菌群进行的分析发现，肝硬化患者粪便菌群结构与正常对照明显不同，主要表现为肝硬化患者肠道菌群中类杆菌门细菌比例明显下降，而变形菌门和梭杆菌门细菌比例显著增加。肝硬化患者肠道菌群中肠杆菌科、韦荣球菌科和链球菌科细菌明显增加，其中链球菌科细菌比例与肝硬化 Child-Pugh 评分呈正相关，随着肝硬化病情的加重而显著增加。与健康对照组相比，患者组毛螺菌科细菌比例明显下降，而且与 Child-Pugh 评分呈负相关。在另一项基于变性梯度凝胶电泳（DGGE）和定量 PCR 方法的肝硬化患者肠道菌群研究也有类似的发现，患者肠道肠杆菌和肠球菌数量明显增加。一些研究发现在肝硬化患者中产碱杆菌科和紫单胞菌科与肝性脑病认知障碍有正相关性，而梭杆菌科、韦荣球菌和肠杆菌科与炎症发生有正相关性，瘤胃菌科与炎症有负相关性。

3. 肠道菌群调节对肝硬化病情的作用

运用肠道吸收少的口服窄谱抗生素选择性"脱污染"常被临床用来对自发性细菌性腹膜炎进行预防性治疗。Gines 等将 80 个已经发生过自发性细菌性腹膜炎的肝硬化患者随机分为两组，分别接受口服诺氟沙星治疗和安慰剂治疗，结果显示诺氟沙星治疗组自发性细菌性腹膜炎的复发率为 20%，而安慰剂对照组的复发率为 68%。选择性"脱污染"被发现对于预防消化道出血后感染和低腹水蛋白细菌感染有显著效果。但是长期使用口服抗生素容易产生耐药现象，是临床治疗中需要考虑的问题。

（二）非酒精性脂肪肝

目前理论认为非酒精性脂肪肝的发病包含两个步骤：首先健康肝脏因为肾素抵抗等原因脂肪变性；然后其他因素如肠道来源的内毒素进入肝脏，引发氧化压力，产生包括 TNF-α 在内的细胞因子，延续肝脏损伤。肠道菌群可能通过三种途径参与脂肪性肝炎的发病机制：①增加肠道乙醇产生；②食物中胆碱代谢（用于极低密度脂蛋白合成和肝脏脂肪输出）；③产生脂肪酶内毒素。乙醇和内毒素都能刺激机体通过 NF-κB 介导途径产生炎症因子和细胞因子。研究已经发现非酒精性脂肪肝患者有小肠细菌过度生长，并且与肝脏脂肪病变严重程度相关。

（三）肝脏肿瘤

肝脏肿瘤的发生与多种因素有关，包括慢性病毒感染、饮酒、黄曲霉素 B_1 接触和代谢紊乱等。肠道菌群可能直接或间接参与以上因素诱导肝脏肿瘤的发生。小鼠模型显示肠道肝螺杆菌定植可以在其他肝癌诱发因素（如黄曲霉素和乙肝病毒）存在的情况下促进肝癌的发生。最近有研究报道克罗恩病与肝癌发生有关联。虽然没有确切证据表明，但是肠道菌群可能也参与克罗恩病的肝癌发生。

（四）酒精性肝病

酒精性肝病是世界范围内导致肝脏疾病发生和死亡的主要原因之一。在酒精性肝病发生机制中肠道来源的内毒素在诱导肝脏炎症和纤维变性中起着重要作用。动物实验显示长期摄入酒精可以导致血液循环中内毒素水平增加。与正常人相比，酒精性肝病患者血内毒素水平也有明显增高。长期酒精摄入介导的细菌增生和乙醛介导的肠壁紧密连接开放都会引起肠道内毒素通过肠壁进入肝脏。大量内毒素不能被肝脏有效清除而在周围血液循环中累积会激活免疫细胞如肝巨噬细胞等释放各种炎症因子如 MCP-1 等，引起炎症级联反应。酒精性脂肪肝活检可见肝脏细胞被各种炎症细胞浸润，包括中性粒细胞、白细胞、单核细胞和巨噬细胞等，而这些都是趋化因子激活的结果，常见的趋化因子有 IL-8、MCP-1 和 MIPs 等。

总之，肠道菌群在肠–肝轴尤其是肝硬化发生发展中有重要作用。肝硬化能够影响肠道微环境进而影响肠道微生态平衡，利用微生态制剂调节肠道菌群可以降低细菌感染发生率，改善肝硬化病情。

三、便秘与肠道微生态的关系

生理状态下的肠道是一个极为复杂而庞大的微生态系统，细菌数量可达到人体细胞总数的 10 倍以上，与人体互助共生。肠道菌群可以被认为是人体的一个隐形"器官"。有研究对健康个体肠道菌群进行大规模测序分析发现，肠道微生物基因组大小约为人体基因组的 150 倍，包含了很多人体不具备的代谢功能，如糖原代谢、氨基酸代谢、外源性物质代谢、甲烷合成及维生素合成代谢等。碳水化合物分解和氨基酸合成及代谢的基因，是肠道微生物的核心功能。根据定植部位的不同，肠道菌群可分成 3 个生物层：膜菌群，主要由双歧杆菌和乳杆菌组成；中层为类杆菌等厌氧菌；表层主要为大肠杆菌、肠球菌等好氧和兼性好氧菌。这些菌群在对致病菌的拮抗或抑制作用、肠黏膜免疫及通透性等屏障功能的调节、发酵多糖产生短链脂肪酸、营养吸收与代谢及维生素合成等方面起着非常重要的作用。多项研究表明，功能性便秘患者的肠道微生态在肠道菌群在种类及数量上与健康人相比均存在着明显的差异，慢性便秘患者的粪便菌群有特征性改变，主要表现为专性厌氧菌的相对减少并伴有潜在致病菌和真菌的相对增多，肠杆菌、肠球菌、梭杆菌数量增多，而乳酸杆菌、双歧杆菌、类杆菌数量减少；与健康老年人粪菌群相比，老年性便秘患者以双歧杆菌为主的有益菌数量显著减低，腐败梭菌等条件致病菌数量显著增高。

四、肝脏疾病对便秘发生发展的影响

各类肝脏疾病容易引发便秘。例如，研究表明，各型病毒性肝炎均可发生便秘，其发生率随着病情的加重而增加，尤以慢性重型肝炎为甚，发生率为 95.9%；失代偿肝硬化次之，为 82.3%。肝脏疾病引起便秘的原因多种多样，主要包括饮食、运动、药物、精神心理等。本节以肝硬化、病毒性肝炎和肝癌三类疾病为例，详细分述如下。

（一）肝硬化对便秘的影响

1. 饮食因素

饮食对排便功能影响很大，纤维素或不能消化的饮食残渣会形成粪团，粪团有助于肠蠕动，促进排便；相反，饮食过于精细、缺乏纤维素，均易引起便秘。肝硬化患者大多数合并胃底静脉曲张及消化吸收障碍，导致食欲缺乏，且饮食多细软，肠腔容量少，肠道受到的刺激少，进而导致排便次数减少，引起便秘。

2. 精神及心理因素

许多临床资料均证实心理因素与肠道功能相关，精神紧张及心理压力是引起便秘的重要因素。肝硬化患者常出现焦虑、抑郁、紧张等心理障碍，尤其是焦虑对胃肠运动有间接抑制作用，可增加盆底肌群紧张度，排便时引起肛门、直肠矛盾运动，导致便秘。

3. 药物因素

肝硬化患者多伴有消化道症状，长期应用胃黏膜保护药物可导致便秘；另外，应用含钙、铅的抗凝剂，麻醉镇痛剂，抗胆碱能药物及利尿剂均可引起便秘。

4. 活动量减少

文献报道，因活动量减少导致的便秘在住院患者中很常见。而肝硬化患者由于肝功能损害，胃肠功能受影响，常表现为食欲减退、乏力、不愿意活动等，肠蠕动在长时间卧床中逐渐减少，粪便在肠腔内滞留，水分过度吸收，导致粪便较为干硬，不易排出。

5. 其他因素

由于治疗或环境改变等因素的影响，当患者出现便意时不能立即排便，使排便反射逐渐消失，导致便秘。患者缺乏相关知识，如自我护理的技巧、自我照顾的方法及合理饮食结构等，或不了解便秘的危害；患者家属不能意识到排便通畅的重要性，对患者是否排过大便甚至数日未排大便均未能重视，护理人员亦未及时督促患者排便，造成便秘。

（二）病毒性肝炎对便秘的影响

肝炎主要包括以下五点导致肠蠕动减弱，诱发便秘：①肝功能受损，患者少食少饮，纤维性食物减少；②乏力，活动减少，卧床增多；③重型肝炎由于肝细胞大片坏死，释放大量肠毒素，加重肝损害，从而造成肠道瘀血、缺血；④腹水压迫、低蛋白使肠壁水肿；⑤情绪紧张、焦虑使神经调节紊乱等。

（三）肝癌对便秘的影响

1. 精神因素

肝癌患者因病情反复，医疗费用高，担心预后。患者对介入治疗的期望值很高，一旦出现并发症，容易产生焦虑、忧郁和恐惧等心理。而心理障碍尤其是焦虑，可增加盆底肌群的紧张度，从而引起排便时肛门直肠矛盾运动，导致便秘。

2. 生理因素

健康人排便时多采用蹲姿，利用重力和增加腹内压排出大便。而介入患者，由于病情需要，有时须在床上利用便盆，因为羞于床上排便，而尽量抑制排便，经常抑制排便反射，导致直肠对粪便的压力敏感性降低，直肠感觉阈值升高，排便收缩反应减弱以致生理性便秘。

3. 饮食因素

双介入术后患者，常出现食欲下降、饮食量减少，为了增加营养，常进食一些精细食物，以低纤维饮食为主，但这些食物对结肠运动的刺激小，不利于肠道排泄，粪便在肠道内移动缓慢，患者就会形成便秘。另外，高浓度化疗药物及碘油引起胃肠道反应，患者严重呕吐后会导致体液丢失，人体摄入水分不足，粪便含水量减少，从而引起便秘。

4. 运动因素

双介入患者治疗后引起肝脾区疼痛，使患者恐惧下床，卧床时间延长，活动量减少，胃肠蠕动减慢，肠内容物缺乏机械性刺激而产生便秘。

5. 药物因素

（1）化疗药物：引起的神经毒性作用于胃肠道平滑肌，使之蠕动减慢，进而导致肠麻痹，形成便秘。

（2）止吐药物：5-HT$_3$受体拮抗剂是介入后常用的辅助止吐药，这类止吐药可起到抑制呕吐的作用，但同时抑制小肠及结肠的蠕动，导致便秘。

（3）止痛药物：介入患者常会使用吗啡类止痛药，此类止痛药的中枢抑制作用使大脑对正常排便反射引起的感觉刺激反应迟钝而导致便秘。

值得注意的是，便秘对肝脏疾病也有相应的不良影响：①便秘使消化道症状加重，严重者造成脱水、电解质紊乱或低血糖；②肠毒素增加，使肾血管痉挛，可诱发或加重肝痛综合征；③血氨吸收增加诱发肝性脑病；④腹内压增加加重门静脉高压，诱发消化道出血。

可见，不同类型肝脏疾病主要通过改变患者饮食结构和饮食习惯、减少患者活动量、药物抑制肠道蠕动、增加患者精神心理负担等途径影响患者的排便情况，导致便秘的发生，同时便秘的发生也进一步加重了患者肝脏疾病严重程度，因此加强肝脏疾病患者的日常护理，注意调整肝脏患者的排便习惯非常重要。

（白文元）

参 考 文 献

陈燕飞. 2013. 肝硬化患者肠道微生态研究[D]. 杭州：浙江大学.

黄雨桦. 2017. 短肠综合征肠道菌群变化特点及其在肠衰竭相关性肝损害发病中的作用研究[D]. 南京：南京大学.

李岩. 2004. 功能性便秘与精神心理因素[J]. 中国实用内科杂志，24（4）：195-196.

李永涛. 2009. 肠道菌群对 SD 大鼠急性肝损伤及机体代谢的影响[D]. 杭州：浙江大学.

梁淑文，屈昌民，王晓英，等. 2015. 肝性脑病患者肠道菌群变化的临床研究[J]. 医学研究杂志，44（11）：68-70.

梁素妨，许琳. 2016. 肠道菌群失调与肝细胞癌[J]. 实用肝脏病杂志，19（2）：245-248.

刘炼，刘春强. 2017. 肠道菌群与功能性便秘的研究进展[J]. 辽宁中医杂志，44（3）：666-668.

刘霞，刘社兰，解奕瑞，等. 2010. 基于 16S rRNA 基因和细菌基因组间重复序列的 DNA 指纹图谱技术对肝硬化大鼠肝移植后肠道菌群多样性的研究[J]. 中国微生态学杂志，22（3）：193-198.

孙艳林，舒勤. 2009. 肝硬化患者便秘的原因分析及护理干预[J]. 临床误诊误治，22（6）：87-88.

谭明珍，叶慧，黄先明. 2003. 便秘在各型病毒性肝炎中的发生及其诱因的临床分析（附 246 例临床资料）[J]. 华西医学，（2）：232-233.

童荔，杨志勤，易小猛，等. 2014. 肝移植术后肠道菌群失调及其危险因素分析[J]. 中华临床医师杂志（电子版），8（5）：868-872.

王蓉，宋明宇，李学文，等. 2014. 肠道菌群改变与肝纤维化相互作用的研究进展[J]. 世界华人消化杂志，22（26）：3937-3940.

徐嘉蔚. 2015. 从肝纤维化大鼠胃动素信号通路及肠道菌群变化探讨"肝病实脾"作用机制[D]. 长沙：湖南中医药大学.

杨怡. 2016. 饮食干预对功能性便秘疗效维持的影响[D]. 北京：北京中医药大学.

杨钊，汪芳裕，杨妙芳. 2017. 肠道菌群在慢性肝脏疾病中作用的研究进展[J]. 中国微生态学杂志，29（5）：610-614.

张静，冯哲，刘鹏，等. 2017. 肠道菌群与肝移植相互作用研究进展[J]. 器官移植，8（5）：399-401.

朱文芳，孙克伟，陈斌，等. 2013. 乙型肝炎相关性肝衰竭不同黄疸证的肠道菌群分析[J]. 湖南中医药大学学报，33（1）：128-131.

第二节　饮食因素对便秘的影响

一、饮食与便秘的关系

长期的饮食习惯对便秘的发生发展有较为显著的影响。《素问·痹论》曰："饮食自倍，肠胃乃伤。"早在 16 世纪，《东垣十书》就提出"若饥饱失节……及食辛热味厚之物……故大便燥结"，认为饮食不节是引起便秘的重要原因。

近年来，国内外多篇报道发现，进食谷物、咖啡、鱼、水果、蔬菜、膳食纤维等及饮水与便秘的发生呈负相关。此外，肠道菌群紊乱则可参与慢性便秘的发生与进展，而良好的饮食习惯能够影响肠道菌群从而减少便秘的发生。因此，可以推测，饮食可能是通过改变肠道菌群而影响便秘的发展。一项基于人群的研究发现，非洲布基纳法索农村的儿童与欧洲儿童的肠道菌群构成迥异。布基纳法索儿童的肠道中普氏菌属的含量高而拟杆菌属的含量低，总的细菌丰度更高且可产生短链脂肪酸的细菌也更多。这种菌群构成的差别主要与两类儿童的饮食差异有关；布基纳法索儿童的食物中富含碳水化合物、纤维素和非动物蛋白；欧洲儿童的饮食则含有更多的动物蛋白、糖类和脂肪，而纤维素含量低。饮食还可在基因水平影响肠道菌群的代谢功能。增加蔬菜和水果等高纤维素食物的摄入可增加肠道菌群基因的多样性，从而减少肥胖、胰岛素抵抗和炎症性疾病的发生。一项针对日本人群的研究发现，当他们长期摄入海藻类食物后，海洋细菌中与代谢海洋红藻相关的酶的基因可转移至人体肠道的特定细菌中。

1. 纤维素摄入

建议患者每日摄入纤维素 25～35g，最新的指南中属于中等质量证据强烈推荐，即1B。同时指南对 2011 年后的 6 项完全随机对照试验指出，可溶性纤维素与安慰剂相比，改善总体症状（提高近 40%）、改善排便费力情况（提高近 30%）。但对便秘型肠易激综合征，摄入纤维素可能会加重腹痛，因此不建议推荐。

2. 益生菌的摄入

周景欣等发现便秘人群与非便秘人群的肠道菌群存在显著差异，同时在使用益生菌后对便秘的改善效果显著。毕洪玲等通过对便秘患者及健康人的肠菌群调查发现，肠道内菌群与便秘的发生密切相关，同时便秘可以加重菌群的失衡。结肠不产生酶，无消化作用，但有细菌消化作用。正常人的体内有益菌，如益生菌可以高达 70%。益生菌在代谢过程中产生乳酸、有机酸等降低肠道 pH，形成肠道酸性环境，促进肠道正常蠕动，缓解便秘。便秘患者的肠道内有害菌，如大肠杆菌等可以高达 65%，而正常菌群只占到15%；有害菌的长期堆积是肠道处于碱性环境影响排便，同时有害菌会分解体内蛋白，产生加营素等，长期堆积甚至可能引起癌变。因此摄入益生菌对于慢性便秘的改善有着重要作用。

3. 饮水的摄入

阐志超等通过调查发现每日饮水量少于 500ml 的人群便秘患病率高。结肠的吸收功能以后半结肠为最强，平均每日吸收 350～2000ml 水，粪便在肠道内堆积反复吸水，容易粪块干结，难以排除。因此便秘患者每日饮水保证 1.5～2.0L。

二、膳食纤维的种类和生理功能

在上述饮食中，膳食纤维对便秘的防治有重要的意义。膳食纤维是纤维类化合物的总称，是一种不能被胃肠道消化吸收的多糖，其主要成分是纤维素、木质素和半纤维素，也包括果胶、树胶及果胶类似物等。纤维素由葡萄糖残基组成，通过 β-1, 4 糖苷键连接，形成聚合物大分子，这些长链大分子通过氢键形成纤维素的网络结构。半纤维素是由糖基和糖醛酸组成的大分子聚合物。木质素是一种苯基类丙烷聚合物，通常由芥子醇、对羟基肉桂醇和松柏醇组成，具有三维网络结构，能够与碳水化合物紧密结合，很难溶于水，不易消化吸收。果胶是半乳糖醛酸通过 α-1，4 糖苷键链接起来的聚合物，果胶的性质与其支链上的糖基的特性和甲氧基含量密切相关。膳食纤维来源丰富，种类繁多，根据其品质特性，从营养学角度可将膳食纤维分为水不溶性膳食纤维和水溶性膳食纤维。水不溶性膳食纤维主要指纤维素、半纤维素和木质素等，几乎不能在小肠内吸收和代谢。水不溶性膳食纤维具有预防肥胖、结肠癌、高血压、心脏病和动脉硬化等生理功能，在保健品、肉制品、面制品等产业中有广泛的应用。水溶性膳食纤维主要指植物细胞壁内存物和分泌物，也包括微生物分解的多糖和合成多糖，主要成分为胶类和糖类，能够在小肠内消化吸收。水溶性膳食纤维可在水中稳定分散，在肠道内形成具有一定黏度的胶体，可结合水、吸收矿物质阳离子和作为肠内微生物发酵的基质。有研究表明水溶性膳食纤维比水不溶性膳食纤维对人体健康的影响更显著。

膳食纤维具有调节人体对脂肪等营养物质吸收的功能，对人体营养平衡具有重要意义。膳食纤维的生理功能：①预防心脑血管疾病，膳食纤维能够预防心脏病、糖尿病、肥胖、冠心病、高血压、肝脏疾病，还可以降低血液胆固醇水平和血糖，提高胰岛素敏感性，膳食纤维的生理功能与其结构中 1，3 糖苷键和 1，4 糖苷键的比例及分子量有关，也受加工工艺的影响。宋真真等研究表明，豆渣膳食纤维可以提高血清和肝脏超氧化物歧化酶活性，降低丙二醛含量、乳酸脱氢酶活性，有效地保护心脏和肝脏，具有较好的降血糖、保健功效。②改善肠道菌群，许多慢性病，如肥胖、糖尿病性肠病、高血压、冠心病等都是由于肠道菌群的结构失调造成的。膳食纤维能够有效增殖肠道中的有益菌、改善肠道菌群结构、保护肠屏障等功能，对慢性病具有预防作用。膳食纤维中的非淀粉性多糖（如戊糖、小麦 β-葡聚糖、亚麻籽胶、胡芦巴胶）进入肠道，能够促进有益菌——双歧杆菌的生长繁殖，从而改善人体肠道中微生物菌群结构。③抗氧化、清除自由基，膳食纤维中含有黄酮和多酚类物质，具有清除自由基的能力，在预防心脑血管疾病方面有特殊疗效。石秀梅等研究了 3 种来源的膳食纤维的抗氧化能力，结果表明 3 种来源的膳食纤维都具有良好的抑制亚油酸氧化的能力，并对清除自由基具有良好的效果。周小理等用不同的方法处理膳食纤维使其抗氧化活性得到一定的提高。④阻碍重金属吸收，膳食纤维具有阳离子交换作用，能够减少或延缓重金属离子的吸收。有研究表明，膳食纤维对 Pb、Cd、Hg 和高浓度的 Zn、Cu 等重金属都具有清除的功能。有研究表明，膳食纤维排重金属离子的机制为螯合、络合或吸附作用。由于膳食纤维上含有丰富的游离的—OH 和—COOH 基团可以与重金属络合，在体内形成难以吸收的凝胶，有效地阻止重金属在胃肠的吸收。⑤预防便秘和结肠癌，膳食纤维可作用于整个消化道，在消化吸收的过程中，膳食纤维与肠道内的食物残渣共同被微生物发酵。膳食纤维可以通过吸附、螯合等作用吸收有毒的代谢产物，减少有毒代谢物对肠壁的刺激，减少结肠癌等发生的概率。在肠道中膳食纤维可作为益生元，增加肠道菌群中益生菌的数量，同时不溶性膳食纤维可提高粪便体积，促进排便更加规律。膳食纤维中富含酚类等生物活性物质能够影响脂肪代谢，同时具有预防癌症的功效，主要包括预防前列腺癌、结肠癌、乳腺癌和直肠癌等。此外，膳食纤维还具有调节人体消化吸收，消炎，增强免疫力，治疗肥胖症，预防胆结石，增强口腔、牙齿的保健等功能。由于其良好的理化特性和生理功能而被人们称为继蛋白质、脂肪、碳水化合物、维生素、矿物质和水之后的"第七大营养素"。

三、合理的膳食是治疗便秘的重要基础措施

大量研究表明功能性便秘的发生与患者平素饮食习惯有关，饮食中纤维素含量过少与功能性便秘的发生有密切关系，挑食、偏食及饮食结构不当是功能性便秘发生的重要原因，如偏食蛋白质含量较高的物质，容易导致大便呈碱性且干燥；膳食中少食或不食蔬菜者，其摄入纤维素含量将减少，容易引起功能性便秘。有研究认为饮食中纤维素含量少、摄入液体量减少均是导致功能性便秘发生的原因。

中医药对于合理膳食能够改善便秘也有深刻的认识，《儒门事亲》则指出"大便涩滞不通者……时复服葵菜、菠菜、猪羊血，自然通利也"。人以五谷为养，便秘与中医体质存在正相关性。不同体质的便秘患者应根据其具体情况选择合理饮食，如气虚便秘者宜多食用粳米、小米、山药、鸡肉、白扁豆等，针对不同类型的便秘患者采用对应饮食方案能明显改善便秘症状。现代医学认为便秘患者总体要合理的饮食，即低脂、高纤维、多吃鲜果蔬菜、蜂蜜；饮食宜清淡，忌浓茶、咖啡、生冷食物，戒烟酒。

除上述研究所涉及的有关病因外，尚有观点认为老年人尤易患功能性便秘，究其原因在于老年人活动量减少、进食量减少、胃肠道消化功能减退。一些报道认为进食辛辣、烟、酒、咖啡等刺激性食物，饮食中蔬菜、水果含量少，水分摄入不足是导致便秘的重要原因；并且除了饮食、运动等因素外，不良的排便习惯亦是造成功能性便秘的原因之一。因此应将合理的膳食作为预防便秘的一项基础措施。

（房殿春）

参 考 文 献

刘海宁，陈玉琢，吴昊，等. 2015. 肠道菌群与功能性便秘的研究进展[J]. 复旦学报（医学版），42（4）：564-568.

刘楠，孙永，李月欣，等. 2015. 膳食纤维的理化性质、生理功能及其应用[J]. 食品安全质量检测学报，6（10）：3959-3963.

杨怡. 2016. 饮食干预对功能性便秘疗效维持的影响[D]. 北京：北京中医药大学.

第三章 便秘的诊断

第一节 假性肠梗阻的临床鉴别特征与要点

一、假性肠梗阻的定义及与功能性便秘的关系

假性肠梗阻是由于肠道肌肉神经病变引起的肠道运动功能障碍性疾病。表现为反复发作或持续存在的肠梗阻，临床具有肠梗阻的症状和体征，但无肠内外机械性肠梗阻因素存在，故又称为动力性肠梗阻。按病程有急性和慢性之分，麻痹性肠梗阻和痉挛性肠梗阻属于急性假性肠梗阻，慢性假性肠梗阻有原发性和继发性两种。临床表现主要有腹胀、腹痛、便秘或腹泻、恶心、呕吐等表现，病变累及小肠者，症状以腹胀、腹痛、恶心、呕吐为主；病变累及结肠者，症状以腹胀、腹痛和便秘为主。

假性肠梗阻是一种很少见的、疑难的急危重症，它和功能性便秘有一定的关系，都属于胃肠动力障碍疾病。假性肠梗阻又称为动力性肠梗阻，而功能性便秘又分为出口梗阻型、慢传输型和混合型，其中假性肠梗阻与出口梗阻型便秘及慢传输型便秘有着一定的联系，也有许多相似之处。假性肠梗阻中以便秘为主要症状者，同出口梗阻型便秘及慢传输型便秘即需要明确的鉴别诊断。其中以原发性慢性假性肠梗阻为主，原发性慢性假性结肠梗阻的临床特征与慢传输型便秘及混合型便秘有许多相似之处，顽固性便秘则为其最主要的相同点。其中，原发性慢性假性肠梗阻往往发展为粪石性肠梗阻，研究发现，多需要手术治疗的顽固性便秘亦多为原发性假性肠梗阻。

二、假性肠梗阻的病因

假性肠梗阻可发生于小肠、结肠及整个消化道，经常累及所有受自主神经调节的脏器和平滑肌。本病可发生于任何年龄，女性多于男性，本病患者有家族史。假性肠梗阻主要由于神经抑制、毒素刺激或肠壁平滑肌本身的病变，而使肠壁肌肉运动功能紊乱所致，从病变主要累及部位又分为累及小肠者和累及结肠者。病变累及小肠，病因主要是肠道的神经源性或肌源性或内分泌控制失调而引起的肠道运动功能严重障碍。病变累及结肠，病因目前尚不清楚，然而根据研究发现，自主神经系统活动的失衡，引起结肠功能严重紊乱可能是其发病的主要因素。疾病的发生机制目前认为可能与肠壁神经元中的氮和血管活性肠肽减少有关。假性肠梗阻又可分为原发性慢性假性肠梗阻和继发性慢性假性肠梗阻，其中原发性慢性假性肠梗阻病因并不清楚，可能与染色体有关，多数患者具有家族史，因此又被称为家族性内脏肌病或遗传性空肠内脏肌病，进而分为肌病性假

性肠梗阻、神经病性假性肠梗阻、乙酰胆碱受体功能缺陷性假性肠梗阻。而继发性慢性假性肠梗阻多数继发于药物滥用或其他疾病。假性肠梗阻病因复杂，一些病因机制尚未清楚，仍待研究，未来的研究热点可能会在遗传基因研究方向。

三、假性肠梗阻的特点

本病可累及小肠、结肠及整个消化道，经常累及所有受自主神经调节的脏器和平滑肌，累及小肠则出现以腹痛、腹胀及呕吐为主要表现的临床指征，累及结肠则以腹胀、腹痛及便秘为主要表现。而假性肠梗阻是一种很少见、疑难的危急重症，势必导致其有以下几个特点。

（一）诊断困难

这种疾病通常表现为慢性肠梗阻的过程，表现不是特别典型，容易被忽视，等到出现典型肠梗阻的时候，已经是危重状态了。再者，虽名为假性肠梗阻，其实却是真实的肠梗阻。肠梗阻诊断比较容易，但假性肠梗阻由于病因的多样化之故诊断就比较困难。其发病机制与肠道存在绞窄性、机械性病变不同，如一些合并重症的感染，或者一些风湿性疾病如红斑狼疮，或者肠道、内脏、肌肉、肠道神经节的一些病变都可能导致假性肠梗阻的发生。因此，本病的诊断过程是一种排除性诊断过程，在临床中，则需要从多维度掌握临床资料，全面剖析患者病史及症状，以达明确诊断的目的。

（二）发现即重症

从诊断上来讲，因为通常无法搜集到具体假性肠梗阻的证据，而本病的诊断又依赖于排除性诊断，故当临床症状出现时，患者即表现为腹胀、腹痛、呕吐、便秘或腹泻等危急症状，通常在此时需要手术，而实际上假性肠梗阻手术后会加重病情。所以，这是临床诊治过程中的难点——不进行手术难以给出诊断，手术后又会加重病情，患者往往病情危重，危及生命。所以在临床诊疗中需要认真区分患者的临床特征，积极进行上消化道动力情况的评估，及早发现患者特征性表现，掌握病情进展情况，避免病情发展到危急重症阶段。

（三）常需要多科会诊

由于假性肠梗阻的病因复杂，需要多学科理论、方法、经验的协助诊疗，故多科室会诊在其诊治中有重要意义。结合临床表现的特征，外科医生手术后未能发现机械性或者绞窄性的证据，即可诊断为假性肠梗阻。另外，手术过程中即使没有发现机械性病变，仍需保留部分肠壁，以便进行肠壁的病理组织学检查。而病理组织学检查，需要特别留意肌肉病变或者神经性病变，需要特殊的染色。如果不染色观察，可能会遗漏病变部位或造成误诊，最终仅诊断为炎症，无其他可供支持的证据。根据临床报道关于家族性肠道疾病的病例，该家族中的子女到了16岁便停止发育，全身营养状况较差，有肠梗阻的症状出现，当时并没有令人满意的诊疗方法。由于肠梗阻是急危重症，发展到一定程度会出现明确的手术指征，因此保守治疗一段时间无效后，在患者及家属知情下即需要进行手术。坚持无效的保守治疗是违背医疗原则的。然而，手术本身会损伤肠道肌肉及神经，可能会进一步加重病情。这种矛盾式的治疗方式可能导致患者病情进展，预后不良。因此，结合消化科和外科的治疗经验，在对肠梗阻患者进行诊疗，并出现合并其他脏器损害较多时，需要考虑假性肠梗阻的可能。

四、假性肠梗阻的诊断与临床鉴别的难点

假性肠梗阻的诊断具有一定的困难，因为它是排除性诊断过程，所以在临床症状、体征出现后仍需要进行排他性诊断，即手术探查，无论是从诊断时间长的角度，还是从诊断过程烦琐的角度，均体现了诊断的困难。细致地掌握病史、认真分析病情、及时排除，均有利于假性肠梗阻的诊断。假性肠梗阻的主要症状、体征及影像学表现如下。

（1）临床表现主要为长期反复发作的腹胀、腹痛及便秘或腹泻、呕吐及体重下降。

（2）最常见体征为腹部膨隆，少见肠型及蠕动波。

（3）影像学检查：气液平面最为典型。

本病常需与机械性肠梗阻、血运性肠梗阻等相鉴别。根据本病的累及部位及急慢性分型，可分为假性小肠梗阻和假性结肠梗阻，假性小肠梗阻可分为急性假性小肠梗阻和慢性假性小肠梗阻，假性结肠梗阻又分为急性假性结肠梗阻和慢性假性结肠梗阻。

急性假性小肠梗阻常发生于术后，故有术后肠麻痹、麻痹性肠梗阻之称。肠麻痹是肠运动功能失调导致肠内容物不能有效转运，并且无肠管梗阻证据而产生的临床症候群。麻痹性肠梗阻常继发于腹部手术和各种类型的腹膜炎后；各种绞痛、腹腔内脓肿、腹膜后感染、急性肾盂肾炎、肺炎和败血症等；闭合性腹部外伤、胸腰椎骨折和腹膜后血肿；电解质异常（如低钾、低镁）、某些药物等均可诱发。患者有明显的腹胀，常累及全腹。腹痛较机械性肠梗阻轻，并且无绞痛现象。常有反胃性呕吐，呕吐物无粪味；有时有腹膜炎体征。麻痹性肠梗阻的诊断依据主要为病史和临床表现，仔细利用排除诊断，掌握多维度资料，同时注意同机械性肠梗阻和痉挛性肠梗阻相鉴别。

慢性假性小肠梗阻诊断困难，没有单个实验检查可以确诊，许多诊断需要剖腹探查后方可做出证实。因此，首先应怀疑慢性假性小肠梗阻的存在及积极排除机械性小肠梗阻的可能。其中，患者的家族史和既往史往往能提供重要的诊断依据。Ⅰ型抗神经元核蛋白抗体检测和自主神经试验亦有助于诊断。

急性假性结肠梗阻也有痉挛性结肠梗阻之称。手术、创伤、感染、呼吸系统、心血管系统疾病及代谢、神经学和药理学紊乱等均可诱发该病。腹部平片示结肠胀气扩张，一般无气液平面，结肠袋清晰可见。在结肠脾曲、肝曲、乙状结肠直肠交界处，常发现扩张的结肠突然中止（截断征）。水溶性对比剂灌肠摄片、结肠镜检查常有助于诊断和鉴别诊断。

慢性假性结肠梗阻首先需排除机械性肠梗阻，寻找可能相关的疾病，特别是有无腹膜后肿瘤的共存。本型患者多无特殊临床表现，大多数患者会因便秘长期服用泻药。X线显示结肠扩张，无梗阻现象。

机械性肠梗阻除典型肠梗阻症状外，可找到原发病，如寄生虫、粪块、肿物阻塞肠管或肠管受粘连带、肿瘤、嵌顿疝外压等。

血运性肠梗阻多因肠系膜上动脉血栓形成或来自心脏的栓子栓塞引起，发病急，早期腹部剧烈绞痛，体征不明显，后期出现腹膜刺激征和血性腹水，诊断主要依靠临床表

现和选择性动脉造影。

综上所述，在诊断假性肠梗阻的过程中，不仅需要从单方面考虑一种疾病因素，更需要从多维度角度全面掌握患者病史信息，密切关注患者的病情变化，综合考虑各方面致病因素，充分、系统把握诊断信息，才能合理地做出鉴别诊断，充分排除干扰性因素，做出明确诊断，以积极治疗疾病。

（吴咏冬）

参 考 文 献

方秀才，柯美云，刘晓红，等. 2001. 慢性假性肠梗阻的临床特征和诊断[J]. 中华内科杂志，40（10）：666-669.

秦新裕，雷勇. 2000. 假性肠梗阻和麻痹性肠梗阻[J]. 中国实用外科杂志，20（8）：454-456.

田德安. 2013. 消化疾病诊疗指南[M]. 北京：科学出版社.

尹淑慧，孟荣贵，傅传刚，等. 2005. 原发性慢性假性结肠梗阻诊治探讨[J]. 中华普通外科杂志，20（10）：629-631.

中华医学会. 2005. 临床诊疗指南：消化系统疾病分册[M]. 北京：人民卫生出版社.

第二节　功能性便秘患者直肠肛管动力的变化

一、功能性便秘的病理生理机制及诊断分型

（一）功能性便秘的病理生理机制

功能性便秘（functional constipation，FC）是一种功能性肠病，表现为持续排便或费力、排便不畅、排便次数太少、粪便干结且量少，并排除引起便秘的器质性疾病。每周自发性排便少于 3 次；在不用西药的情况下很少出现稀便；症状最少维持 6 个月，最近 3 个月符合标准。

随着人们生活方式的变化，本病发病率逐年升高，所有年龄均可发生，以女性多见，且呈现年轻化发展的趋势。随着生物医学模式向生物-社会-心理学模式的转变，功能性胃肠病在发病机制及病理生理的研究方面亦取得了不菲的成果。研究表明，遗传易感性及环境、消化道动力异常、直肠感觉异常、脑-肠-菌轴、精神心理等因素是功能性胃肠病的主要病理生理机制。

首先，遗传易感性及环境因素在 FC 中具有无法忽视的影响，遗传因素可能通过神经递质信号、胃肠激素、炎症介质等多种途径来影响个人的肠道感觉、运动、免疫及自我防护机制；而家族聚集现象及不良的生活方式亦是本病发病的关键因素之一，其具体的病理生理学机制还有待研究。

其次，消化道动力功能的异常为 FC 发病的关键环节，如慢传输型便秘因结肠传输缓慢所致。近年来对肠道微生态及脑-肠轴互动的研究更进一步地与便秘产生了联系。目前认为，肠道菌群的失调、精神心理因素、大脑中枢的调节均为本病发病的重要因素，具体的调控机制会随着研究的不断深入而逐渐明了。

再次，肠道菌群、精神心理、神经系统之间存在交互作用。肠道内粪球菌及柔嫩梭菌可产生大量产丁酸，而产丁酸盐的丰度增加可以加重便秘。粪球菌和柔嫩梭菌丰度的改变虽不是便秘发生的始动因素，却可加重粪便干硬和排便困难。

不良的心理反应，如焦虑抑郁状态，不仅影响患者的生活，还导致生理功能的变化而加重症状，如出现异常耻骨直肠肌收缩，会对 FC 的发生发展有一定程度的影响。随着脑–肠–菌轴研究的深入，精神心理因素影响便秘的机制得以更深层次的阐释，胃肠道腺体、免疫细胞在中枢神经系统、自主神经系统、肠神经系统的神经调控作用下分泌胃肠激素、细胞因子，改变肠道环境，致使肠道菌群组成及功能发生变化。肠道菌群的变化又可以反过来引起神经系统和肠功能的改变。精神紧张可导致交感神经兴奋，从而抑制肠神经系统活动，进而使胃肠蠕动减弱、黏膜分泌减少，导致慢性便秘的发生。

最后，直肠感觉功能异常亦可影响便秘的发生。正常人在排便过程中，粪便进入直肠激活相应感受器，直肠扩张，压力感受器感知到信号则上传至大脑中枢以产生便意，在安全而合适的环境下产生排便。在疾病状态下如糖尿病，患者直肠感觉功能低敏感，初始感觉阈值上升，难以感受到压力信号，因此也不易将便意上传至大脑中枢，从而使便意减弱或缺如，排便次数减少。而排便次数减少会使得粪便积存肠道过久而致干硬、结块，引起便秘。

（二）功能性便秘的诊断分型

根据 FC 的发病机制可以将本病分为慢传输型便秘、出口梗阻型便秘、混合型便秘。其中，慢传输型便秘以结肠传输延缓为主要特点，以全胃肠或结肠通过时间延长，又缺乏出口梗阻为依据，以女性多见，以便意少、排便次数减少、粪质坚硬、肛门指诊无便意或触及硬粪为主要特点，又可分为结肠无力型和末端结肠运动紊乱型。出口梗阻型便秘则以盆底肌及肛门括约肌排便时不能完全松弛或产生矛盾运动，以及有部分患者存在排便反射损坏或消失，使直肠排便敏感性下降，导致粪便梗阻于直肠末端，表现为残余物停留时间过长，排便费力或不尽感、用力排便时出现矛盾运动为主要特征。混合型便秘表现为上述两型便秘特点的混合，不同的病因及发病机制，需要通过特殊肠道检查来鉴别诊断，如通过盆底肌肌电图、胃肠通过试验、排粪造影、结肠压力检测、球囊排出试验、胃肠传输试验和肛管直肠测压等检查方法来区分。通过发病机制来划分类型，可使功能性便秘的诊断更明确、更精细化、更个体化，有利于 FC 的对因治疗。

二、肛管直肠测压技术的原理

肛管直肠测压（anorectal manometry，ARM）是利用压力测定装置置于直肠内，令肛门收缩及放松，通过压力传感器将肛管直肠的压力信号转变为电信号，经过计算机处理后，检测分析肛管直肠功能的方法。肛肠动力学是对直肠肛管的生理功能进行评价的标准之一，肛管直肠压力测定值是客观评价肛门自制能力的重要参数。肛管直肠测压是一种简便、安全、无创、客观的检查技术，临床根据采集机分析数据的精度分为普通和高分辨率测压，根据采用不同的测压技术将 ARM 分为间接测压（气灌注、水灌注）和直接测压（固态导管），固态直接测压获得二维及三维高分辨率图像，其测量及显示方式具有方便简捷的优势，为临床普遍使用。

高分辨率肛管直肠测压的检测参数包括肛门括约肌功能、直肠感觉功能、肛管直肠反射、直肠顺应性检测。肛门括约肌功能检测包括肛管静息压、直肠收缩压、直肠排便压、肛管高压带；直肠感觉功能检测包括直肠感觉初始阈值、排便感觉阈值及最大耐受量。肛管直肠反射检测包括排便迟缓反射、肛门直肠收缩反射、肛门直肠抑制反射及咳嗽反射。直肠顺应性检测无标准测量方法。通过上述指标的检测了解直肠排空障碍是由直肠推动力缺乏还是肛管松弛障碍引起。

下述为肛管直肠测压的参数。

（1）肛管静息压：患者处于静息状态时，将导管插入肛门（1～2cm），测得的肛管压力最大值，对维持肛门自制有重要意义，静息压约占内括约肌张力的 80%，正常参考值为 50～70mmHg，主要反映肛门内括约肌功能。

（2）最大收缩压：受试者持续主动收缩肛门维持 10 秒，约为肛管静息压的 2 倍，正常参考值为 110～140mmHg，压力主要源于肛门外括约肌和耻骨直肠肌功能。

（3）直肠排便压：模拟排便，测定是否具有足够的直肠推动力。

（4）肛管高压带：一般指所测定的肛管压力大于最大静息压的一半或大于 20mmHg 的长度。静息状态下相当于肛门内括约肌的长度，对控制排便有重要意义。

（5）直肠感觉功能检测：以恒定速度向直肠气囊内注入空气或温度与体温相似的水，检测受检者对在不同充盈程度时的感觉阈值。通过容积测定直肠初始感觉阈值（10～40ml）、排便感觉阈值（50～80ml）和直肠最大耐受量（120～240ml）。感觉阈值的高低反映直肠感觉功能是否受损，直肠低敏或高敏。感觉功能的测定需要受检者的配合和良好认知。

（6）直肠顺应性：通过不同的感觉测量阈值和对应的压力值之间的比例关系计算获得，由于目前测量球囊本身存在弹性及注气方式等不同尚无正常参考值。

（7）排便迟缓反射：嘱受检者用力努挣，模拟排便，直肠压力上升，则肛管压力下降，主要反映耻骨直肠肌和肛管外括约肌的协调性，如有异常，可变为排便状态下括约肌不能放松或矛盾收缩状态。主要反映指标为排便运动的协调性及排便力量。

（8）肛管直肠反射：其中包括收缩反射及抑制反射。收缩反射：快速充气后（10～50ml），肛管外括约肌短暂性应答性收缩，持续 1～2 秒后下降，反映外括约肌的自制功能；抑制反射：之后肛门内括约肌反射性松弛，持续一段时间后压力缓慢回升至静息压水平，正常可引出 10～30ml 气体。测定肛门抑制反射时，可以发现随着注气容量越大，肛门内括约肌松弛（抑制）的幅度越大和时间越长，反映排便反射通路的功能完整性。

三、肛管直肠测压在功能性便秘中的诊断价值

功能性便秘是一种功能性肠病，表现为持续困难的、不频繁的或不完全的排便感。功能性便秘的诊断主要以排除器质性疾病为主，根据罗马Ⅳ诊断标准：症状出现至少 6 个月，最近 3 个月符合标准。

（1）必须包含下列中的 2 条及以上：①超过 1/4 的排便费力；②块状或硬便超过 1/4；③感觉不完全排空超过 1/4；④感觉功能性肛门直肠梗阻/障碍超过 1/4；⑤手工帮助排便超过 1/4；⑥自发性排便每周少于 3 次。

（2）没有使用西药辅助情况下罕见有稀便。

（3）达不到肠易激综合征的诊断标准。

由罗马Ⅳ诊断标准可知，功能性便秘持续时间长、排便感改变、排便次数改变、粪

块质量改变，临床中需要掌握多维度资料，综合病史、体格检查及特殊检查等多方面因素，排除器质性疾病而诊断，而功能性便秘又分为慢传输型便秘、出口梗阻型便秘和混合型便秘，它们又具有不同的特点和发病机制，其中慢传输型便秘和混合型便秘在直肠敏感性受损的同时伴有直肠顺应性的增加，而出口梗阻型便秘则不然，表现为排便时肛门括约肌的矛盾性收缩，因而在诊断中更需要多角度综合排查，因而特殊检查在排除器质性疾病时实属必要。

肛管直肠测压技术作为一种安全、无创、客观的检测技术，所测指标现已成为检查肛门直肠功能及疾病诊断治疗的必备指标之一。功能性便秘与肛管直肠压力及感觉功能异常息息相关。肛管直肠测压可以综合评估肛门直肠的功能，对功能性便秘和排便障碍的分型及治疗方案的选择、疗效的评估有重要的指导作用。肛管直肠测压技术可以综合评估直肠的顺应性和感觉功能、肛门内外括约肌的功能，检测用力排便时盆底肌有无不协调收缩、是否存在直肠压力不足等情况。肛管直肠测压技术在临床中已普遍用于便秘及排便障碍的诊断中，对功能性便秘检测更为有价值。同时，根据肛管直肠测压的结果，可以指导功能性便秘治疗方案的制订并可评估治疗的效果。

肛管直肠测压技术操作简便、准确、可重复，且医疗费用低，可以作为功能性便秘患者肛管直肠压力测量和生物反馈治疗的一种监测手段。然而人体排便自制功能的调节机制复杂，无症状和有症状的界定尚难通过一个数值指标判定正常与否，治疗前后又往往会形成新的平衡，而测压数值未必能得以同步，这通常会给临床的应用带来种种困惑，因而测压的指标及数值的判读更需要结合患者的症状、指检、盆底肌收缩情况、影像学功能学及心理测试等多维度评估。

（原丽莉）

参 考 文 献

丁曙晴. 2016. 肛管直肠测压在排便障碍性疾病中的价值及临床解读[J]. 中华胃肠外科杂志，19（12）：1342-1344.

林征，朱芬芬，林琳. 2008. 功能性便秘与精神心理因素的研究进展[J]. 胃肠病学，13（2）：118-120.

刘海宁，陈玉琢，吴昊，等. 2015. 肠道菌群与功能性便秘的研究进展[J]. 复旦学报（医学版），42（4）：564-568.

钱家鸣. 2014. 消化内科学[M]. 北京：人民卫生出版社.

宿慧，王巍峰，彭丽华，等. 2015. 肛管直肠测压在功能性便秘和排便障碍诊治中的应用[J]. 中华消化杂志，（7）：492-494.

周立平，郭丽，何敏静，等. 2011. 肛管直肠测压技术在功能性便秘患者中的应用[J]. 实用医学杂志，27（13）：2467-2469.

Kuiken S D, Lindeboom R, Tytgat G N, et al. 2005. Relationship between symptoms and hypersensitivity to rectal distension in patients with irritable bowel syndrome[J]. Alimentary Pharmacology & Therapeutics，22（2）：157-164.

Lacy B E, Mearin F, Lin C, et al. 2016. Bowel disorders[J]. Gastroenterology，150（6）：1393-1407.

第三节　功能性排便障碍的分型及生物反馈治疗

一、功能性排便障碍的定义

功能性排便障碍（functional defecation disorders，FDD）是指排便时盆底肌肉出现不协调性收缩或不能松弛，和（或）排便推进力不足造成排便障碍，从而出现便秘症状。其特征表现为直肠型便秘，包括直肠脱垂、直肠前突、盆底腹膜疝、盆底失弛缓综合征、会阴下降综合征。

　　功能性排便障碍第一次出现于 2006 年关于功能性胃肠病的罗马Ⅲ标准中，它是对功能性便秘的诊断和分型进行调整后提出的一个新名词，这一新名词的提出，替代了罗马Ⅱ标准中的盆底肌协调障碍，并将其分为排便不协调和排便推进力不足两个亚型。

　　功能性排便障碍的特点为盆底肌在排便期间不适当收缩或不能充分松弛，或在排便期间推动力量不够，从而导致大便排出困难，同时伴有排便费力、排便梗阻感及排便不尽感，虽然"功能性排便障碍"这一提法较新，但其实质就是出口梗阻型便秘。学者们普遍认为这个描述更全面而准确。部分学者认为该诊断标准的修订实质上是将功能性便秘出口梗阻型归入功能性肛门直肠病中，称为功能性排便障碍。随着医学的发展及对疾病认识的不断深化，功能性排便障碍的诊断更加细化，治疗手段更加丰富及有效，逐步形成了系统化诊治功能性排便障碍的体系。

　　功能性排便障碍流行病学研究显示，在三级医疗中心就诊的慢性便秘患者中排便协调障碍的发生率为 20%～81%，而在普通人群中功能性排便障碍的发病率尚不清楚。部分原因可能是患者在进行肛门直肠检查时心存焦虑，肛管直肠肌紧张而不能松弛的结果，这就使这些研究存在高假阳性率的可能，过高地估计了排便障碍的发生率。在一个三级诊疗中心，男性排便协调障碍是女性的 1/3，老年人和年轻人群的发病率却惊奇相似。

　　功能性排便障碍可能是后天获得性疾病，因为反复用力排粗硬粪便引起的疼痛导致肛门括约肌的反常收缩，以反射性地减轻排便不适感，但与传输正常或慢传输型便秘相比，盆底功能障碍引起的直肠不适并不常见。焦虑和（或）精神压力会通过增加骨骼肌的张力引起排便协调障碍。罗马Ⅳ诊断标准中明确指出，隐匿的性虐待史是导致功能性排便障碍疾病的重要因素之一，40%的患有下消化道疾病的妇女（包括功能性排便障碍）有性虐待史，而成人儿童时期的受虐史同样是功能性疾病的重要发病源头。

　　功能性疾病的治疗首先来源于明确的诊断、清晰的治疗方案，正确的诊断来源于对疾病病因病机的认识和掌握。尽管有脑-肠轴的发现、菌群与功能性胃肠病的相关性的发现等一系列不断深入的研究，然而功能性排便障碍的病因尚不完全清楚，但相关研究已经可以证实以下几点与其相关：①肛门痉挛及盆底肌痉挛，而盆底肌痉挛主要是精神因素引起的神经肌肉反应，以及超负荷收缩所致的缺血性痉挛及 TrP 痉挛；②肛门直肠感觉障碍；③盆底肌松弛；④会阴下降综合征及肛提肌功能障碍综合征，长期的慢性腹压增高（如分娩、经常排便过度用力等）；⑤腹部、肛门直肠及盆底肌肉之间运动的不协调，包括直肠收缩减弱，肛门反常收缩或肛门放松不足；⑥性虐待或身体虐待；⑦长期较大的心理压力。在经过肛管、直肠排便动力学检测后发现，出口梗阻型便秘患者存在平滑肌、横纹肌、自主神经或体神经功能障碍，这些综合因素也许在不同个体有其特异的功能异常特点。

　　功能性排便障碍定义的出现丰富了临床疾病诊断的分型，明确了疾病的主要不同之处，使临床诊治更加细化、明确，个体化更加明显，不同的分型又使诊断方法及治疗方案有个体化差异，进而使临床诊治更加具有靶向性，避免了笼统诊断，避免了无药可用的短板。

二、功能性排便障碍的分型

　　功能性排便障碍主要是由盆底肌肉不协调收缩或松弛障碍所致的排便功能障碍和直

肠推进力不足所引起的排便困难。临床症状一般表现为排便费力，有排便不尽感、排便梗阻感，需要手法辅助排便等，仅根据症状不足以诊断功能性排便障碍。功能性排便障碍的诊断需要除外器质性疾病，有上述排便障碍的症状，并且有球囊逼出试验、肛管直肠测压、排粪造影 3 项功能检查中 2 项异常，才可以诊断。

罗马Ⅳ诊断标准：①必须符合功能性便秘和（或）肠易激综合征的诊断标准。②在反复试图排便过程中，经以下 3 项检查中的 2 项证实有特征性排便功能下降，即球囊逼出实验异常、压力测定或肛周体表肌电检查示肛门直肠排便模式异常、影像学检查显示直肠排空能力下降。

诊断前症状出现至少 6 个月，近 3 个月符合以上标准。

（一）功能性便秘罗马Ⅳ诊断标准

症状出现至少 6 个月，最近 3 个月符合标准。

（1）必须包含下列中的 2 条及以上：

①超过 1/4 的排便费力；②块状或硬便超过 1/4；③感觉不完全排空超过 1/4；④感觉功能性肛门直肠梗阻/障碍超过 1/4；⑤手法帮助排便超过 1/4；⑥自发性排便每周少于 3 次。

（2）没有使用西药辅助情况下罕见有稀便。

（3）达不到肠易激综合征的诊断标准。

（二）罗马Ⅳ诊断标准中便秘型肠易激综合征诊断标准

反复发作的腹痛，近 3 个月内平均发作至少每周一日，伴有以下 2 项或 2 项以上：①与排便相关；②伴有排便频率的改变；③伴有粪便形状（外观）改变，有不正常排便的天数中 Bristol 粪便性状量表中 1 型、2 型粪便所占比例＞25%，而且 6 型、7 型粪便所占比例＜25%。

（三）功能性排便障碍分型

功能性排便障碍根据动力学特点可以分为以下两个亚型。

1. 不协调性排便

在反复尝试排便时，盆底肌肉不协调收缩，或基础静息状态下括约肌压力松弛小于 20%，但有足够的推进力。

2. 排便推进力不足

在反复尝试排便时，推进力不足，伴或不伴有盆底肌肉不协调收缩或基础静息状态下括约肌压力松弛小于 20%。

根据肛门压力直肠测定可以把它分为四个亚型。在排便过程中肛门和直肠压力变化有 4 种类型：正常类型表现为直肠内压增高，伴随肛门括约肌松弛；Ⅰ型表现为足够的推动力（直肠内压≥45mmHg）和增高的肛管压力；Ⅱ型为不充足推动力（直肠内压＜45mmHg）和肛门括约肌松弛不全或收缩；Ⅲ型为直肠内压增加（直肠内压≥45mmHg），伴随肛门括约肌不松弛或松弛不全（＜20%）。Ⅰ型和Ⅲ型定义为盆底肌协同失调，Ⅱ型定义为排便推动力不充足。

（四）功能性排便障碍肛门直肠功能检查

1. 球囊逼出试验

一般是将球囊置于受试者直肠壶腹部，注入 37℃温水 50ml，嘱受试者取习惯排便姿势尽快将球囊排出，正常在 5 分钟内排出。球囊逼出试验作为功能性排便障碍的初筛检查，检查方法简单、易行，但结果正常并不能完全排除盆底肌肉不协调收缩的可能。球囊逼出试验多与肛管直肠测压结合应用。球囊逼出试验对诊断盆底肌肉不协调收缩患者的敏感度为 88%，阳性预测值为 64%，对排除盆底肌肉不协调收缩的阴性预测值为 97%，提示球囊逼出试验可作为盆底肌肉不协调收缩患者的筛选方法。

2. 肛管直肠测压

肛管直肠测压可研究肛门直肠运动，特别是内、外括约肌功能，包括括约肌部位及长度、高压区及松弛反射等。临床上通过肛管直肠测压，可了解肛管直肠压力、直肠感觉、肛门自制能力等。目前用于科研和临床的肛管直肠测压设备主要包括水灌注测压系统、高分辨率固态测压系统和 3D 高清晰测压系统。罗马Ⅳ诊断标准中，肛管直肠测压较另外两项检查方法能够更加客观地提供肛门直肠功能的各项客观指标，更加准确地评估肛门直肠的功能。肛管直肠测压可以评估肛门内外括约肌功能、直肠壁的感觉功能和顺应性，监测用力排便时盆底肌肉有无不协调收缩、是否存在直肠压力上升不足、是否缺乏肛门直肠抑制反射、直肠感觉阈值有无变化等，肛管直肠测压普遍用于慢性便秘的诊断。目前研究认为，肛管直肠测压和直肠球囊排除试验均异常，就足以诊断为功能性排便障碍。

3. 排粪造影

通常采用 X 线法，将一定量的钡糊注入直肠，模拟生理学排便活动，动态观察肛门直肠的功能和解剖结构变化。向直肠注入钡糊，观察静坐、提肛、力排、排空后直肠肛管形态及黏膜相变化，借以了解排便过程中直肠等排便出口处有无功能及器质性病变。排粪造影有助于诊断直肠、肛管解剖异常及功能障碍，如直肠黏膜脱垂、内套叠、直肠前突、肠疝（小肠或乙状结肠疝）、盆底肌痉挛综合征、盆底下降综合征等，为临床治疗便秘及检测控便与排便功能等提供可靠依据。局限性是排粪造影仅涉及大肠出口梗阻的诊断，未涉及结肠无力等病因的诊断，也可能由于患者的心理紧张因素及排便环境的改变或平时排便习惯的改变，导致诊断困难与误差。

功能性排便障碍的诊断需根据患者的临床表现及体格检查、实验室检查、影像学检查、内窥镜学检查，并排除器质性疾病方可诊断。诊断流程多由患者就诊后，详细地询问病史，掌握患者的便秘症状特点及严重程度（包括便意、便次、排便费力及粪便性状等）、伴随症状、基础疾病、药物因素及有无报警征象（便血、粪便隐血试验阳性、贫血、消瘦、腹部包块、明显腹痛、有结直肠息肉史及结直肠肿瘤家族史）。其中，更需要注意的是患者对疾病的认知程度、饮食结构及规律和心理状态。体格检查时尤其注意肛门直肠指检的临床意义，有助于排除肛门直肠器质性疾病的影响，同时有利于了解肛门括约肌及耻骨直肠肌的功能状态。在实验室检查中，首先进行粪便常规及隐血的检查，对年龄 40 岁以上的伴有报警征象的人群，需结合肠镜检查、影像学检查，以明确是否为器质性疾病所致。最后，根据罗马Ⅳ诊断标准，综合所掌握的病史信息、症状信息、检查结果，逐一排除，明确诊断。

功能性排便障碍是临床常见的功能性便秘之一，检查及治疗方法虽多，但因病因复杂，或几种病并发，因此需要结合罗马Ⅳ诊断标准，仔细将临床表现结合结肠镜等相关检查排除器质性病变后行结肠传输试验筛选，然后行肛肠测压或排粪造影进一步明确功能性排便障碍的分型及病因。

从罗马Ⅳ诊断标准看，功能性排便障碍的诊断必须有肛门直肠诊断性功能检查，但罗马Ⅳ专家委员会也明确指出，功能性排便障碍患者在排便时盆底肌肉不协调收缩或不能充分松弛，和（或）排便推进力不足通常与排便费力、排便不尽感、需要手法辅助排便等症状相关，对于保守治疗无效的慢性便秘患者，如有上述症状，推荐进行肛门直肠功能检查。在评估肛门直肠的功能性检查中，罗马Ⅳ专家委员会建议将球囊逼出试验作为功能性排便障碍的初筛检查，肛门直肠压力测定和肛周体表肌电图检查是诊断功能性排便障碍的主要检查手段；采用高分辨率压力测定系统能够提供更多的解剖学信息。通过模拟排便时肛门直肠压力的变化，对排便障碍进行分型，以指导治疗，特别是生物反馈治疗。排粪造影检查除了能评估排便时的功能性参数外，还能够发现一些结构的异常。每一种诊断性检查在功能性排便障碍的诊断中均存在一定的有效性和局限性，应结合患者的具体情况和检查条件来选择检查方式，并客观解读检查结果，指导临床治疗方案的制订。

三、便秘的生物反馈治疗及其优势

功能性便秘属于一种功能性肠病，是由于患者的直肠及肛门感觉出现异常，因其括约肌、直肠肛管收缩障碍而引起的排便障碍。功能性排便障碍亦属于功能性便秘的一种，主要临床症状为功能性排便障碍性便秘，粪便长时间地停留在肠道内，可导致肠梗阻、尿潴留及粪性溃疡等，严重危害患者的身心健康。目前研究还表明，本病与患者的心理状态、饮食结构、菌群失调相关。现今临床治疗尚无理想的治疗方法，主要通过药物治疗（容积性泻剂、渗透性泻剂、刺激性泻剂、润滑性泻剂、促动力剂、益生菌和直肠黏膜保护剂）和手术治疗以缓解便秘的症状，而药物治疗的长期使用、滥用，会导致结肠黑变等不良反应的发生，进而削弱了直肠功能，不利于排便，而手术治疗的效果也不尽人意。

生物反馈治疗是在行为疗法基础上发展起来的心理治疗技术。《2010 年世界胃肠病组织便秘诊治指南》将生物反馈列为盆底肌功能障碍（肛管直肠测压显示括约肌压力增高）所致便秘的"1 级推荐、A 级证据"疗法。它属于一种非侵入性、简便、有效、无痛苦又安全的治疗方法。

生物反馈治疗是通过专业的设备，收集患者的日常生理活动信息并进行处理和信号放大，转化成视觉或听觉信号传递给患者，引导患者进行生理活动的调节，是一种治疗功能性排便障碍性便秘有效的新型方法。治疗时使用电生理仪，将人体生物信息以声像形式展现给受治者，继而让受治者有意识地训练控制自身心理生理活动，逐步学会如何运用腹部肌肉，增大腹压和放松盆底肌肉以减轻出口梗阻，进而缓解排便障碍。

生物反馈治疗就是患者通过肛门或肛周肌电图或压力感受器对横纹肌活动的反馈调节进行盆底训练；或患者练习排泄人工粪便进行模拟排便。在对患者进行训练时，如果是初次训练，必须首先向患者说明肛管直肠解剖特点、排便机制，行必要的直肠指检，教会患者根据仪器提示掌握增加腹内压、收缩及放松肛门的动作要领，反复训练模拟排便动作。同时及时评估患者腹外斜肌、肛管肌电值，确定目标值和浮动值，结合患者模拟排便过程中存在的问题，分别指导患者进行排便用力训练和盆底松弛训练。生物反馈训练时，对于Ⅱ型患者着重训练直肠推动力，对于Ⅰ型和Ⅲ型患者则着重训练肛门括约肌在排便时松弛。生物反馈治疗为功能性排便障碍的首选治疗方法，肛管直肠测压还可以在生物反馈治疗后重复进行用于评估治疗效果。

生物反馈治疗是一个通过不断学习、不断认识自我和改变自我的训练过程，提高患者的依从性和主动参与性是医护人员需要特别注意的一个关键问题，这直接影响到生物反馈治疗的具体疗效。生物反馈治疗具有安全、简便、有效的特点，然而需要在明确诊断后，从多维度角度综合考虑患者的症状、体征、心理状态、严重程度、个体差异等以进行训练治疗，在充分利用生物反馈治疗的优势之时，又可结合现有缓解症状的治疗方法进行综合治疗方案的制订，如中药灌肠、中药泻剂、针灸疗法及推拿疗法等。医生可考虑运用药物治疗，药物选择上，尽可能首选证据水平级别较高和推荐级别较高的药物，从缓泻剂开始使用，同时也要结合患者的经济情况综合考量。对于准确评估手术指征的基础上的确诊者，亦需谨慎选择手术方式进行手术治疗。

据此，在给予对应的治疗时，通常先从改变生活方式开始，如适当体育锻炼、纠正排便习惯、增加水分摄入等。同时引导患者坚持形成每天规律性地如厕，即使在没有便意的情况下仍然坚持养成良好的生物钟和排便习惯；指导患者养成良好的饮食习惯、生活作息；日常多饮水，增加新鲜蔬菜及纤维素丰富的食物，增加粪便容积；指导患者根据自身情况进行合理锻炼，进行腹部按摩，加强肠道蠕动，增加便意和形成规律的排便反射。

综上可见，生物反馈治疗的关键个体主要在于患者本人，治疗者则充当了一个教练、引导者、参谋的作用，而关键性治疗则落在要提高患者的主观参与性上。首先使患者对疾病的原因、盆底肌肉功能、生物反馈的意义有充分的认识；其次要让患者在一个轻松的环境中进行训练，将生物反馈装置配备视听、同步、可比性的信号，使训练动作易于掌握；最后，治疗师专业、耐心的讲解是患者建立治疗信心的关键。治疗期间建立起良好医患关系为延续到院外的全程健康教育打下基础，而只有做好全程的健康教育才能有效地提高患者的依从性，从而真正使生物反馈治疗发挥最大的治疗作用。

（尚占民）

参 考 文 献

葛宁，李宾，罗淑萍，等. 2016. 生物反馈训练治疗功能性便秘效果观察[J]. 山东医药，56（22）：90-91.

井松梅. 2017. 生物反馈治疗在功能性排便障碍性便秘的临床效果[J]. 中国全科医学，20（S2）.

牛婧，闫海金，兰赛君. 2010. 功能性排便障碍的诊疗现状[C]. 中国中西医结合肛肠病杂志.

唐伟峰，唐晓军，杨巍. 2015. 功能性便秘的中西医研究进展[J]. 世界中西医结合杂志，（6）：880-884.

宿慧，彭丽华，杨云生. 2017. 功能性排便障碍的诊断及肛门直肠功能检查的临床应用[J]. 中国临床医生杂志，45（7）：23-25.

张华娟，布小玲. 2014. 生物反馈治疗功能性排便障碍的效果评价[J]. 东南大学学报（医学版），33（4）：497-500.

张星，林征，王美峰，等. 2015. 生物反馈训练对不同亚型功能性排便障碍患者临床症状、心理状况和生命质量的影响[J]. 中华消化杂志，（9）：606-610.

Bharucha A E, Wald A, Enck P, et al. 2006. Functional anorectal disorders - gastroenterology[J]. Gastroenterology, 130（5）：1510-1518.

Lacy B E，Mearin F，Lin C，et al. 2016. Bowel disorders[J]. Gastroenterology，150（6）：1393-1407.

Noelting J，Eaton J，Thapa P，et al. 2016. Sa2035 incidence rate and characteristics of clinically diagnosed defecatory disorders in the community[J]. Gastroenterology，144（5）：365-366.

Rao S S，Tuteja A K，Vellema T，et al. 2004. Dyssynergic defecation：demographics，symptoms，stool patterns，and quality of life[J]. Journal of Clinical Gastroenterology，38（8）：680-685.

第四节　老年性便秘患者的临床与诊治特点

一、老年性便秘可能的隐患

便秘是多种疾病引起的一种症状，表现为大便秘结不通，排便时间延长，或虽有便意但排便困难，在不用通便药时，完全排空粪便的次数显著减少等。便秘的分类按病程或起病方式可分为急性和慢性便秘；按有无器质性病变可分为器质性和功能性便秘；按粪便块积留的部位可分为结肠和直肠便秘，结肠便秘是指食物残渣在结肠中动进过于迟缓，而直肠便秘是指粪便早已抵达直肠，但滞留过久而未被排出，故又称为排便困难。便秘包括排出困难和便次减少两类症状，前者为出口梗阻性便秘，后者为慢传输型便秘。

老年性便秘是指老年人排便时间延长超过 48 小时，且大便干燥，排便艰难，或大便不硬而艰涩不畅的一种病证。老年性便秘本是消化系统的一种症状，并非一个独立疾病，老年人与中青年相比更容易发生便秘，并且随着年龄的增长，便秘的发生率和便秘的程度也随之增加，老年期比老年前期排便间隔时间延长了 29.7%，排便时间延长了 39.8%。

老年人习惯性便秘发生率为 15%～30%，粪便在结肠内滞留时间过长发酵腐败产生大量对人体有害的毒素，机体吸收后导致老年人头晕、恶心、乏力、烦躁、失眠、注意力不集中、口臭、记忆力下降、皮肤瘙痒等各种亚健康状况，由于其不仅影响老年人的日常生活给他们带来烦恼和痛苦，而且对心脑血管等全身疾病患者造成不良影响，甚至引发心肌梗死、猝死、脑出血等严重不良事件，故日益引起人们的高度重视。它是一种全球性的常见病及多发病，严重危害老年人的健康，与其他系统疾病的发生发展也有密切关联。

（1）诱发或加重全身性疾病：在便秘的长期折磨下，便秘者常有精神紧张、焦虑不安、失眠健忘、头昏恶心等神经精神症状，有的甚至出现精神抑郁。心脑血管疾病研究证实，用力排便可使血压骤然升高 30～50mmHg（1mmHg=0.333kPa）。血压骤然升高会增加心脑血管负荷，使心绞痛、心肌梗死、脑卒中猝死的概率明显升高。

（2）诱发癌症：①直肠癌，瑞典医学专家研究发现，患有习惯性便秘的人，尤其是习惯性便秘的中老年患者，最容易患直肠癌。研究认为，由于胃肠蠕动减慢，消化能力减弱，干燥的粪便可在肠道内滞留较长时间，加重粪便内致癌物对肠道黏膜的刺激，而这正是诱发直肠癌的主要诱因。②乳腺癌，美国旧金山大学医学院专家的研究结果表明，在习惯性便秘的妇女乳房分泌液里，可以检测出相当数量的异常细胞。尤其是每周大便少于 3 次者，其不正常细胞比每天大便 1 次者多 5 倍以上。

（3）导致老年性痴呆：澳大利亚悉尼医科大学的研究发现，人体肠道内的细菌可将未被消化的蛋白质分解为氨、硫化氢、硫醇和吲哚等有毒物质，长期便秘者因不能及时将这些有毒物质排出体外，当这些有毒物质超过肝脏的解毒能力时，便随着血液循环进入大脑而损害中枢神经，使大脑功能紊乱，导致智力下降和记忆力衰退。由于老年人进食量相对减少，消化能力下降，加上活动量变小，因此便秘容易导致老年性痴呆。

（4）引起胃肠神经功能紊乱：便秘可引起胃肠神经功能紊乱，导致食欲不振、腹部胀满、嗳气、口苦、排气增多等表现。因粪块嵌塞于直肠腔内难以排出，而排便时会有少量的水样粪质绕过粪块自肛门流出，正如中医所说的"热结旁流"，这种情况有时被误认为是腹泻，而造成这种现象的根本原因是便秘。若误用止泻剂，反而会加重便秘。

（5）加重肛肠疾病：燥结的粪块可刺激局部，造成局部水肿和血运障碍，从而引起或加重直肠肛门疾病，而因直肠炎、肛裂、痔疮、溃疡等疾病引起的肛门疼痛、痉挛、瘢痕性狭窄等常使患者恐惧排便，从而形成恶性循环。便秘对局部手术效果也会产生不良影响。

（6）有碍皮肤健康：长期便秘，粪便中的毒素可进入人体，影响面部皮肤的新陈代谢导致面无光泽和皮肤粗糙。

二、老年性便秘的特征

老年性便秘的病因具有特殊性，主要包括以下几点。

（1）生理功能衰退：老年患者便秘的发生率较高，其原因很多，但年龄的增长使排便的生理功能衰退是其主要原因。

（2）不良作息习惯：生活起居无规律，晚睡晚起，错过了生理性排便的好时机；过分紧张，因忙碌等原因而未按时排便；不锻炼身体。

（3）不良饮食习惯：不按时吃饭、偏食，经常喝浓茶或浓咖啡，每日主食少于250g，进水量少，整个消化道水分少，使粪便的含水量少而硬结。

（4）不良排便习惯：①不定时和及时排便，平时缺少固定的排便习惯，加上专注于玩游戏或看电视等而忍便，使大便在肠内停留时间过长，水分被肠壁吸收而变硬，此时再解大便，可能造成肛裂；②排便时精力不集中，排便时喜欢读书看报，注意力集中在书报上，这样就会使排便时间大大延长，久而久之，也可形成便秘；③排便姿势不良，有些术后患者或长期卧床不起的患者不能采取蹲式或坐式的姿势排便，由于不适应躺着排便而影响排便的正常进行，日久可形成便秘。

（5）不良心理：一般而言，活泼、好动、外向的人不容易发生便秘，而经常郁闷者好发便秘。现已证明，神经性厌食症、抑郁症等疾病与便秘有关。

（6）使用药物：长期使用泻药，频繁使用含有害成分的大黄、决明子、芦荟、番泻叶、酚酞等泻药，或频繁灌肠，使用开塞露，均可使肠道功能减退和盆底肌群功能紊乱，最终导致排便障碍。其他药物如吗啡、颠茄、钙片、抗高血压药、抗抑郁药、肌肉松弛剂等均能引起便秘。

（7）疾病因素：一些全身性疾病（如营养不良、长期卧床、肥胖）可致肠道动力不足。甲状腺功能减退、甲状旁腺功能亢进、低钾血症、慢性铅中毒、尿毒症等疾病也会发生便秘。慢性疾病，如患肺气肿、肺心病的老年人，屏气能力差，患心力衰竭、心肌梗死等排便时不能太用力，有痔疮、肛裂的老年人为避免疼痛或出血，有意抑制排便。

（8）正常衰老：即使无病，由于高龄老人食量和活动减少，胃肠道消化液量不足，肠道蠕动减慢，参与排便的肌肉张力降低，内脏感觉减退，对排便反应的敏感性降低等，也能导致便秘。

老年性便秘的病机较青壮年亦有所不同。老年性便秘多由于老年人气血渐衰，津亏肠燥，或肾阳不足，肠失温润，大肠传导功能失常所致，与脾、肺、肾三脏关系最为密切。祖国医学认为，便秘多由"多忧善思，情志不舒，久坐少动，卧床不动"等因素引起。国医大师田德禄教授认为便秘的病因是热、实、冷、虚。还有一些观点认为老年性便秘并非仅见虚象，因虚致便秘者也不少；或认为其病因主要是老年人气血不调，阴阳失衡，脏腑功能低下，其病理基础是气虚大肠传送无力，血虚津少，肠道失润而成便秘；或认为老年性便秘为虚实并重，兼瘀有燥，往往遵循先虚—后滞—血瘀—更虚这一循环演进；或认为便秘病机不外乎虚实两个方面，实者为邪滞肠胃、阻塞不通，尤以气机郁滞多见，虚者为肠失濡润，推动无力，尤以津枯失润多见且虚实之间可相互转化。根据《圣济总录》中"大便秘涩，盖非一证，皆营卫不调，阴阳之气相持也"，有学者指出营卫失调常自汗出，津液不能自还大肠，津枯失濡，传导失职，而致便秘的病因病机。总之，以上各病因病机的分析对临床辨证论治都有一定的参考价值。

三、老年性便秘的诊治特征

目前在临床上关于便秘是病还是症的概念比较混乱，国内医学界在这个问题上存在多种观点，缺乏统一认识，以致研究者或临床医生无所适从。目前治疗便秘应用最广泛的是各种缓泻剂。长期使用刺激性泻剂会引起水电解质平衡紊乱，加重便秘，导致恶性循环。近年来，对老年性便秘患者生活质量影响的研究日益受到重视，改善老年性便秘患者的生活质量为治疗便秘的主要目的之一。因此寻找安全有效、不良反应少的治疗便秘的方法是十分必要的。

老年人便秘多为阴血亏虚、元气不足，导致肠道失润或通降失职，从而引起便秘。此种情况虽属常见，但患者常诉大便并不干硬，但是排便不畅，或努挣乏力，便后气短神怯，此乃因老年人脾胃气虚所致。脾胃居于中州，为三焦升降之枢纽。脾胃健运，升降如常，则纳食排便无碍；反之脾胃气虚，升降失职，则大肠无力传送，大便虽不干结但排解无力或不畅。一般日常处理，医生往往以方便服用的泻下药为主，也易为患者所接受。但由于泻下药耗气伤津，常使便秘更加顽固而持久，泻下过猛或年老体弱者还会导致腹泻不止，大便失禁甚至脱水等。治疗老年人便秘应根据老年患者的生理、病理特点，多见的证型主要为阴虚肠燥，有的以虚为主，有的以实为主，但75岁以上的老年人更多的是虚实夹杂。形成病机为肠燥失润，治疗上应润肠通便，另外一种是脾虚失运，脾主升清，脾胃相为表里，主气机升降，脾虚运化无力造成的便秘在老年人中也比较常见，这种情况益气通腑也是比较常用的。另外一种就是肾元亏虚，肾司开合，主二便，老年人并不见得存在大便干燥或者是明显的气虚和推动无力，表现为没有便意，即使用了大量的润肠药，或者通腑攻下的药，还是不能通便，这里面的机制可能比较多，但从中医角度看，是肾元不足，故肾司开阖能力下降，有的患者用温水刺激一下就能够排便，有的人大便并不干燥却一定要用开塞露才能排便，可能跟肾司开阖的作用有关。老年人要注意补肾，温肾通便，当然肺气不足、肺气失宣、肝气郁滞、肝火引起的便秘，在老年人中也存在。老年人当中有的人大便并不干燥，只是排便不畅，努挣乏力，便后气短神怯，这种情况要注重补肾，在治疗中，泻下的药要慎用，特别是有的老年人用了会肛门下坠、脱垂、失禁等。

治疗当益气健脾以加强运化通降之力为主，佐以滋阴润肠之法，通过以补求通，通中寓补，可达到通便而不伤正的效果。窦永起教授的补元润通汤中，重用生黄芪，大补脾肺之气；生白术益气健脾，增强脾胃运化升降之力；生地黄、元参、麦冬、当归、白芍滋阴生津、养血润肠；肉苁蓉补肾以司开阖；枳实降气宽肠、川牛膝降血以达肠道；莪术活血并可促进肠道蠕动，炙甘草调和药性。诸药合用，共奏益气健脾、养阴润肠、降气通腑之功。如此配伍，契合老年人便秘之病因病机与病症特点，故疗效佳。该方诸药平和，故未见毒副作用，宜推广使用。在使用该方的同时，尚需患者注意饮食调理，多食粗粮、水果和蔬菜，多饮水，多活动，指导建立定时排便习惯。

（窦永起）

参 考 文 献

窦永起，魏正茂. 2007. 补元润通汤治疗老年便秘 80 例临床总结[J]. 中国实验方剂学杂志，（9）：59-60.

黄斌. 2016. 便秘与衰老的相关性实验研究及自拟益气补肾方治疗老年性便秘的临床研究[D]. 北京：北京中医药大学.

叶怡伶. 2010. 温针灸治疗老年性便秘的临床研究[D]. 广州：广州中医药大学.

于辉瑶，苏同生，宋瑞，等. 2017. 慢性便秘非药物治疗的研究进展[J]. 陕西中医，38（10）：1487-1488.

第五节 超声内镜在功能性便秘诊断中的应用价值

超声内镜检查（endoscopic ultrasonography，EUS）是将安置在内镜顶端的微型高频超声探头随内镜插入体腔，透过消化道管壁进行实时超声扫描，以获得消化管道层次的组织学特征及周围邻近脏器的超声图像。目前，这一技术已广泛用于消化道及胆胰疾病的诊断及治疗。

一、超声内镜检查的基本原理

（一）超声内镜

超声内镜根据用途大体可分为诊断用超声内镜和穿刺或治疗用超声内镜。诊断用超声内镜多采用机械环形扫描方式，穿刺或治疗用超声内镜多采用扇形扫描方式。超声内镜主要由内镜操纵部和超声探头组成，超声探头是超声内镜的最重要部件，探头位于内镜顶端的特制外套内，由单晶片组成，直径通常为 9～13mm，工作时其外装有特制水囊。一个探头可行多种频率切换，频率范围为 5MHz、7.5MHz、12MHz，这样既能显示消化管外脏器，又能清晰地显示靠近探头的结构（图 3-1）。

附件包括超声附属设备和内镜附属设备。超声内镜专有附属设备包括超声内镜自动注水装置、超声内镜专用水囊、超声内镜专用穿刺针，其他如超声内镜专用活检钳。

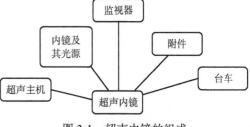

图 3-1 超声内镜的组成

（二）超声内镜的分类

（1）新型超声内镜见图 3-2。

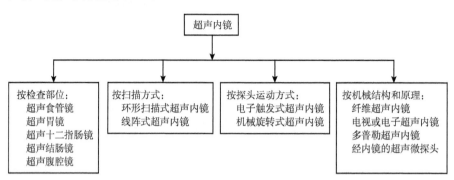

图 3-2　超声内镜的分类

（2）三维超声内镜：目前应用于临床的有两种探头，即三维超声内镜和三维腔内超声（3D-IDUS）。三维超声内镜在胃和十二指肠内对被二维显示的器官和病灶进行三维图像重建。三维腔内超声采用经内镜活检钳道对消化道、胆胰管及周围组织或病灶进行扫描显示，然后对获得的多幅图像进行三维重建，以获得相应的三维图像和容积大小。目前其主要应用于消化管、胆胰管的形态及毗邻的小病灶的诊断。该系统探头的最优化组成方式有电子相控阵探头扇扫和线阵相结合的扫描方式机械扇扫探头。目前能做的最小切面间隔为 0.25mm，最大取样长度为 40mm，成像的方式为主切面的双平面重建，即同步双切面重建。

（3）腹腔镜超声内镜（laparoscopic ultrasonography，LUS）：是通过安装在腹腔镜探头上的超声装置直接检查腹腔内脏器，将腹腔镜技术与术中超声检查结合为一体的新兴影像学诊断技术，目前主要应用于以下几个方面，如腹腔/盆腔肿瘤的诊断和分期评估；腹腔镜超声内镜引导下的穿刺活检、药物注射、引流、介入物理治疗等；常应用于腹腔镜手术。

（4）胶囊超声内镜：目前还在开发研究中。

（三）探查方式

（1）直接接触法：将内镜顶端超声探头外水囊的空气抽尽后，直接接触消化道黏膜进行扫描，该法可用于食管静脉曲张或食管囊性病变的检查。

（2）水囊法：经注水管往水囊注水 3～5ml，使其接触消化道壁，以显示壁的层次及其外侧相应器官，适用于所有病变的检查。

（3）水囊法+水充盈法：超声内镜插至检查部位后，先抽尽腔内空气，再注入无气水 300～500ml，使已充水的水囊浸泡在水中。该法适用于胃底、胃体中上部及周围邻近脏器的检查，持续注水时也可用于食管、十二指肠、大肠病变的检查。

（四）适应证和禁忌证

1. 适应证

（1）判断消化系统肿瘤侵犯深度。

（2）判断有无淋巴结转移。

（3）消化系统肿瘤的复发和放疗、化疗疗效的评价。

（4）毗邻食管、胃、十二指肠及直肠器官的病变。

（5）判断消化道黏膜下肿瘤的起源和性质。

（6）判断食管静脉曲张的程度和栓塞治疗的效果。

（7）显示纵隔病变。

（8）判断消化性溃疡的病变深度和愈合质量。

（9）判断十二指肠壶腹肿瘤。

（10）中下段胆总管疾病的诊断。

（11）胰腺良、恶性病变的诊断。

（12）其他如贲门失弛缓症和炎症性肠病等的诊断。

2. 禁忌证

消化道超声内镜检查的禁忌证基本上与一般内镜检查相同，主要内容如下。

（1）绝对禁忌证

1）严重心肺疾病不能耐受内镜检查者。

2）处于休克等危重状态者。

3）疑有胃穿孔者。

4）不合作的精神病患者或严重智力障碍者。

5）口腔、咽喉、食管及胃部的急性炎症，特别是腐蚀性炎症。

6）其他：明显的胸主动脉瘤、脑出血等。

（2）相对禁忌证

1）巨大食管憩室、明显的食管静脉曲张或高位食管癌、高度脊柱弯曲畸形者。

2）有心脏等重要脏器功能不全者。

3）高血压病未获控制者。

二、超声内镜在消化系统中的应用

超声内镜检查（EUS）是在内镜引导下，于消化道腔内对消化道管壁及消化道周围的脏器进行超声扫描的检查方法。超声内镜是头端具有微型高频超声探头的一种特殊内镜设备，具有内镜检查及超声扫描的双重功能，所以 EUS 是集内镜和腔内超声于一体的技术。EUS 不仅可以观察消化道管腔内的黏膜病变，还可以实时超声扫描观察消化道管壁各层组织结构的病变及消化道周围组织器官的病变，对病变的定位、定性具有较高的价值，是诊断消化系统疾病的重要手段。近年来随着 EUS 的不断发展，其应用范围越来越广泛，其主要应用于消化道隆起性病变、消化道恶性肿瘤、胆道及壶腹部疾病、胰腺疾病。

（一）消化道隆起性病变

消化道隆起性病变是常规内镜检查中常见的病变，但往往很难确定病变的起源、性质，不同的隆起性病变在内镜下表现都极为相似，较难鉴别。EUS 能清晰显示消化道管壁的 5 层结构，由内向外依次为高—低—高—低—高 5 个回声层。第一层高回声层：黏膜浅层产生的界面回声；第二层低回声层：黏膜深层；第三层高回声层：黏膜下层和黏膜下层与固有肌层之间的界面回声；第四层低回声层：固有肌层；第五层高回声层：浆膜层或外膜产生的界面回声。因为超声能清晰显示壁内、壁外结构及病变，所以能轻松地判断是管壁外病变还是管壁内病变。

对于消化道隆起性病变，超声内镜已成为区分消化道壁外压迫或区分黏膜下肿瘤的重要手段。然而仅从大小、形状、回声强度等方面区分肿瘤的良恶性，尚有一定的局限性，因而对于一些难以诊断的病变，尚需要进一步行超声内镜引导下细针穿刺（EUS-FNA）或深挖活检以明确诊断。

（二）消化道恶性肿瘤

食管癌、胃癌、大肠癌为消化道最常见的恶性肿瘤，2010年全国肿瘤流行病学调查结果显示，消化系统恶性肿瘤发病人数占总恶性肿瘤发病数的一半以上，其中胃癌、大肠癌、食管癌分别居肿瘤发病的第2、4、6位，死亡率为第3、4、5位。肿瘤侵犯脏器的范围与疗效、预后有着直接的关系，故对肿瘤的诊断、TNM分期有重大的意义。

众多研究表明EUS已成为消化道恶性肿瘤TNM分期，特别是T、N分期的重要手段。食管癌、胃癌、大肠癌EUS下表现为不均匀低回声的病变，病变处管壁各层次结构消失，局部增厚或形成缺损和中断，边缘不规则，或有周围器官侵犯及淋巴结肿大。EUS特有的局部高分辨力，能较准确判断消化道肿瘤的浸润深度、层次，以及肿瘤向周围其他重要脏器侵犯的程度，特别是肿瘤T分期。EUS对于肿瘤淋巴结肿大的判断亦优于CT检查，EUS较CT检查获得更多的信息，如形状、边缘、内部回声等，从而提高判断肿瘤淋巴结转移的准确性。Gatalano等研究得出判断淋巴结良、恶性的4项指标（大小、形状、边缘、内部回声），恶性淋巴结特点：直径＞10mm，类圆形，边缘锐利，低回声，在EUS下应用这一系列指标判断淋巴结良、恶性的敏感性和特异性分别高达98.1%和91.7%，甚至认为这4项指标同时为阳性时，判断的准确率更高。多项研究显示EUS对消化道癌症的T分期总准确率高于CT，CT无法区分T_1、T_2，N分期EUS判断探及范围内淋巴结转移的灵敏度高于CT检查，而CT检查淋巴结较EUS全面，EUS联合CT可进行更为全面准确的TNM分期。

（三）胆道及壶腹部疾病

胆管癌的EUS超声影像特点主要是扩张的胆总管远端显示低回声团块，向胆管腔内突出，边缘不整，侵犯破坏胆总管管壁，进而出现狭窄、梗阻，近端胆管扩张，晚期病灶可侵犯胆管壁外及周边组织，EUS对胆总管中下段癌的显示较对胆总管上段癌的显示清楚。

壶腹部癌EUS显示壶腹内异常低回声结构，大小＞10mm，回声不均，边界不清，有胆道梗阻患者可见胆胰管不同程度的扩张。超声内镜近距离地对病灶进行扫描能较好地显示。

（四）胰腺疾病

（1）胰腺实质性占位病变：常见的有胰腺癌、胰腺内分泌肿瘤、结核、炎症性包块等。胰腺癌的EUS表现为胰腺内类圆形低回声实质性占位病变，内部回声不均，见高低不均的斑点，边缘不规则，典型病灶周边可见火焰状，可有胆胰管梗阻及远端扩张征象，可有胰腺周围血管和脏器浸润性征象及淋巴结转移和腹水。胰腺内分泌肿瘤以胰岛素瘤和胃泌素瘤较常见，EUS 影像通常表现为类圆形、边缘清晰、内部弱低回声团块，如病灶中间存在不规则回声或胰管阻塞常提示恶变可能。对于胰腺实质性占位病变，特别是微小病变诊断仍比较困难，内镜逆行胰胆管造影术结合胰胆管腔内超声、超声内镜引导下细针穿刺、超声造影增强、超声弹性成像等技术对胰腺实质性占位病变的诊断有重要价值。

（2）胰腺囊性病变：有多种，分为良性囊性病变和恶性或潜在恶性囊性病变。囊性肿瘤 EUS 典型表现为囊内无回声病变，囊壁不规则，不同疾病可表现单发或多房性，有或无相通，有或无分隔，有或无壁结节等。近年来胰腺导管内乳头状黏液瘤作为癌前病变普遍受到高度重视，它是由胰管内分泌黏蛋白的上皮细胞乳头状增生形成的一类胰腺囊性肿瘤，分为主胰管型和分支胰管型。主胰管型 EUS 表现为局限性或弥漫性主胰管扩张，可伴胰管内乳头状肿块、胰腺实质萎缩；分支胰管型 EUS 表现为多发性大小不等的囊性低回声区，伴有主胰管轻度扩张。EUS 和内镜逆行胰胆管造影术联合腔内超声对胰腺导管内乳头状黏液瘤的诊断有重要的价值。

（3）慢性胰腺炎：EUS 表现为胰腺实质异常和胰管异常，主要表现为胰腺实质多发高回声点、主胰管结石、主胰管扩张、主胰管高回声边界、边缘不规则、分支胰管显示，胰腺实质多发高回声点及主胰管结石被认为是 EUS 诊断慢性胰腺炎的特征性改变。目前认为慢性胰腺炎可发生局限性癌变，肿块型慢性胰腺炎与胰腺癌常较难鉴别，可借助超声造影、弹性成像技术及超声内镜引导下细针穿刺取材行细胞学、组织学诊断以提高诊断准确率。

三、超声内镜对功能性便秘的诊断价值

功能性便秘是临床常见的功能性胃肠病之一，表现为持续性排便困难，排便次数减少或排便不尽感。长期便秘易诱发肛肠疾病、假性腹泻、大便失禁、腹壁疝、疝嵌顿，甚至使脑血管意外、帕金森病发生的风险增加。国内外大量流行病学研究表明，发达国家发病率低于不发达国家，我国便秘发生率为 3%～17%，北方地区患病率高于南方地区，农村患病率高于城市，高龄及女性病人更易患上便秘。随着人口老龄化、精神压力、不良生活饮食习惯等因素影响，功能性便秘已成为影响现代人工作效率和生存质量的重要因素之一，给人们的经济和生活带来巨大的负担。因此提高对功能性便秘的认知和诊疗具有十分重要的意义。下面将简述超声内镜对于功能性便秘的诊断价值。

排便控制反射由肛门内括约肌松弛反射、肛门外括约肌收缩反射和便意反射组成。肛门内括约肌是直肠壁横肌纤维到肛管部的延伸，属自主神经支配的平滑肌；常态下维持收缩状态，阻止直肠内容物外溢，占肛管高压带组成部分的 80%，当直肠内容物增加达到肛门内括约肌阈刺激，肛门内括约肌松弛，刺激包绕其外肛门外括约肌感受器，最终激发肛门外括约肌收缩反射和便意反射，因此肛门内括约肌在整个排便反射中起到至关重要的作用。传统检测肛门内括约肌的方法有肛管直肠测压、盆底肌电图、排粪造影、阴部神经刺激等检查，基本上是从肛门内括约肌的功能方面进行评价，极少对肛门内括约肌形态、结构进行分析。

　　超声内镜可观察到肛管内环肌、外环肌各层的厚度、层次是否完整，这些内容可完善对肛门内括约肌形态的资料及认识。通过超声内镜对肛门内括约肌的检测结果提示，肛门内括约肌厚度与便秘严重程度相关，且肛门内括约肌厚度越大，便秘程度越严重，原因可能是由于肛门内括约肌的增厚增加了排粪阻力，但目前仍未能完全证实肛门内括约肌增厚是便秘的病因还是结果，影响肛门内括约肌厚度的因素如性别、年龄等仍尚未有统一的定论。

　　便秘病因的复杂性、多因素性，使得无法用单一病变来解释全部或大部分的便秘，但超声内镜利用超声检测原理，侧重于显示肛管直肠及盆底周围结构，可用于肛管及肛周形态学的研究，重点在于描述耻骨直肠肌、肛口内外括约肌、黏膜下组织等结构，其不仅能检测有无器质性病变，还可判断排便障碍型便秘的病因如直肠前突、直肠黏膜内套叠、耻骨直肠肌肥厚痉挛、肠疝等，为形态学和功能检查之间建立了桥梁。

　　超声内镜检查无创、简单、高效、可靠，相比传统肛内超声，可对肛门内括约肌在自然无拉伸状态下进行观察，排查肠道器质性疾病的同时可完善肛门内括约肌形态、厚度等临床资料，证实功能性便秘患者肛门内括约肌厚度的增厚，并可在一定程度上反映便秘症状的严重程度。因此，超声内镜对于诊断功能性便秘、量化便秘的严重程度、个体化实施治疗方案均有一定的价值。

（徐有青）

参 考 文 献

德吉，秦金玉，郭天骄，等. 2015. 超声内镜在结直肠癌术前分期中的应用[J]. 四川医学，36（3）：261-265.

侯翔宇，王凌云，王维林，等. 2011. 功能性便秘患儿肛门内括约肌检测的临床意义[J]. 中华胃肠外科杂志，14（10）：753-755.

侯晓佳，金震东，湛先保，等. 2014. 谐波造影增强内镜超声对胰腺癌与局灶型胰腺炎的鉴别诊断价值[J]. 中华胰腺病杂志，14（6）：370-373.

姜志勇，刘福建，关航. 2015. 超声内镜在食管癌术前 TNM 分期中的应用价值分析[J]. 中国实验诊断学，19（1）：104-106.

姜志勇，刘福健，李秋琳. 2016. 超声内镜检查在消化系统疾病诊断中的应用进展[J]. 右江医学，44（5）：594-596.

赖全图，郑葵，彭波. 2006. 腔内超声对肛管括约肌的形态功能的评价[J]. 江西医药，41（2）：109-110.

刘欣，吕志武. 2013. 超声内镜在胰腺癌诊治中的应用进展[J]. 胃肠病学和肝病学杂志，22（6）：607-610.

孙思予. 2006. 电子内镜超声诊断及介入技术[M]. 2 版. 北京：人民卫生出版社：47-54.

唐承薇，张澍田. 2015. 内科学·消化内科分册[M]. 北京：人民卫生出版社：244-245.

韦璐，令狐恩强，杨云生，等. 2008. 内镜下逆行胰胆管造影结合胰胆管腔内超声对胰腺癌诊断价值的研究[J]. 中国实用内科杂志，28（3）：197-199.

吴琼，施敏，惠萍萍，等. 2016. 超声内镜联合螺旋 CT 检查对胃癌治疗前 TNM 分期的临床价值[J]. 临床消化病杂志，28（1）：1-4.

徐明，徐作峰，沈顺利，等. 2014. 超声造影在胰腺囊实性病变鉴别诊断中的应用价值[J]. 中华超声影像学杂志，23（10）：869-874.

叶飞，王巧民. 2010. 慢性便秘的流行病学研究进展[J]. 中国临床保健杂志，13（6）：665-667.

袁殿宝，包永星，翟明慧，等. 2016. 超声内镜联合 CT 对食管癌术前分期准确性的 Meta 分析[J]. 现代肿瘤医学，24（11）：1745-1748.

张文颖，金震东. 2013. 胰腺癌的超声内镜诊治现状[J]. 临床肝胆病杂志，29（1）：50-53.

张晓莉，郑松柏. 2014. 慢性便秘的流行病学研究现状[J]. 中华老年多器官疾病杂志，13（3）：178-181.

郑金辉，何利平，陈勇，等. 2015. 内镜下胰胆管逆行造影术在胆胰管导管内乳头状黏液性瘤中的应用价值[J]. 中国内镜杂志，21（6）：567-570.

郑松巧. 2010. 重视老年人慢性功能性便秘的危害[J]. 老年医学与保健，16（2）：77-78.

Catalano M F，Sivak M V，Rice T，et al. 1994. Endosonographic features predictive of lymph node metastasis[J]. Gastrointestinal Endoscopy，40（4）：442-446.

第六节 结直肠镜在便秘诊断及治疗中的临床价值

肠镜检查（colonoscopy）是诊断结肠、直肠疾病最常用和最准确的检查方法，也是目前发现肠道肿瘤及癌前病变最简便、最安全、最有效的方法。结肠镜可以检查从肛门到末段回肠的下消化道，对肠管的观察直观、准确，可以在直视下取活组织检查，并对某些肠道疾病进行镜下治疗。

一、结直肠镜检查的基本原理

（一）肠镜检查

肠镜检查是经肛门将肠镜循腔插至回盲部，从黏膜侧观察结肠病变的检查方法，是目前诊断大肠黏膜病变的最佳选择，主要用于结肠、直肠的观察及治疗。肠镜检查主要依赖于镜身前端的微型图像传感器，导向系统由电缆代替易断的光导纤维。电子肠镜除可获得高清晰的图像外，还可取活检送病理检查。配备特殊光及放大系统，可通过观察黏膜腺管开口及病变血管情况，从而分析大肠黏膜的微小变化。

（二）适应证和禁忌证

当前结肠镜已广泛应用于临床工作中，把握好肠镜的适应证和禁忌证是安全、有效地开展肠镜检查及治疗的重要保障。

1. 适应证

（1）出现便血、排便异常、腹部不适等下消化道症状而诊断不明者。

（2）钡剂灌肠怀疑有肠道病变需要进一步确认者。

（3）腹部包块，尤其是下腹部包块需要明确诊断者。

（4）原因不明的低位肠梗阻。

（5）大肠癌术后、大肠息肉切除后需要定期随访复查者。

（6）大肠肿瘤的普查家族史中有严重结肠病变者。

（7）不明原因的消瘦、贫血。

（8）结肠息肉、早期结肠癌的内镜下切除。

2. 禁忌证

（1）肛门、直肠有严重的化脓性炎症。

（2）严重的急性肠炎及缺血性肠病。

（3）妇女妊娠期慎重进行，月经期一般不宜做检查。

（4）腹膜炎、肠穿孔、腹腔内广泛粘连及各种原因导致的肠腔狭窄者。

（5）腹部大动脉瘤、肠管高度异常屈曲及癌肿晚期伴有腹腔内广泛转移者。

（6）体弱、高龄及有严重心脑血管疾病、严重肺功能障碍、对检查不能耐受者。

（7）精神病患者不宜施行检查，必要时可在全身麻醉下施行。

与胃镜检查类似，肠镜检查的禁忌证也是相对的。对高风险患者，医生应详细了解患者的病情，与患者及家属充分沟通，做好全面的术前准备，包括心电监护、血氧饱和度监测、心肺复苏器械设备、抢救药品，必要时邀请相应专科医师协助。对不能配合操作的精神病患者，可在病情平稳时检查，或在精神病专科医师及麻醉科医师协助下完成检查。

（三）结直肠镜检查术前准备

（1）与患者及家属沟通，告知肠镜操作的必要性、诊疗过程和可能的风险，签署内镜检查或（和）治疗同意书。

（2）检查前3天进食少渣饮食，检查前1天进食流质饮食，检查前8小时开始禁食，保持空腹状态。不耐饥饿者可饮糖水。注意：不少患者未严格按要求进行饮食准备，由于服用足量泻药，其肠道清洁度与严格饮食准备的患者并无显著差异，但仍建议做好饮食准备，尤其是便秘的患者。

（3）嘱患者按时服用泻药，并按要求饮入足够的液体，检查前详细询问患者肠道准备后的腹泻情况，以排出淡黄色透明水样便为准。肠道准备不充分者应重新清洁肠道，必要时灌肠。注意：婴幼儿、年老体弱者、反复进行肠道准备者应注意防治脱水、电解质紊乱，必要时应给予补液。

（4）详细了解患者病史，确认有无手术史，是否接受过肠镜检查，询问药物过敏史以便选择恰当的麻醉及镇痛方式，行无痛肠镜检查者，应有家属陪同。

（5）检查所用设备是否调试正常，活检钳、细胞刷、止血药物、抢救药物是否准备好，检查图文报告系统是否已准备好。

（6）患者取左侧卧位，双膝屈曲。放置好铺巾，告知患者如何在检查过程中配合操作。

（7）检查前核对患者姓名、性别及年龄，询问病史，了解检查目的、再次评估检查的风险。

（8）危重患者应有医生陪同检查，留置静脉输液通道，准备好必要的抢救药品，以便必要时在内镜中心展开抢救。检查前给予吸氧、心电监护。

结肠镜插入法分为双人操作法和单人操作法，后者目前越来越广泛地被国内外的内镜医师所采用，已逐渐成为主流操作方法。肠镜检查时应仔细、全面地观察从肛门到回盲部的肠道，必要时还应观察末段回肠：①回肠末段；②回盲部；③升结肠；④横结肠；⑤降结肠；⑥乙状结肠；⑦直肠。

二、结直肠镜在便秘诊断中的临床价值

便秘是临床常见症状，引起便秘的原因很多，总体上可分为器质性和功能性两大类，而结肠镜检查是鉴别两者最主要的方法之一。对特定的患者可用结肠镜检查除外因肿瘤、炎症、溃疡、肠道狭窄或外压导致的梗阻。美国胃肠内镜协会制定的指南推荐，便秘合并如下报警症状之一（便血、粪便隐血试验阳性、缺铁性贫血、体重减轻、肠梗阻症状、直肠脱垂、新近出现便秘或粪便粗细改变、50岁以上先前未行结肠癌筛查）的患者，均应做结肠镜检查。建议在手术治疗便秘前常规行结肠镜检查以明确除外器质性病变。近

期美国的文献显示，单纯因便秘接受结肠镜筛查者，可疑肿瘤和较大息肉检出率并不增加，其结直肠癌检出率为1.4%，腺瘤检出率为14.6%，高级别瘤变为4.3%。因此，少有证据支持对没有报警症状的便秘患者要常规行结肠镜检查。

慢性便秘患者结肠镜下可有如下表现：结肠特别是直肠黏膜炎性改变，如充血、水肿、血管纹理不清等；肠管痉挛性收缩，表现肠壁向腔内聚拢，肠腔变窄，进镜困难或疼痛，稍停片刻痉挛缓解，肠腔开放，腹痛消失。如果发现存在器质性病变（如肿瘤、息肉、溃疡等）及全身性疾病（如淀粉样变）造成便秘者，可进行活组织病理检查，以明确病变性质。

一项单中心临床研究对310例便秘患者行结肠镜检查，结肠镜有阳性发现者189例，主要病变为结直肠炎、痔疮、息肉、肿瘤、结肠黑变病等。其中直肠炎检出率高达29.4%，单独或同时合并痔疮57例，由于便秘患者存在肛门直肠动力和感觉异常，粪便在直肠停留时间过长可能导致直肠炎，反过来直肠炎又可能加重便秘。也有专家认为，应该摒弃"慢性结肠炎"的诊断。另外，痔疮可以导致或加重便秘。310例便秘患者中大肠癌的检出率为6.45%（共20例），包括直肠癌13例，提示便秘患者常规行结直肠镜检查及肛门直肠指检至关重要。

成功进行结肠镜检查的重要前提是肠道准备良好，肠道清洁度不佳不仅影响肠镜检查操作，更重要的是容易遗漏病变。便秘患者的肠道处于一种特别的状态，肠道内粪便量多且粪便质地偏硬，肠蠕动明显减弱，常规的肠道准备往往很难达到令人满意的肠道清洁度，且研究发现，慢性便秘是导致结肠镜检查肠道准备不充分的独立危险因素。因此，对这些患者要考虑使用更强效的结肠清洁方法进行肠道准备。首先这类患者结肠镜检查前的饮食控制很重要，检查前3日少渣饮食，检查前1日流食，泻药的选择可以应用磷酸钠盐、聚乙二醇和硫酸镁、聚乙二醇和番泻叶、聚乙二醇和莫沙必利等，嘱患者大量饮水，以达到良好的肠道清洁度。

总之，结直肠镜检查在便秘诊断中主要是排除器质性相关疾病。对于有报警征象的高危人群，均应行结肠镜检查。对于怀疑有结肠癌的高危人群，均要求做结肠镜检查以排除相关疾病。其次，对于年龄在50岁以上的便秘患者，若没有接受过结肠癌的筛查，均推荐行结肠镜检查。如日本的T. Watanabe等通过单中心队列研究发现，便秘、频繁使用泻剂会增加结直肠癌的风险。故对于年龄在50岁以上的患者，建议定期接受结肠镜筛查，以排除疾病。

最后，对于年轻的患者，乙状结肠镜就足以排除远端肠管的疾病。但澳大利亚R.T. Aldridge等通过多中心队列研究指出，对于一些怀疑先天性巨结肠的患者，便秘患者的肛管有诊断不清楚的地方，要了解直肠肛门的括约肌或出口梗阻情况的这类人群应行肛管直肠测压及结肠镜下肠肌层深层活检以了解神经元的缺失情况。

三、结直肠镜在便秘治疗中的临床价值

便秘是临床上常见的症状，病因复杂，机制不明确，且影响因素众多，多长期反复持续存在，病程迁延，影响生活质量。传统的治疗方法疗程长，患者依从性差，疗效不确定，停药易复发，且存在药物不良反应。近年来，通过长期临床观察发现，患者经结直肠镜检查后，便秘症状多数能够改善，总有效率达75%，且病例痊愈持续时间长（最长为29个月），获得较好的治疗效果，明显优于用药易好转、停药易复发的治疗便秘的

传统药物疗法。

结直肠镜检查可改善患者便秘症状，其治疗机制主要考虑为以下两个方面：一是消化道受副交感神经支配，结肠镜对肠壁的机械性刺激可使副交感神经兴奋，使大肠液分泌增加，消化道平滑肌活动增强，促进蠕动，从而改善便秘症状。二是不少便秘是由于结肠冗长迂曲导致的，而结肠镜的进镜原则是将冗长迂曲的结肠通过不断地进退、钩拉、旋转镜身，使肠管缩短取直，来达得进镜的目的。故经结直肠镜检查后可使粪便排出顺畅，便秘症状改善。

此外，结直肠镜检查可在手术治疗前评估肛门直肠功能及形态学异常的严重程度。如美国结直肠外科医师学会在 2016 年推出的《便秘评估与管理临床实践指南》推荐中指出，在经过积极的保守治疗无效的患者，可考虑选择手术进行治疗。在行手术前可通过结直肠镜检查来对肛门直肠的功能及形态学进行术前评估。英国 M. Kim 及爱尔兰 G. Meurette 等通过多中心队列研究显示直肠脱垂所致的出口梗阻型便秘患者，在行腹部直肠固定术前均行结直肠镜检查以排除结直肠器质性疾病，在进行此项检查后 80%～95% 的患者便秘症状可显著改善。

结直肠镜与腹腔镜联合还可以在镜下微创治疗重度功能性便秘（severe functional constipation，SFC）。在 2014 年，我国上海瑞金医院胃肠外科在《中华胃肠外科杂志》回顾性分析报道指出，腹腔镜联合经肛门内镜下结肠次全切除加改良 Duhamel 术治疗 SFC 安全有效。

目前，国外对 SFC 的治疗多采用全结肠切除回肠直肠吻合术，但术后短期甚至少数患者可出现长期严重腹泻。国内多采用结肠次全切除盲肠直肠吻合术治疗 SFC，但患者术后便秘易复发，部分患者症状无改善。现采用腹腔镜联合经肛门内镜下结肠次全切加改良 Duhamel 术式，切口为下腹部小横切口，较隐蔽，其长度为 6～7cm，小于剖宫产横切口，创伤小，患者易接受，且术中出血量较少，术后并发症少。结肠次全切除术去除了病变结肠，保留了回盲瓣、盲肠和末端回肠祥，缩短了粪便在结肠的传输时间，有助于控制食糜进入结肠的速度，减轻术后出现的严重腹泻。改良 Duhamel 手术通过直肠与升结肠的侧吻合，改变了直肠周围紊乱的解剖结构，使直肠和会阴得到有效固定，明显改善了患者感觉及运动都存在不同程度障碍的直肠功能。直肠和升结肠侧吻合，重建结肠储袋，增加粪便容量，有利于改善粪便性状，改变直肠周围结构，从而改善直肠功能，缓解便秘症状。

美国胃肠病医师协会 2014 年指南推荐指出，对于良性结肠狭窄（炎症性肠病纤维性狭窄、术后吻合口狭窄）导致便秘的患者，可行结肠镜下扩张治疗。此外，英国 G. Stablie 等、意大利 C. Virgilio 等通过单中心队列研究提出，难治性便秘患者在接受乙状结肠切除术后，间断接受内镜下吻合口扩张术，其便秘症状 100%可得到改善。可见结直肠镜下扩张治疗可有效改善便秘症状。

（盛剑秋）

参 考 文 献

丁西平，余跃，王巧民，等. 2008. 结肠镜检查便秘患 310 例临床意义[J]. 胃肠病学和肝病学，17（4）：338-340.

黄胜，梁华英，何艳，等. 2011. 三种粪便隐血试验的临床应用评价[J]. 实验与检验医学，29（1）：69-70.

林庆伟，郭艾娃. 2013. 结肠镜治疗便秘[J]. 中国实用医药，8（8）：117.

唐承薇，张澍田. 2015. 内科学·消化内科分册[M]. 北京：人民卫生出版社：231-232.

吴文娟，周国华. 2006. 粪便 DNA 突变检测在快速筛查大肠癌中的应用[J]. 遗传，28（9）：1161-1166.

Bennett W E, Heuckeroth R O. 2012. Hypothyroidism is a rare cause of isolated constipation[J]. J Pediatr Gastroenterol Nutr，54（2）：285-287.

Gupta M, Holub J, Knigge K, et al. 2010. Constipation is not associated with an increased rate of findings on colonoscopy results from a national endoscopy consortium[J]. Endoscopy，42（3）：208-212.

Hammad S M, Taha T A, Nareika A, et al. 2006. Oxidized LDL immune complexes induce release of sphingosine kinase in human U937 monocytic cells[J]. Pro Staglandins Other Lipid Mediators，79（1-2）：126-140.

Indra，Marcellus. 2011. Managernent of chronic constipation in the elderly[J]. Acta Med Indones-Indones J Intern Med，43（3）：195-205.

Oh J H, Choi M G, Kang M I, et al. 2009. The prevalence of gastrointestinal symptoms in patients with non-insulin dependent diabetes mellitus[J]. Korean J Intern Med，24（4）：309-317.

Qureshi W, Adler D G, Davila R E, et al. 2005. ASGE guideline：guideline on the use of endoscopy in the management of constipation[J]. Gastrointestinal Endoscopy，62（2）：199-201.

第七节　慢性便秘中医诊疗共识的解读与意义

慢性便秘是临床常见病和多发病。流行病学调查及回顾性研究显示，我国老年人便秘患病率为 18.1%，儿童的患病率为 18.8%，均显著高于一般人群的 8.2%；农村人口患病率为 7.2%，显著高于城市人口的 6.7%。近年来，西医制订了慢性便秘的诊疗标准与指南，而在西医治疗慢性便秘的共识基础上，中医也推出了具有独特诊疗优势的慢性便秘中医诊疗共识意见。共识意见中诊疗的部分内容见本节附。

慢性便秘是临床常见的一种消化系统功能性疾病，是在环境、饮食、药物、精神等多种因素的共同影响下，导致粪便在大肠内滞留过久，或粪便的水分被吸收过多，引起排便困难。便秘虽不危及生命，但长期严重便秘会对人肝脏、神经系统、血管系统和人的精神造成较大的影响。西医对此采取以对症治疗为主、缓解症状的治疗方法；中医药以辨证施治为原则，几千年来积累了丰富的便秘治疗的临床经验。如《伤寒论》创立了蜜煎导法，所记载的麻子仁丸至今仍在临床广泛应用，取得了较好的疗效。

对此，中华中医药学会脾胃病分会公布了《慢性便秘中医诊疗共识意见》，促进了便秘中医诊治规范的完善，在西医明确诊断的基础上进行中医辨证论治，充分发挥中医优势，提高临床疗效，并给临床工作者提供了一个诊疗标准及思路。

首先，共识意见中指出便秘的治疗目标为缓解症状、恢复正常的排便功能、改善患者的生活质量。其次，对于便秘的治疗应注意区分功能性便秘和器质性便秘，应积极治疗原发病；饮食因素所致者，应及时调整饮食结构；药物所致，应酌情停用或者调整相关药物。

同时，便秘的治疗应以恢复肠腑通降为要，针对病情的寒热虚实采取对应的治疗方法，实者泻之，虚者补之。分而言之，积热者泻之使通，气滞者行之使通，寒凝者热之使通，气虚者补之使通，血虚者润之使通，阴虚者滋之使通，阳虚者温之使通。

此外，临证时应区分便秘病程的长短、虚实的主次。对于病程短、证候属实者，可直接采取通下的方法；病程长、反复不愈、虚实夹杂者，应注意在辨证施治的基础上联合使用多种治疗方法。如在行滞通腑的基础上，联合宣肺导下、益气运脾、养血润肠、滋阴润燥、温补肾阳等治法，旨在调节脏腑功能、气血阴阳，恢复气机的升降出入。

最后，临证时在辨证施治的基础上适当选用具有泻下作用的药物。对于非病情急骤者，慎用峻下药；体壮证实者，可选用大黄、番泻叶、芦荟等泻下药，但应中病即止，不宜久用，以防损伤正气；慢性便秘虚证者，应结合患者的气血阴阳不足，选用具有相应作用的润下药；因便秘多伴有肠腑气机郁滞，故理气行滞应贯彻始终。

附　2017 年《慢性便秘中医诊疗共识意见》的部分内容

2008 年开始，中华中医药学会脾胃病分会组织成立"慢性便秘中医诊疗共识意见"起草小组，在充分地讨论后，结合国内外现有诊治指南和中医的诊疗特点，依据循证医学的原理，广泛搜集循证资料，并先后组织国内中医消化病专家就慢性便秘的证候分类、辨证治疗、诊治流程、疗效标准等一系列关键问题，按照国际通行的德尔斐法进行了 3 轮次投票，制订了《慢性便秘中医诊疗共识意见（草案）》。2009年 10 月 16～19 日，中华中医药学会脾胃病分会第 21 届全国脾胃病学术会议在深圳召开，来自全国各地的近百名中医消化病学专家对共识意见（草案）再次进行了充分的讨论和修改，并以无记名投票形式通过了《慢性便秘中医诊疗共识意见》，促进了便秘中医诊治规范的完善。2010 年的 1 月，核心专家组在北京对共识意见进行了最后的审议。在 2011 年 1 月，陆续在《北京中医药》《中医杂志》《中国中西结合消化杂志》上公开进行了发布和登载。到目前为止的 6 年时间内，专家们不断对慢性便秘中医诊疗的共识进行解读和思考。共识意见对慢性便秘的定义已经更加明确。本节将从临床的角度出发，对慢性便秘的诊断和治疗进行解读和思考。

一、慢性便秘的中医诊断

慢性便秘是指排便次数减少、粪便量减少、粪便干结、排便费力，病程至少 6 个月以上，属于中医"大便难""后不利""脾约""便秘"等范畴。便秘之症首见于《黄帝内经》，其称便秘为"后不利"、"大便难"。汉代张仲景所著《伤寒杂病论》称便秘为"脾约"。《景岳全书·秘结》篇将便秘分为阳结、阴结。而"便秘"一名首见于清代沈金鳌所著《杂病源流犀烛》，并沿用至今。

（一）病因病机

（1）饮食不节、情志失调、久坐少动、劳倦过度、年老体虚、病后产后、药物及先天禀赋不足是便秘的基本病因。过食肥甘厚腻，可致胃肠积热，大便干结；恣食生冷，可致阴寒凝滞，腑气不通。思虑过度，或久坐少动，致使气机郁滞，腑失通降。劳倦过度、年老体虚或病后产后，气血亏虚，气虚则大肠传送无力，血虚则肠道失于濡润，大肠传导失司。屡用苦寒泻下药物，则耗伤阳气，肠道失于温煦。部分患者与先天禀赋不足有关。

（2）病位在大肠，与肺、脾（胃）、肝、肾诸脏腑的功能失调相关。"大肠者，传导之官，变化出焉"，故本病病位主要在大肠。导致大肠传导失司的原因很多，肺与大肠相表里，肺失宣降，则大肠传导无力；脾虚运化失常，则糟粕内停；胃热炽盛，耗伤津液，则肠失濡润；肝气郁结，气机壅滞，或气郁日久化火伤津，则腑失通利；肾主水而司二便，肾阴不足，肠道失濡；肾阳不足，失于温通，皆可发为本病。

（3）大肠通降不利，传导失司是便秘的基本病机。阳明燥热伤津、气滞腑失通降、寒邪凝滞肠腑、气虚推动无力、血虚肠道失荣、阴虚肠失濡润、阳虚肠失温煦。除上述病理因素、基本病机外，亦有湿、瘀所致的湿秘和瘀血秘。瘀血秘是多种因素共同作用的结果，而湿秘则如张景岳所云："再若湿秘之说，湿则岂能秘，但湿之不化，由气之不行耳，气之不行，即虚秘也，亦阴结也。"

（4）病理性质可概括为寒、热、虚、实四个方面，且常相互兼夹或转化。随着病情的变化，寒、热、虚、实之间常相互兼夹或转化，如肠道积热，久延不愈，津液渐耗，肠失濡润，病情可由实转虚；气血不足，运化失健，饮食停滞，胃肠积热，则可由虚转实。屡用苦寒泻下，耗伤阳气，阳虚不能温通，可由热转寒；寒凝日久，郁而化热伤阴，则可由寒转热；病情日久，又可见寒热虚实夹杂之象。

（二）诊断

1. 临床表现

临床上慢性便秘常表现为便意少、便次减少（粪便不一定干硬）；排便艰难、费力（突出表现为粪便排出异常艰难）；排便不畅（有肛门直肠内阻塞感，虽频有便意，便次不少，但即使费力也无济于事，难有通畅的排便）；便秘常伴有腹痛或腹部不适，并常于排便后症状缓解。

2. 相关检查

对初诊的慢性便秘患者应在详细采集病史和进行体格检查的基础上有针对性地选择辅助检查。肛门直肠指检简易、方便，可确定是否有粪便嵌塞、肛门狭窄、直肠脱垂、直肠肿块等病变，并可了解肛门括约肌的肌力状况。大便常规和隐血试验应作为常规检查，可提供结肠、直肠和肛门器质性病变的线索。电子结直肠镜检查可观察结肠和直肠黏膜情况，排除器质性病变。腹部 X 线片能显示肠腔扩张、粪便存留和气液平面。消化道钡餐可显示钡剂在胃肠内运行的情况以了解其运动功能状态。钡剂灌肠可发现巨结肠。肠道动力及肛门直肠功能的检测（胃肠传输试验、肛管直肠测压法、排粪造影、球囊逼出试验、肛门测压结合腔内超声检查、会阴神经潜伏期或肌电图检查等）所获得的数据虽不是慢性便秘临床诊断所必需的资料，但对科学评估肠道与肛门直肠功能、便秘分型、药物和其他治疗方法的选择与疗效的评估是必要的。

3. 中医辨证分型

（1）热积秘

主症：大便干结；腹胀或腹痛。

次症：口干；口臭；面赤；小便短赤。

舌脉：舌红苔黄；脉滑。

（2）寒积秘

主症：大便艰涩；腹中拘急冷痛，得温痛减。

次症：口淡不渴；四肢不温。

舌脉：舌质淡暗、苔白腻，脉弦紧。

（3）气滞秘

主症：排便不爽；腹胀。

次症：肠鸣；胸胁满闷；呃逆或矢气频。

舌脉：舌暗红、苔薄，脉弦。

（4）气虚秘

主症：排便无力；腹中隐隐作痛，喜揉喜按。

次症：乏力懒言；食欲不振。

舌脉：舌淡红、体胖大，或边有齿痕、苔薄白，脉弱。

（5）血虚秘

主症：大便干结；排便困难；面色少华。

次症：头晕；心悸；口唇色淡。

舌脉：舌质淡、苔薄白，脉细弱。

（6）阴虚秘

主症：大便干结如羊屎；口干欲饮。

次症：手足心热；形体消瘦；心烦少眠。

舌脉：舌质红、有裂纹、苔少，脉细。

（7）阳虚秘

主症：大便干或不干，排出困难；畏寒肢冷。

次症：面色白；腰膝酸冷；小便清长。

舌脉：舌质淡胖、苔白，脉沉细。

证候诊断：主症 2 项，次症 2 项，参考舌脉，即可诊断。

二、慢性便秘的中医治疗

（一）中药治疗

1. 热积秘

治法：清热润下。

主方：麻子仁丸（《伤寒论》）。

药物：火麻仁、芍药、杏仁、大黄、厚朴、枳实。

加减：大便干结难下者，加芒硝、番泻叶；热积伤阴者，加生地黄、玄参、麦冬。

2. 寒积秘

治法：温通导下。

主方：温脾汤（《备急千金要方》）。

药物：大黄、人参、附子、干姜、甘草、当归、芒硝。

加减：腹痛如刺，舌质紫暗者，加桃仁、红花；腹部胀满者，加厚朴、枳实。

3. 气滞秘

治法：行气导滞。

主方：六磨汤（《世医得效方》）。

药物：槟榔、沉香、木香、乌药、枳壳、大黄。

加减：忧郁寡言者，加郁金、合欢皮（花）；急躁易怒者，加当归、芦荟。

4. 气虚秘

治法：益气运脾。

主方：黄芪汤（《金匮翼》）。

药物：炙黄芪、麻子仁、陈皮、白蜜。

加减：乏力汗出者，加党参、白术；气虚下陷脱肛者，加升麻、柴胡；纳呆食积者，可加莱菔子。

5. 血虚秘

治法：养血润肠。

主方：润肠丸（《沈氏尊生书》）。

药物：当归、生地黄、火麻仁、桃仁、枳壳。

加减：头晕者，加熟地黄、桑椹子、天麻；气血两虚者，加黄芪、白术。

6. 阴虚秘

治法：滋阴润燥。

主方：增液汤（《温病条辨》）。

药物：玄参、麦冬、生地黄。

加减：大便干结者，加火麻仁、杏仁、瓜蒌仁；口干者，加玉竹、石斛；烦热少眠者，加女贞子、墨旱莲、柏子仁。

7. 阳虚秘

治法：温阳泻浊。

主方：济川煎（《景岳全书》）。

药物：当归、牛膝、肉苁蓉、泽泻、升麻、枳壳。

加减：腹中冷痛者，加肉桂、小茴香、木香；腰膝酸冷者，加锁阳、核桃仁。

（二）常用中成药治疗

1. 麻仁丸

功效：润肠通便。

运用：用于肠热津亏所致的便秘。

2. 麻仁软胶囊

功效：润肠通便。

运用：用于肠燥便秘。

3. 麻仁润肠丸

功效：润肠通便。

运用：用于肠胃积热，胸腹胀满，大便秘结。

4. 通便宁片

功效：宽中理气，泻下通便。

运用：用于实热便秘。

5. 枳实导滞丸

功效：消积导滞，清利湿热。

运用：用于饮食积滞、湿热内阻所致的脘腹胀痛、不思饮食、大便秘结。

6. 清肠通便胶囊

功效：清热通便，行气止痛。

运用：用于热结气滞所致的大便秘结。

7. 四磨汤口服液

功效：顺气降逆，消积止痛。

运用：用于中老年气滞、食积证。

8. 厚朴排气合剂

功效：行气消胀，宽中除满。

运用：用于腹部非胃肠吻合术后早期肠麻痹等。

9. 芪蓉润肠口服液

功效：益气养阴，健脾滋肾，润肠通便。

运用：用于气阴两虚、脾肾不足、大肠失于濡润而致的便秘。

10. 滋阴润肠口服液

功效：养阴清热，润肠通便。

运用：用于阴虚内热所致的大便干结、排便不畅。

11. 苁蓉通便口服液

功效：润肠通便。

运用：用于老年便秘、产后便秘。

12. 便通胶囊

功效：健脾益肾，润肠通便。

运用：用于脾肾不足、肠腑气滞所致的便秘。

（三）其他疗法

1. 灌肠疗法

常用药物：实证者，可选大黄、芒硝；虚证者，可选用当归、桃仁、火麻仁等。也可在辨证基础上选用中药复方煎剂灌肠。操作方法：将药物加沸水 150～200ml，浸泡 10 分钟（含芒硝者搅拌至完全溶解）去渣，药液温度控制在 40℃，灌肠。患者取左侧卧位，暴露臀部，将肛管插入 10～15cm 后徐徐注入药液，保留 30 分钟后，排出大便，如无效，间隔 3～4 小时重复灌肠。

2. 针灸疗法

针刺主穴多选用天枢、大肠俞、支沟、上巨虚等穴。热积秘加合谷、曲池、内庭；气滞秘加中脘、太冲；寒积秘加关元；气虚秘加脾俞、胃俞、肺俞、气海；阴虚秘、血虚秘加足三里、三阴交；阳虚秘可艾灸神阙、关元。耳穴压豆常选用胃、大肠、直肠、交感、皮质下、三焦等穴位。针刺手法的选择：实证便秘，以泻法为主，强刺激，腹部穴位如天枢等，以局部产生揪痛感为宜；虚证便秘，针刺手法以补法为主，轻刺激，以局部得气为宜，可加用温针灸或者灸盒悬灸，以热感向皮下组织渗透为佳。

3. 敷贴疗法

敷贴药物的选择：①实证便秘，中药组方可包含大黄、芒硝、甘遂、冰片等。②虚证便秘，中药处方可包含肉桂、大黄、丁香、木香、黄芪、当归等。穴位的选择：虚证及实证便秘皆可选用神阙穴，此外可根据证候不同选用相应的背部腧穴。如实证便秘可选膈俞、脾俞、胃俞、三焦俞、大肠俞等；虚证便秘可选肺俞、膈俞、脾俞、肾俞、关元俞等。敷贴时间及疗程：每日 1 次，每次 6～8 小时，3～5 天为 1 个疗程（图 3-3）。

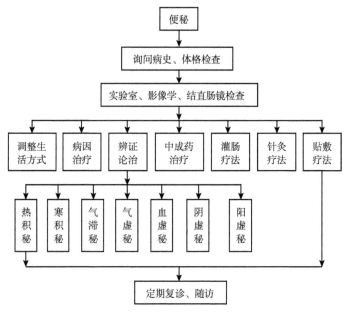

图 3-3　便秘诊疗流程图

（四）预防调摄

（1）注意调整饮食结构，增加纤维素和水分的摄入应定时定量进餐，勿过食辛辣厚味或饮酒无度，避免食物过于精细，多吃富含膳食纤维的食物，推荐每日摄入膳食纤维 25～35g，每日饮水 1.5～2.0L。

（2）建立良好的排便习惯，每日主动排便，控制排便时间建议在晨起或早餐后 2h 内尝试排便，逐步建立直肠排便反射。排便时集中注意力，每次排便时间不能太长，摒弃如厕时读书看报的习惯。

（3）适当运动锻炼，适当加强身体锻炼，特别是腹肌的锻炼。老年人的锻炼方式以轻量、适度为宜，可选择散步、太极、做操等。

（4）保持心情舒畅，避免不良情绪的刺激，必要时可给予心理治疗合并精神心理障碍、睡眠障碍者应给予心理指导和认知疗法。合并明显心理障碍者，可予抗抑郁、抗焦虑药物治疗。存在严重精神心理异常者，应转至精神心理科接受专科治疗。

（5）避免大量或长期服用蒽醌类刺激性泻药，部分蒽醌类泻药有药物性肝损伤风险，需定期监测肝功能。

（时昭红）

参 考 文 献

中华医学会消化病学分会胃肠动力学组，中华医学会外科学分会结直肠肛门外科学组. 2013. 中国慢性便秘诊治指南（2013，武汉）[J]. 胃肠病学，18（10）：605-612.

中华中医药学会脾胃病分会. 2017. 便秘中医诊疗专家共识意见[J]. 中医杂志，58（15）：1345-1350.

Chu H，Zhong L，Li H，et al. 2014. Epidemiology characteristics of constipation for general population，pediatric population，and elderly population in China[J]. Gastroenterol Res Pract，532734.

第四章 便秘的治疗

第一节 "通降胃气"理论的含义及其在治疗功能性便秘中的应用

一、"通降胃气"理论的含义

（一）"通降胃气"的概念

通降胃气，是指胃气向下通降以下传水谷及糟粕的生理特性。通降胃气，主要体现于饮食物的消化和糟粕的排泄过程中：①饮食物入胃，胃容纳并腐熟水谷；②经胃气的腐熟作用而形成的食糜，下传小肠做进一步消化；③食物残渣下移大肠，燥化后形成粪便；④粪便有节制地排出体外。通降胃气更多的含义在于降浊，是与脾气升清相对而言的。降浊是受纳的前提条件。所以，胃失通降，糟粕难下，则出现大便难解之症。中医藏象学说以脾胃之气的升降运动来概括整个消化系统的生理功能，认为脾宜升则健，胃宜降则和，脾升胃降协调，共同促进饮食物的消化吸收。

（二）"通降胃气"中胃气与阳明的关系

阳明，即阳气极盛之意，又称盛阳。《素问·至真要大论》曰："阳明何谓也，岐伯曰：两阳合明也。"阳明主燥，为水谷之海，多气多血之经，阳气昌盛之腑。

《伤寒论》第 180 条指出"阳明之为病，胃家实是也"。这是张仲景对阳明病热证、实证病理机制的高度概括，后世医家将其称为阳明病的提纲证。此提纲证明确了胃气与阳明的关系，胃阳素盛，邪入阳明，胃热炽盛化燥成实，宿食燥结，症见便秘腹痛。故"通降胃气"实为"通降阳明"。邪入阳明，多从热化、燥化，故病变以里、热、实为特征。分而言之，阳明病有无形热证、有形实证两种主要证型，若燥热之邪未与肠中糟粕相结，无形之邪热弥漫全身，出现身热、汗出、不恶寒反恶热、脉大等脉症者，称为阳明热证；若阳明燥热之邪与肠中糟粕相搏结，燥屎阻塞于肠道，腑气不通，出现潮热、谵语、手足濈然汗出、腹部胀满、疼痛拒按、不大便或便难、脉沉实有力等脉症者，称为阳明实证。由于阳明胃腑为多气多血之腑，喜润恶燥，以降为顺，且阳气昌盛，一旦感邪，百病皆出。

二、"通降胃气"理论在治疗功能性便秘中的应用

"通降胃气"理论包括润以降之、滋以降之、行以降之、补以降之，即运用润肠、滋

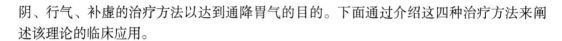

阴、行气、补虚的治疗方法以达到通降胃气的目的。下面通过介绍这四种治疗方法来阐述该理论的临床应用。

（一）润以降之

脾胃运化腐熟水谷，为后天之本、气血生化之源。脾胃虚弱，运化无力，化源不足，致气血两亏，使肠道传送无力或津枯肠道失润，则大便秘结难下，伴见面白神疲、面色无华、头晕目眩、肢倦懒言、口唇色淡等。治以补气养血、润肠通便，方可用补气养血润肠汤加减。主要药物有黄芪、党参、茯苓、白芍、生白术、当归、何首乌、桃仁、火麻仁、杏仁、甘草。偏阳虚者加肉苁蓉、牛膝；阴虚明显者加麦冬、玄参；腹胀者加莱菔子、枳壳；肛门坠胀不适者，加槟榔、升麻；气虚湿胜者加薏苡仁、泽泻。

热病灼伤津液，可引起阴血不足，也可导致津伤肠燥，无水舟停，以致口燥咽干，五心烦热，小便短黄，大便秘结，舌红，少苔，脉细数。治以滋阴润通便，方用增液通便汤。主要药物有生地黄、玄参、当归、桃仁、火麻仁、决明子、枳壳等。

另外，中医认为"咸以润之"，即味属咸的中药可以有滋润的作用，其中最具有代表性的药物是芒硝，芒硝为天然硫酸钠通过精制而成的结晶体，中医认为此药味咸、性寒，归胃、大肠经，具有大泻实热、润燥软坚之功效，这里的坚主要指粪结导致的梗阻现象，主治大便秘结等实热病证，在功能性便秘中相对应用较少。从西医角度来看，芒硝为硫酸钠，属高渗性盐类，在肠道中可引起肠黏膜分泌肠液，从而软化粪块，增加粪块体积而利于排出。

（二）滋以降之

该法主要针对全身阴虚明显的患者。明代张景岳从下焦论治便秘，曰："下焦阴虚，则精血枯燥，精血枯燥，则津液不到而肠腑干槁，此阴虚而阴结也。"吴鞠通《温病条辨》有云："阳明温病，无上焦证，数日不大便，当下之，若其人阴素虚，不可行承气者，增液汤主之"，并注曰："（元参、麦冬、细生地）三者合用，作增水行舟之计，故汤名增液，但非重用不为功。"后世医家运用增液汤时盲目遵守"非重用不为功"之旨，注重养阴药物增液填津之效，由此导致补而太滞，缺少灵动，故药后乏效。因此阴虚型便秘患者不可盲目以峻补阴液为治，应重视结合宣肺、理气等调畅气机之法和健运脾胃之药，以达到通降肠腑的治疗目的。主要药物有玄参、麦冬、生地黄、当归、石斛、沙参，可酌情加减紫菀、杏仁以宣降肺气，此为欲通下窍先开上窍之理，再以生麦芽、枳壳、莱菔子消食降气以助肠腑通降。

（三）行以降之

行以降之，行指行气，指肝的疏泄功能。肝与大肠在生理或病理上均密切相关。《中西汇通医经精义》云："肝与大肠通，肝病宜疏通大肠，大肠病宜平肝为主。"清代陈士铎《辨证录》云："欲开大肠之闭，必先泻肝木之火"，可见肝主疏泄，调畅气机，参与大肠之气机转输，同时与大肠的气血运行息息相关。若肝的生理功能正常，则大肠气机疏通条达，魄门功能正常。若肝气不和，气机壅滞，大肠气机不利，魄门启闭失常，出现腹满胀闷，大便涩滞。大量临床观察发现，慢性便秘好发于情绪焦虑之人。故临证时，在辨证论治的基础上，有精神心理障碍之人多加行气之品。

该法常用于患者大便干结，或不甚干结，欲便不得出，或便而不爽，肠鸣矢气，腹中胀痛，嗳气频作，纳食减少，胸胁痞满，或肝脾气滞，情志失畅，致腑气不通、糟粕内停等，属气秘范畴。临床治疗气秘用常顺气导滞之法，也即促进胃肠动力作用的药物，常用方剂为六磨汤，以调肝理脾，通便导滞。主要药物有木香、乌药、沉香、大黄、槟榔、枳实等，可酌情加厚朴、柴胡、莱菔子以助理气。也可用调肝通便汤以疏肝理气、润肠通便，主要药物包括柴胡、白芍、枳壳、决明子、香附、当归、桑椹、桃仁、白术、生地、黄芪等。

（四）补以降之

补以降之，当视何脏虚损而采取相应补法。

脾气虚损时，患者大便并不干硬，虽有便意，但排便困难，用力努挣则汗出短气，便后乏力，面白神疲，肢倦懒言。由于太阴脾虚导致气机升降失常，因而大便难下，故需要用补虚药物。代表方为枳术丸，以健脾消食，行气化湿。方中白术为君，重在健脾益气，以助脾之运化；枳实为臣，破气化滞，消除痞满。白术用量重于枳实一倍，意在以补为主，寓消于补之中。更以荷叶烧饭为丸，取其能升清阳、以助白术健脾益胃之功。枳术丸主要药物有白术、枳实。

另外，气为血之母，气虚往往伴有血虚。气血两虚者，大便秘结，面色无华，头晕目眩，心悸，唇舌淡，脉细涩。血虚津少，不能下润大肠，故大便秘结；血虚不能上荣，故面色无华；心失所养则心悸；血虚不能滋养于脑，故头晕目眩。当以养血润燥为主，方用润肠丸，重在补血润下。方中生地黄、当归滋阴养血，与麻仁、桃仁同用，兼能润燥通便；枳壳引气下行。若因血少而致阴虚内热，出现烦热、口干、舌红少津者，可加玄参、生何首乌、知母以清热生津。若津液已复，便仍干燥，可用五仁丸以润肠通便。上述气虚血虚型便秘，有时单一出现，有时相兼而至，治法应两者合参，按其气血偏虚的程度而区别对待，不可执一论治。

此外还有老年下元亏虚而致的便秘，大便虽数日不解，但脘腹并无明显不适，而多表现为形体消瘦、精神不足、腰膝酸软、肌肤欠润泽等，治疗宜温润通便，可用肉苁蓉、麻仁之类；不效，再加黄芪、当归益气养血之品，气血流畅，则大便自调。

（五）宣以降之

另外，中医还讲究"欲降先升"，升，意指肺的宣发功能，这也是"通降"理论的含义范畴。其理论依据如下。

（1）肺与大肠"同气相求"。《四圣心源》云："五行之中，各有阴阳，阴生五脏，阳生六腑……肺为辛金，大肠为庚金。"肺与大肠同气相应共属于金。中医理论认为，相似相类的事物可相互联系、互补协调。在人体生命活动中，肺与大肠在气机升降出入、营卫生或与敷布及津液代谢等方面相互感应、联系。

（2）"金曰从革"，一方面反映了金气沉降收敛之性，而另一方面说明金气具有聚纳精华、排除糟粕之功——肺呼出浊气，大肠排出糟粕。

（3）"肺合于肠"，肺与大肠生理上相互为用，病理上相互影响，肺以宣降为本，肠以通降为要，《医经精义》云："大肠之所以能传导者，以其为肺之府，肺气下达，故能传导。"便秘病位主要在大肠，肺气充足、宣肃正常，则大肠传导有力，大便通畅；若肺气虚弱或宣降失常，则大肠传导功能失常，引起便秘。

（4）"表里相应"，《灵枢·经脉》中记载："肺手太阴之脉起于中焦，下络大肠，还循胃口，上膈属肺""大肠手阳明之脉……下入缺盆，络肺，下膈，属大肠"，可见肺与大肠相表里，其经脉相络属。

现代医学发现，肺、气管由原肠的前肠发展而成，呼吸道上皮和腺体由原肠内胚层分化而成。肺、气管与肠的结构来源相同被认为是肺、肠联系的组织结构基础。当某些肺部疾病导致低三碘甲状腺原氨酸综合征时使肠道蠕动减弱，分泌减少可致腹胀、便秘；神经肽素物质如血管活性肽（VIP）、胆囊收缩素（CCK）、P物质等存在于肠胃神经系统和脑内，其受体及免疫阳性纤维广泛分布于气道、肺血管及肺泡上，它们通过相应受体介导调整胃肠运动。这是肺肠在内分泌方面的联系。慢性便秘治疗中加用一两味宣肺之品，往往可取得较好的疗效。

（六）泻以降之

泻以降之，泻指泻热、泻肠腑积滞糟粕，为便秘的常见治法。阳明实热蒸灼津液，糟粕内结或肺热实证移于大肠而致便秘。治疗上应注重清热泻火，通腑泻实。仲景专立三承气汤以泻阳明实热证，根据阳明腑实证的严重程度酌情运用。此后，吴鞠通又发展了五种承气汤证，宣白承气汤即为治疗肺热实证引起的大便秘结而设。所用药物包括大黄、芒硝、枳实、厚朴、石膏、瓜蒌皮、杏仁，临证时适当加减药物。

"通降"理论不能局限于狭隘的"通"法，要广义地理解和运用"通"法。叶天士云："通字讲究气血阴阳。"属于肠燥者，润肠即为通；属于全身阴虚者，滋阴即为通；属于气滞者，行气即为通；属于虚损者，补虚即为通；属于肺气郁闭者，宣肺即为通；属于实热者，泻热泻实即为通。

便秘是由多种原因引起的，临床分证虽较复杂，但不外乎虚实两大类。实证有热结、气滞、寒积，虚证有气虚、血虚、阴虚和阳虚，总由大肠传导失职而成。其病位在大肠，又常与肺、脾、胃、肝、肾等脏腑有关。在治法上实证予以通泻，虚证予以滋补，总以通降为法。属热结者宜泻热通降，气滞者宜行气通降，虚损者补虚通降，肺郁者宣肺通降。上述各证，既可以单发，也易相兼，辨证时不可忽略。故临证时应该审慎其因，详辨其病，权衡轻重主次，灵活变通治疗。

（沈　洪）

参 考 文 献

范宜堂，白克运. 2012. 补气养血润肠汤治疗功能性便秘60例[J]. 中国中医药现代远程教育，10（24）：12.

姜建国，周春祥. 2012. 伤寒论讲义[M]. 上海：上海科学技术出版社.

雷载权，张廷模. 1998. 中华临床中药学（上卷）[M]. 北京：人民卫生出版社.

孙广仁. 2007. 中医基础理论[M]. 北京：中国中医药出版社.

汤赵庆，易娟，唐瑛，等. 2013. 调肝通便汤治疗老年功能性便秘50例[J]. 观察实用中医药杂志，29（1）：7.

王利群，关青，吕飞跃，等. 2003. 芒硝液灌肠与大黄芒硝液口服治疗便秘的临床观察[J]. 解放军护理杂志，（5）：25-26.

韦堂军. 2012. 浅析增液汤与阴虚便秘[J]. 中医学报，27（4）：426-427.

吴鞠通. 2007. 吴鞠通医书合编[M]. 北京：中国古籍出版社.

夏露露，吴晋兰. 2013. "有胃气则生，无胃气则死" [J]. 实用中医内科杂志，27（10）：34-35.

于岩，张伟，尹天雷. 2012. 增液通便汤治疗功能性便秘 90 例临床观察[J]. 世界中医药，6（7）：490-492.

第二节 老年性便秘的中医证型及诊治特点

一、老年性便秘的原因

（一）中医对老年性便秘的认识

中医认为，老年性慢性便秘的常见病因为饮食、情志、邪热、瘀血等。其发生与脾、胃、肺、肾、肝、大肠等脏腑关系密切。老年性便秘基本病机为气血阴阳虚衰，责之于脏腑，则病机表现如下。

"肺与大肠相表里"，唐容川《血证论》云："肺热移于大肠则便结，阴津不润则便结，肺气不降则便结。"

脾胃为水谷之海，脾主运化，胃主和降，胃与肠相连，胃腐熟受纳，将糟粕传输于大肠，此外胃需借脾以散津，如脾不能为胃行其津液则大便难。老年患者脾胃功能多低下，不能正常传输水谷，因而常产生大便无力等排便困难的表现。

大肠的传导功能当然还得依赖于肝主疏泄的功能，若肝郁气滞，则腑气不通，气滞不行，则大肠传导功能失职。

肾司二便，肾气不足则大肠传导无力而便难。另外，《素问·上古天真论》指出"……男子不过尽八八，女子不过尽七七，而天地之精气皆竭矣"。老年患者肾气不足，而致全身功能减退，运肠无力而便秘。

因此，老年性慢性便秘与脏腑亏虚有密切的关系。老年人脏腑功能衰退，气血虚少，气虚则大肠传送无力，血虚则肠道失润，大便干结；或阴津不足，津亏肠燥传导失司，糟粕内停，不得下行；或下元虚损，阳虚而阴寒内盛，糟粕与寒邪凝滞，不得下行而便秘。

（二）西医对老年性便秘的认识

目前，西医认为，老年性便秘常由于不良的生活习惯，如饮食过于精细、缺少运动、不定时排便、常抑制便意等，或由于经常性服用钙离子拮抗剂、抗胆碱能药物、抗抑郁类及阿片类药物。其发病机制可以归纳为以下几点：①结肠蠕动无力或结肠蠕动不协调；②盆底肌功能障碍；③生活饮食习惯不良；④心理因素；⑤分子生物学因素等。

近年来，分子生物学因素的研究较多，并取得了丰硕成果。相关研究表明，便秘患者的肠壁内乙酰胆碱、P 物质等兴奋性神经递质明显减少，而血管活性肠肽、一氧化氮等抑制性神经递质合成增加。另外，水通道蛋白在肠道细胞的表达改变可能在便秘的发生发展中起一定作用。研究还发现，氯离子通道-2 参与小肠的分泌，该通道的激活可以促进氯离子经上皮细胞顶膜的外流，同时引起钠离子及水分子被动转运，引起肠液中的氯离子浓度增加，且在不引起电解质紊乱的情况下促进富含氯离子的肠液和水转移至肠腔。如果氯离子通道-2 被抑制就会形成便秘。

二、老年性便秘的特点

（一）老年性便秘与年龄逐增有关

从目前国内外文献资料看，老年性便秘的发生与症状随年龄的增长而加重，这大约与人体的脏腑功能随年龄增长而减弱有关，与衰老关系密切。中医认为，随年龄增长，脾肾之气日渐衰弱，阴寒内生，阳气不运，传导无力而使粪便艰涩难下。

（二）老年性便秘与饮食习惯有关

老年人多喜食低渣精细的食物，这是因为老年人消化功能相对减弱，"肾主骨，齿为骨之余"，老年人肾气亏损，牙齿松动或脱落，势必影响嘴的咀嚼及消化功能，加之味觉功能减退，唾液、胃酸和消化酶分泌减少，故食少且难于消化而喜食低渣精细食物，少食纤维食物易发生便秘。

（三）突发粪便嵌塞

引起粪便嵌塞与老年人生理因素有关，中医学认为老年人粪便嵌塞与脾肺气虚相关。因肺主一身之气，司肃降，与大肠相表里，脾为生化之源，主运化，输布精微，脾虚则运化无力，糟粕滞留肠道，肺气不降大肠推动无力，而致粪便嵌塞。

三、老年性便秘的危害

老年性便秘的危害主要表现为以下几点。①长期便秘的老年人因其肠腔内产生过多毒素而发生头目眩晕、头痛及食欲不振甚或溃疡病。②原有冠心病患者过度用力排便易致心绞痛及心肌梗死，高血压者易发生脑血管意外。③老年人排便时间较长，由蹲位站起时，可因体位性低血压导致脑供血不足发生晕厥而跌仆倒地。④合并前列腺肥大者可因粪团滞留压迫而加重排尿困难和尿潴留。⑤严重便秘可使老年人发生各类疝的可能性增加。⑥便秘是造成肛裂的一个病因，由于会剧烈疼痛，患者因害怕而抑制便意，因而更加重了便秘症状，便秘引起肛裂，肛裂又加重便秘，形成恶性循环。⑦长期应用泻药易导致结肠黑变病，甚或结肠癌变。

四、老年性便秘诊治的四大原则

（一）恢复大肠通降功能

大肠的通降功能失常为便秘的基本病机。老年性便秘虽然发病机制复杂，多有虚实夹杂征象，临证时难以权衡虚实转归，因此治疗上存在困难。但无论便秘治疗的难易，总以恢复大肠通降功能为原则。老年患者虚甚者，则以补虚为主，视虚损情况酌加通降药物；实者，则以祛实、通降为主；虚实夹杂，难以权衡者，则补虚的同时兼以通降祛实。常用的通降药物有枳实、厚朴、大黄、莱菔子等，但通降药物多有行气耗气之弊，若人年老元气大虚，便结难解者，需细查精详，当以填补元气为先，不可见便秘即予通降药物，否则会致元气离散，预后不佳。

（二）分清寒、热、虚、实

便秘属于肠道病变，其症状虽然较为单纯，但成因却很复杂，由于病因病机不同，故临床症状各有差异，当分虚实论治。实证概括有热秘和气秘；虚证主要有气虚、血虚、阳虚。热秘以面赤身热、口臭唇疮、尿赤、苔黄燥、脉滑实等为辨证特点；气秘以矢气频作、胸胁胀满、腹胀痛、苔薄腻、脉弦为辨证特点。气虚以面色㿠白，神疲气怯，临厕努挣乏力，甚则汗出短气，大便并不干硬，舌嫩苔薄，脉虚为辨证要点；血虚常见面色无华，头眩心悸，舌淡，脉细涩；阳虚者谓之冷秘，以面色㿠白、尿清肢冷、喜热恶凉、苔白润、脉沉迟为辨证特点，临床各有特点，不得混同施治。

（三）调整脏腑的功能

便秘的一部分患者，除了便秘之外，没有其他直接因便秘而引起的兼证；而另一部分患者，由于便秘腑气不通，浊气不降，往往出现头晕，腹中胀满，甚则疼痛、脘闷嗳气、食欲减退、睡眠不安、心烦易怒等全身症状。这是多脏腑功能失调的表现。

便秘病位在大肠、脾、胃、肝、肺、肾等脏腑。便秘日久，糟粕内结，浊气不降，胃肠积滞，则脾胃升降失调，浊气上逆而影响消化吸收功能；或由腑气不通，肺气难以宣降而影响呼吸功能。而多脏腑的功能失调，则直接或间接引起便秘。因此，便秘的治疗，并非单纯通下就能完全解决，而要先看先后病变关系。若脏腑先病而导致便秘，则必须根据不同的致病原因，调整脏腑的功能，分别采用不同的疗法；若便秘先病而致脏腑失调，则在通降的同时，亦需调整脏腑偏颇。

（四）调理气血阴阳

气血不足，下元亏损，劳倦、饮食、内伤，或病后、产后及年老体虚之人，气血两亏，气虚则大肠传送无力，血虚则津枯不能滋润大肠。若下焦精血亏损，易致真元受亏，真阴亏虚，则肠道失润、干槁；真阳亏虚，则不能蒸化津液，温煦肠道。无论气血阴阳，均能使大便秘结不通、排出困难。故临证亦需以调理气血阴阳为原则。

五、老年性便秘的中医证型及五大治法

便秘一症，治法颇多，然老年便秘，治法有别。在治疗老年性便秘中，根据老年疾病特有的生理病理特点，立足于调阴阳、补气血、保津液、施润导，每多有效。下面根据老年性便秘的辨证分型分述其五大治法。

（一）肠燥津亏证——滋养阴液行舟法

滋养阴液行舟法原用于热病之后，临证亦常用于老年阳盛之体，阴液亏耗，濡养肠腑乏权之便秘，属肠燥津亏证。症见形体消瘦，大便秘结，口干唇燥，舌干红，脉细稍数。此时治疗当以滋养阴液为主，润肠通便为次，从而达到增水而行舟。可选增液汤为主方。滋养阴液药常用生地黄、麦冬、玄参、知母等；养阴润肠药可用蜂蜜、大小胡麻等；若兼胃阴不足，可予本方加沙参、玉竹、石斛等。《温病条辨》谓："（本方）妙在寓

泻于补，以补药之体作泻药之用。既可攻实，又可防虚。"故对老年人阴液亏虚之便秘，奏效甚佳。

（二）脾肾阳虚证——温阳散寒导滞法

温阳散寒导滞法适用于年高体衰，阳虚寒凝，不能温煦肠腑，肠腑传导乏权而致便秘，属脾肾阳虚证。《证治要诀》云："冷秘由冷气横于肠胃，凝阴固结，津液不通，胃道秘塞。"症见大便闭塞，数日一行，腹有冷痛，面色㿠白，四肢不温，喜热恶冷，小便清长，舌淡苔白润，脉沉迟。治疗时，首当温阳益气散寒。临床常用肉桂、制附片、干姜、党参、肉苁蓉等味。运用此法时，可掺入行气导滞之台乌药、川厚朴等。肉苁蓉对阳虚寒凝之便秘效果较好，但用量一般在15～20g。对阳虚寒凝之便秘，若轻投峻猛攻下剂，则使阳气下泄而酿成弊端。

（三）肺脾气虚证——补中益气开闭法

补中益气开闭法适用于老年脾肺气虚，中气下陷，大肠传导乏力所致之便秘，属肺脾气虚证。症见便意频频，努挣不解，汗出气短，纳少乏味，舌淡脉细。治疗时，唯以补气升提，欲降先升为要，可予补中益气汤图治。常用药物如黄芪、党参、黄精、炙升麻、柴胡、当归、甘草等。若加入火麻仁、蜂蜜则取效尤甚。若中气得旺，而大肠传导得司，故便闭而解。

（四）津亏血少证——养血生津润肠法

养血生津润肠法适用于老年津血亏虚，不能滋润肠腑之便秘，属津亏血少证。《丹溪心法》所谓"燥结血少不能润泽"，此之谓也。症见大便燥结，如厕难解，面色无华，头晕目眩，口干不欲饮，舌淡苔薄，脉细。此时治疗当以养血生津为主，而使血旺津生，以之濡养肠腑，而使大便润下如常。常用药物如生何首乌、当归、白芍、生地黄、熟地黄、黑芝麻、火麻仁、蜂蜜等。若加入益气之黄芪则取效更佳。但忌温燥之品，防伤其津血。

（五）肺气郁闭证——宣降肺气通腑法

宣降肺气通腑法适用于肺气闭郁所致的老年咳喘后，肺气上逆而不能肃降通利肠腑的便秘，属于肺气郁闭证。症见年高咳喘，喘息气逆，胸部憋塞，腹部不适，大便秘结。夹寒者，舌淡苔白润滑或腻，脉细滑；夹热者，舌红苔黄腻，脉滑数。临症治疗当察肺气不利与便秘的关系。郁者开之，逆者降之，或宣开、通下并施，或通腑以泄降肺气。开肺气药常用桔梗、杏仁、大力子等；降肺气药常用旋覆花、马兜铃等；清肺药常用黄芩、瓜蒌、贝母等。若肺热较甚，可稍投生大黄以通腑泻浊，中病即止，而不必尽剂，以防一时之快而伤正气。在宣降肺气时，可稍佐参入润肠之品。鉴于老年人固有的生理病理特点，治疗时当以扶正为主，佐以祛邪，通便宜润导，不宜峻猛攻逐，以免耗损正气。若邪实盛者，非攻不可，亦不尽剂，尚需中病即止。运用补益药时，要做到补而不滞，补中有调，补中有通，滋而不腻，如此才能达到扶正祛邪之目的。

六、老年性便秘的六大"角药"

什么是"角药"？杨晋翔教授认为，"角药"由三种药组成，类似于复方制剂，类似治疗幽门螺杆菌的三联疗法等。以张仲景的《伤寒论》为例，用"角药"的较多，所以有丰富的实践依据。第一类：清法类，如大黄-枳实-厚朴，辛通苦降。第二类：理气类，如木香-沉香-槟榔，顺气导滞通便。第三类：补益类，如黄芪-肉苁蓉-黄精，补益脾肾，补益气血，润肠通便，如清热润肠口服液等。第四类：润肠类，如火麻仁-郁李仁-柏子仁，润肠通便。第五类：养血润燥类，如当归-生地黄-玄参，达到养血滋阴润肠的作用。第六类：益气类，黄芪-生白术-麻子仁，注意白术要生用。这六组"角药"在临床治疗便秘中取得良好效果。

七、便秘治疗的中成药的选择

目前临床治疗便秘的中成药有多种，总论已有阐述，此不赘述。然而，对于不理解中医药运用的医生或患者来说，众多的中成药会让部分医生和患者的选择充满盲目性，因此，对于中成药的临床应用的具体解释是十分必要的。对于中成药的使用，需要把握好其针对的证候人群、主治范围，以及患者是否与该中成药的证候相适应，因此，选择治疗便秘的中成药时，也需要寻求中医师的帮助，不理解中医理论而随便使用者，最终必然导致治疗效果不佳，甚至出现便秘加重的情况。这里以临床常用的芪蓉润肠口服液为例探讨其适应范围。

芪蓉润肠口服液的主要成分有炙黄芪、肉苁蓉、白术、太子参、地黄、玄参、麦冬、当归、制黄精、桑椹、黑芝麻、火麻仁、郁李仁、麸炒枳壳、蜂蜜。方中黄芪、白术等益气健脾；肉苁蓉、制黄精等温补肾阳；当归、地黄、郁李仁、火麻仁养阴润燥，全方具有益气养阴、健脾补肾、润肠通便之功。主要用于气阴两虚，脾肾不足，大肠失于濡润所致的虚证便秘人群。芪蓉润肠口服液作为中成药制剂，具备中成药的优势特点：性质稳定，疗效确切，毒副作用相对较小，服用、携带、贮藏保管方便等，患者易于接受。

参照1993年出版的《中药新药临床研究指导原则》中"中药新药治疗便秘的临床研究指导原则"的诊断标准和中医辨证标准，便秘诊断标准：①排便间隔长，每次排便间隔时间在72小时以上；②便质干结，甚则如羊粪或团块，排便费力，或大便并非干结而排出困难者。中医气阴两虚、脾肾不足证辨证标准：①排便费力，便质干或不干；②神疲气短，面色无华，心悸，腰膝酸软，口干，头晕；③舌淡，苔薄少津，脉细无力。芪蓉润肠口服液适用于满足西医诊断标准和中医辨证分型标准的便秘疾病，无论是功能性便秘，还是其他器质性便秘或药物引起的便秘。

（杨晋翔）

参 考 文 献

陈秀良. 2011. 老年人便秘的危害分析及护理[J]. 中国民间疗法，19（9）：71.

姜建国，周春祥，等. 2012. 伤寒论讲义[M]. 上海：上海科学技术出版社.

刘子会，崔玉芝. 2003. 老年性便秘的临床特点及辨证施治[J]. 黑龙江中医药，（4）：59-60.

吴至久，王飞，代渊，等. 2010. 老年性便秘研究进展纂要[J]. 实用中医内科杂志，21（11）：32-34.

尹淑慧，孟荣贵. 2005. 水通道与大肠内液体转运及便秘的关系[J]. 国际病理科学与临床杂志，25（4）：364-367.

张伯臾，等. 2012. 中医内科学[M]. 上海：上海科学技术出版社.

中华人民共和国卫生部. 1993. 中药新药临床研究指导原则[M]. 北京：人民卫生出版社.

Gui JF，Kirsten R，Liu SM，et al. 2010. Lubiprostone reverses the inhibitory action of morphine on intestinal secretion in Guinea pig and mouse[J]. Pharmacol Exp Ther，334：333-340.

第三节　从中医角度探讨饮食对便秘的影响

一、中医的食疗观念

便秘指排便周期延长，或粪质干结，排出艰难，或经常便而不畅的一种病证。近年来，随着人们生活水平的提高，饮食结构的改变，长期的不正常饮食习惯，使之与膳食有关的疾病也随之增加，便秘就是其中之一，给人们生活和工作带来极大不便，所以便秘已成为严重威胁人类健康的一种消化系统疾病，历代医家均重视便秘的饮食与起居的调护。现代研究认为，便秘的首要治疗方法是生活习惯的改变，其中饮食为其中的重要环节。通过调整饮食来治疗便秘的措施，无论在国内国外均已广泛关注。

饮食是便秘的基础治疗，如多喝水、食纤维素高的食物。但是相对于现代医学理论下所形成的这种简单的健康教育，中医饮食观念要复杂得多。早在唐代时期，孙思邈认为"为医者，当晓病源，知其所犯，以食治之，食疗不愈，然后命药"。中医认为药食同源，多数药物也是人们的食物，如山药、山楂等，但是这些食物亦需因人而异，不可一概而论。所以，汉代张仲景云："所食之味，有与病相宜，有与身为害，若得益则补体，为害则成疾。"所以辨证施膳，就是中医食疗的特色所在。

（一）食疗理论的历史渊源

食疗在我国有着悠久的历史。从甲骨文记载来看，有禾、麦、黍、稷、稻等多种粮食作物，已能大量酿酒。到了战国时期，终于有了有关食疗的理论，标志着食疗的飞跃发展。食疗的真正发展是在周代。《周礼》中将医生分类，其中就有"食医"，居诸医之首，掌管周天子的饮食，"食医，掌和王之六食、六饮、六膳、百羞、百酱、八珍之齐。"《周礼》的食疗记载，说明在周代就已经出现了专职饮食调养的人员，其地位和"医师"（掌医之政令）、"疾医"（掌养万民之疾病）、"疡医"（掌肿疡）是一样的。《周礼·天官》中还记载了疾医主张用"五味、五谷、五药养其病"；疡医则主张"以酸养骨，以辛养筋，以咸养脉，以苦养气，以甘养肉，以滑养窍"等。这些主张是很成熟的食疗原则。这些记载表明，我国早在西周时代就有了丰富的药膳知识，并出现了从事药膳制作和应用的专职人员。"食医"的记载，说明我国古时对饮食健康的关注程度已非一般。秦汉以降，医学著作浩如烟海。《内经》有"药以祛之，食以随之"的治病原则。唐代孙思邈《备急千金要方》专列"食治篇"，这是现存关于食疗最早的专篇著述。孟诜所著《补养方》经其弟子张鼎增补成的《食疗本草》，南唐陈士良编著的《食性本草》，则是专门的食疗论著，食疗从此成为一专门学问。可惜此两本书已亡佚。此后，历代医药学家在临床实践中对食疗也多有完善和发展。北宋《太平圣惠方》中的"食治论"，元代忽思慧的《饮膳正要》、吴瑞的《日用本草》，明代卢和等的《食物本草》、宁原的《食鉴本草》、朱橚的《救荒本草》，清代袁枚的《随园食单》等，许多食疗方至今仍然被应用。

（二）中医理论是食疗的基础

食疗之所以得名，乃是为了与药物疗法区别。食物疗法和药物疗法有很大的不同。《内经》对食疗有非常卓越的理论，如"大毒治病，十去其六；常毒治病，十去其七；小毒治病，十去其八；无毒治病，十去其九；谷肉果菜，食养尽之，无使过之，伤其正也"，这可称为最早的食疗原则。食物的治病原则，就是"有病治病，无病强身"，对人体基本上无毒副作用。也就是说，利用食物（谷肉果菜）性味方面的偏颇特性，能够有针对性地用于某些病证的治疗或辅助治疗，调整阴阳，使之趋于平衡，有助于疾病的治疗和身心的康复。食疗是在中医学理论的指导下丰富和发展的。因此在食疗的运用中也遵循了中医的基础理论。食疗的基础是中医基础理论，食疗的基本原则也是中医基础原则。

二、便秘的中医病因病机

便秘在古文献又称"大便秘涩""大便结燥""阴结""阳结""大便结"等。历代中医对其病因病机论述颇丰，归纳起来主要有以下几点：①感受外邪。《诸病源候论》云："邪在肾亦令大便难……又渴利之家大便亦难。"②脏腑热结。《证治准绳》云："热秘，面赤身热，肠胃胀闷，时欲得冷，或口舌生疮，此由大肠热结。"③肠胃阴寒积滞。《金匮翼》云："冷秘者，寒冷之气，横于肠胃，凝阴固结，阳气不行，津液不通。"④饮食不节。《古今医鉴》云："若饥饱失节，劳役过度，损伤胃气……故大便燥结。"⑤宿食留滞。《仁斋直指方》云："凡人五味之秀者养脏腑，诸阳之浊者归大肠……今停蓄蕴结，独不得其疏导，何哉……以宿食留滞得之。"虽然便秘病因种种，病机重重，但依据中医"辨证施治""未病先防"的观点，采用饮食疗法防治便秘，不仅消除了因饮食结构而导致的"病从口入"，而且根据"药食同源"，尚能对便秘实现较好的控制与预防。

三、便秘的食疗应用

（一）便秘食疗的历史变革

早在汉代，人们对便秘就有了初步的认识，医圣张仲景在《金匮要略》中提到了治疗便秘的有关方药，如"厚朴七物汤""厚朴三物汤""大柴胡汤"和"大承气汤"等。《伤寒论》中也已有食疗治便秘的记载，如第233条用猪胆汁治阳明病"津液内竭，大便硬，不可攻"。此外，仲景对蜂蜜颇有研究，在《伤寒杂病论》中也多次用到蜂蜜，诚如《本草求真》所云："如仲景治阳明燥结，大便不解，用蜜煎导，乘热纳入谷道，取能通结燥而不伤脾胃也。"另有247条脾约证，麻子仁丸中取蜂蜜，取其润肠通便之功效。由此可见，此时期的著作已有了食物治疗便秘的萌芽。

东晋时期，医家葛洪在《肘后备急方》中首先记载了用郁李仁治疗便秘，并说明了食用方法，即"郁李仁一大合，捣为末，和麦面揉作饼子，与吃入口，即大便通利气，便瘥"。陶弘景《名医别录》对便秘食疗的品种有了新的研究，其中记载"甘蔗，味甘，平，无毒。主下气，和中补脾气，利大肠""秫米（今黄黏米），味甘，微寒。止寒热，利大肠，治漆疮"。

进入盛唐时期，人们对食疗有了进一步的认识，如孙思邈则非常重视本病证，于《千金食治》中指出"牛酥：味甘、平、无毒……利大便，去宿食""胡麻，味甘、平、无毒……作油微寒，主利大肠""马、牛、羊酪：味甘、酸、微寒、无毒……利大肠"。《备急千金要方》治疗便秘的一大特色为善用汁类药，尤以葵子汁为甚。李时珍有云："葵菜，古人种为常食。"所以古代医家用葵子汁治疗大便不通并不鲜见，《备急千金要方》中葵子汁多与乳汁并用治大便难，《集验方》也载有用葵子二升，以"治不得大便十日，或一月"。唐代的另一位医家孟诜所撰的《食疗本草》是我国现存最早的食疗专著，也是世界上现存最早的食疗专著，对研究本草文献及饮食疗法发展史有重要参考价值。该书提到"大便不通，气奔欲死：以乌梅十颗置汤中，须臾，去核，杵为丸，如枣大。内下部，少时即通""茗（茶）叶：利大肠，去热解痰。煮取汁，用煮粥良"。

宋代著作《圣济总录》中，已对便秘进行了初步的分类，沿用和更加完善了便秘的分类及治疗。书中记载了将郁李仁与陈皮合用，捣为散，用于治疗风热气秘。宋代唐慎微《证类本草》中增加了前代未曾总结的食物，如"仲思枣""鲮鲤甲"等，且附有食物取名缘由及烹制配料的方法，如"北齐时有仙人仲思得此枣，因以为名"，即为此枣名之来源，并告诉后世"大小便秘涩，取肉煮研为蜜丸药佳"的食用方法。

至金元时期，医家们对便秘的病因认识更趋成熟，且从病因着手，辨别证候后，选择合适的食物来防治便秘。元代贾铭《饮食须知》谓："菠菜，味甘性冷滑……食此则冷，令大小肠冷滑也。"饮食太医忽思慧在《饮膳正要》中提到白菜可治疗便秘，言其"通利肠胃，除胸中烦，解酒毒"，还记录了白芝麻"滑肠胃"及胡麻"利大便"的功效，并指出了多食稻米会令"大便坚"，因其"味苦，主温中，令人多热"的性味特点。此外《丹溪心法》也有治大便不通用白芍、白术的记载。此时期对便秘食疗的研究日渐丰富，为后世治疗及防治便秘打下了坚实的基础。

自明清时期起，食疗理论日臻完善，较前代大为丰富，明代李时珍的《本草纲目》中记载"杏仁下喘，治气也；桃仁疗狂，治血也。俱治大便秘，当分气、血"。《本草纲目》也认为牛羊之乳汁可以通导大便，其曰："反胃噎膈，大便燥结，宜牛、羊乳时时咽之。"书中还提到了苋菜能治疗便秘，有云："六苋，并利大小肠。"兰茂所撰《滇南本草》亦云："苋菜，治大小便不通。"故民间多用苋菜炒食，以治疗大便秘结干燥者。清代柴裔所撰的《食鉴本草》中记录了藕蜜膏，即将"藕汁蜜各五合，生地黄汁一升"，用均匀的火熬成膏，每服半勺，有治疗大便燥结的作用；或将大柿饼蒸极烂后空心热服，不仅能清火凉血，还能润肠通便。清代陈士铎在《石室秘录》中提出了治疗阴虚津血不润肠道等方剂，在重用熟地黄、玄参、当归、麻仁等药的基础上，加用牛乳、蜂蜜等润肠滑窍之物，其配伍用药对临床治疗有一定的参考价值。王孟英的营养学专著《随息居饮食谱》也多次提到对便秘的食疗，其曰："菠菜，开胸膈，通肠胃，润燥活血，大便涩滞及患痔人宜食之。"不仅如此，还介绍了猪肠、兔肉、鳢鱼、田螺等多种食物通秘结的功效。

在近代，食疗作为一门独立的学科，引起了更多人的关注，而对于便秘食疗的研究也将日益完善。

便秘的食疗、药膳疗法及其文化在战国时期开始萌芽，在唐代渐形成理论，元代、清代得到补充发展，历经 3000 多年，形成了较为完整的体系。其特点在于立足整体，以食代药，食药结合，分证施食。其优势也逐渐显露，成为中国乃至世界医学的一颗明珠。

（二）便秘的食疗原则

（1）便秘主要以肠道津亏、传导无力或气机郁滞为病理特点，故宜食清淡滑润之品，如蔬菜、豆浆等。少食甘腻之物，以防滞中腻隔、助热伤津而加重病情。

（2）饮食的寒温之性要根据病证不同而调配、选用。如实热秘，食宜寒凉；阳虚秘，食宜温热等，但其性不可过极。

（3）膳食结构要做到合理。应适当增加润肠食物，如植物油类、核桃仁、芝麻等，以及含粗纤维食物，如粗粮、麦豉食品、芹菜等以增加肠道的蠕动功能，并可多食产气食品如土豆汁、萝卜等，亦可奏利便之效。

（4）排便不畅是病证的主要症状，但切不可单食寒凉之品以通为快，恐伤脾胃而引发变证。此外，便秘证候可单见，也可兼见。故应辨证配餐，使治有主次、量有增减，灵活变通。

（三）便秘的辨证施膳

1. 实热秘

症见大便干结，小便短赤，面赤身热，或兼有腹胀、腹痛，口干口臭。舌红苔黄或黄燥，脉滑数，宜食泻热通便、清淡易于消化的食物，如番泻鸡蛋汤、黄白萝卜面、决明拌茄子、海蜇荸荠汤等。

（1）番泻鸡蛋汤：原料，番泻叶 5～10g，鸡蛋 1 个，菠菜少许，食盐、味精适量。做法：鸡蛋盛入碗中搅散备用；番泻叶水煎，去渣留汁，倒入鸡蛋，加菠菜、食盐、味精、煮沸即成。功能：此汤具有泻热导滞之功效。实热便秘为其适应证。方中番泻叶甘苦寒，泻下导滞，清导实热；鸡蛋甘平，益气养血；菠菜甘凉，润燥通便，共奏泻热通便之功。食之不宜过热。

（2）黄白萝卜面：原料，大黄 39g，生地黄 10g，白菜 100g，胡萝卜 100g，面粉 200g，白糖、食盐、味精、香油适量。做法：将白菜、胡萝卜洗净切丝备用；水煎大黄、生地黄，去渣留汁，加白糖少许调味，待凉以药汁合面，常法切做面条；锅内加清水，置武火烧沸，下面条沸后入白菜、萝卜丝及适量食盐，继续煮熟，加少许味精，香油即成。功能：实热便秘兼见口干舌燥，津液耗伤者，宜用此膳食以泻热、养阴、通便。大黄清热泻下；生地黄清热养阴，白菜、萝卜清热通便，面粉、白糖和中调味。诸味相伍，清热、养阴并举。此药膳可分 2 次食用，不宜过热。

2. 气滞秘

症见大便秘结，嗳气频作，胸胁胀满，脘腹痞闷，食少纳呆，或腹痛、烦热、口干。舌淡红或红，苔薄腻，脉弦，宜食顺气行滞、清淡易于消化的食物，如香槟粥、香参炖大肠、油焖枳实萝卜等。

（1）香槟粥：原料，木香 5g，槟榔 5g，粳米 100g，冰糖适量。做法：水煎木香、槟榔，去渣留汁，入粳米煮粥，将熟加冰糖适量，稍煎待溶即成。功能：顺气行滞。方中木香行气调中；槟榔行气导滞，缓泻通便；佐以粳米、冰糖既能健脾调中，又可缓其燥，兼以调味。诸味合用，适用于气滞便秘者服食。此药膳可分 2 次食用。

（2）香参炖大肠：原料，木香 10g，降香 5g，海参 10g，猪大肠 1 具，盐、酱油、葱、姜、味精适量。做法：将海参泡发，洗净切。猪大肠洗净，切细；降香、木香装入纱布袋中；锅内加水适量，入大肠，煮沸去沫，加葱、姜，煮至肠将熟时，放海参、药袋煮至大肠极软，再加适量盐、味精、酱油，稍煮即成。功能：此药膳具有行气、养血、通便之功效。木香调气，降香降气；海参、猪大肠养血润燥通便。合而为膳，气滞兼津亏便秘者服之尤宜。

3. 气虚秘

症见虽有便意，如厕努挣乏力，难于排出，挣则汗出气短，便后疲乏尤甚，面色㿠白，神疲气怯。舌淡嫩，苔白，脉弱，宜服食益气润肠、清淡易于消化的食物，如黄芪苏麻粥、麻仁栗子糕、芪香蜜膏、人参黑芝麻汤等。

（1）黄芪苏麻粥：原料，黄芪 10g，紫苏子 50g，火麻仁 50g，粳米 250g。做法：将黄芪、紫苏子、火麻仁洗净，烘干，打成末，倒入 300ml 温水，用力搅匀，待粗粒下沉时，取上层药汁备用；洗净粳米，以药汁煮粥。功能：益气润肠。方中黄芪补中益气；紫苏子下气宽肠；火麻仁润肠通便；更以粳米补脾和胃。诸味合用，适用于便秘证属气虚者服食。此粥可适量食之。

（2）芪香蜜膏：原料，黄芪 300g，木香 45g，蜂蜜适量。做法：将黄芪、木香洗净，加水适量煎煮，每 30 分钟取煎液 1 次，加水再煎，共取煎液 2 次，合并煎液，再以小火煎熬浓缩，至较稠黏时，加蜂蜜一倍，至沸停火，待冷装瓶备用。功能：益气行气润肠。黄芪补肺脾之气为君；蜂蜜润肠通便为臣；佐以木香使补中有行，又可除滞、腻之弊。药仅三味，补气、行气、润肠兼备，适用于气虚便秘或兼有气滞津亏者。每次 1 汤匙，以沸水冲化，日服 2 次。

4. 血虚秘

症见大便干结，面色无华，头晕目眩，心悸健忘，或颧红耳鸣。舌淡，脉细，或舌红少苔，脉细数，宜食养血、滋阴、润燥，清淡易于消化的食物，如何首乌煲鸡蛋、当归柏仁粥、生地炖香蕉、桑梅地黄膏等。

（1）何首乌煲鸡蛋：原料，何首乌 50g，鸡蛋 2 个。做法：将何首乌与鸡蛋加水同煮，鸡蛋熟后，去壳取蛋再煮片刻，吃蛋饮汤。功能：此药膳为血虚便秘者而设。何首乌补益精血，润肠通便；鸡蛋补气养血。

（2）生地炖香蕉：原料，生地黄 20g，香蕉 2 根，冰糖适量。做法：水煎生地黄去渣留汁，香蕉去皮、切段，入锅，加冰糖适量同煮。功能：生地黄养阴清热；香蕉生津润肠。此药膳适用于便秘证属阴虚内热服食。日服 2 次。

5. 阳虚秘

症见大便艰涩，排出困难，小便清长，面色青白，四肢不温，喜热畏寒，腹中冷痛，或腰脊冷重。舌淡，苔白润，脉沉迟，宜食温阳通便、易于消化的食物，如苁蓉羊肾羹、胡桃仁粥、锁阳红糖饮等。

（1）苁蓉羊肾羹：原料，肉苁蓉 30g，羊肾 1 对，葱、姜、食盐、酱油、味精、香油各少许，淀粉适量。做法：羊肾切开，剔去筋膜，洗净细切。用酱油、淀粉拌匀备用；锅内加水适量，下肉苁蓉，约熬 20 分钟，去渣留汁；再下羊肾入锅同煮至熟，放葱、姜、食盐、味精、香油，搅匀即成。功能：温阳通便。肉苁蓉，温补肾阳，润肠通便；羊肾补肾气，益精髓。两合用成膳，阴虚便秘者服之尤宜。

（2）锁阳红糖饮：原料，锁阳 15g，红糖适量。做法：水煎锁阳，去渣留汁，加红糖适量。功能：温阳通便。锁阳甘温，补肾助阳，润肠通便；红糖甘温，温中养血。两味相伍，而成温阳通便之膳食。阳虚便秘者宜选此膳治疗，可分 2 次饮之。

便秘的食疗、药膳疗法及其文化在战国时期开始萌芽，在唐代渐形成理论，元代、清代得到补充发展，历经 3000 多年，形成了较为完整的体系。其特点在于立足整体，以食代药，食药结合，分证施食，优势也逐渐显露。通过饮食调治便秘，从病因上阻断便秘的发生或发展，属于中医治未病的范畴，在未来的医学模式中，食疗将是便秘治疗的关键环节。

（黄穗平）

参 考 文 献

顾尽晖，史仁杰. 2010. 慢性功能性便秘从肾阳虚论治[J]. 辽宁中医药大学学报，12（10）：99.

忽思慧. 1985. 饮膳正要[M]. 北京：中国书店.

李时珍. 1994. 本草纲目[M]. 重庆：重庆大学出版社.

孟诜. 1984. 食疗本草[M]. 北京：人民卫生出版社.

王肯堂. 2005 . 证治准绳[M]. 北京：人民卫生出版社.

熊曼琪. 2010. 伤寒学[M]. 北京：中国中医药出版社.

第四节　湿热证型便秘的临床诊治

一、湿热便秘的发病原因及机制

（一）发病病因

随着人们生活水平的大幅提高，工作压力的增大，现今都市人的生活作息不规律、饮食不节及不良的排便习惯，使得便秘的发病率逐年上升。且大多数便秘患者未寻求专业医师意见便自行使用泻药，不仅未能达到理想的疗效，还出现了泻药依赖、结肠黑变等不良反应。加之饮食结构的改变，如恣饮浆酒、嗜食辛辣肥甘，激烈的社会竞争导致的忧思郁滞，以及移民人口的增加，尤其是从气候干燥的地区移入湿热的环境之中，使得湿热便秘发病率显著提高。

湿热胶着、缠绵难愈，湿热蕴结大肠，出现大便秘结不通、欲便而艰涩难排或是排而不尽等症状。湿热证为湿邪与热邪同时侵入人体，或两者共同存在于人体，抑或是素体湿邪为患，蕴久化热之故。故而湿热便秘的病因不外乎外感湿热、内生湿热及湿郁化热。

（二）发病机制

从便秘的发病机制上看，脾胃先伤，复因湿热阻滞气机，肠道传导不利为病机关键。

《素问·至真要大论》云："太阴司天，湿淫所胜，大便难。"脾喜燥而恶湿，同类相召，湿热之邪多易犯脾胃，《湿热病篇》亦云："阳明为水谷之海，太阴为湿土之脏，故多阳明太阴受病。"脾胃先伤，且易为湿热之邪侵犯，湿热黏滞，阻滞气机，脾胃升清降浊功能失司，肠道传导不利，而成湿热便秘，且湿热之邪多缠绵难愈，易发展为顽固性便秘。具体分析乃因湿热阻滞中焦，气机运行不畅，肠道腑气不通而见大便不出；湿热中阻，湿性黏滞，缠绵难去，湿阻气机，宣化失司，转输无力，加之热邪耗伤津液，而见大便燥结难排；湿热阻滞脾胃气机，胃失和降而见嗳气反酸、腹痛、腹胀等症；湿热蕴结于中，表现在舌脉上则为舌红、苔黄腻、脉滑数等征象。

二、湿热便秘的治疗及用药思路

（一）治疗思路

湿热便秘的治疗应以健运脾胃、调达气机为先，兼顾利湿，最后才是清热。湿热便秘的发病机制为脾失健运，湿热蕴于肠腑，肠道传导不利，《景岳全书》曰："湿岂能秘，但湿之不化，尤气之不行耳，气之不行，亦阴结也"，故而治疗应以健运脾胃为先，条畅气机为要。例如，具体应用于老年湿热便秘患者，以运脾降浊为重，特别兼顾其肠燥津亏的生理特征加养阴润燥之品，且"肺与大肠相表里"，再配合开宣肺气，可获得满意的疗效。

《叶氏医案存真》云："热从湿中而起，湿不去则热不除也"，提示脾胃湿热证的治疗，需要分解湿热，湿性黏腻厚浊，胶着难化，故当先祛湿，湿开则热透，若是过投寒凉则恐湿邪阻滞更甚。脾胃为气机升降之枢纽，脾胃健运则气机通达，气化则湿邪易化。另外，"肺与大肠相表里"，肺主宣发肃降，通调水道，肺气宣肃得当则水道条达，肠腑通降顺畅而便自出。

健运脾胃不可以一味地投以补药，关键在于运脾。而运脾即调和脾胃，扶助运化，补中寓消，消中有补，补不碍滞，消不伤正。《素问·经脉别论》："饮入于胃，游溢精气，上输于脾，脾气散精……"脾胃为仓廪之官，具有调节水液代谢的作用，脾主运化功能正常则能"散精"，而"散精"即是对脾主运化功能的具体描述。《素问·玉机真脏论》云："脾脉者土也，孤藏以灌四傍者也"，可见脾胃为气血生化之源，饮食水谷入于胃，化为精微，有赖脾主运化的功能，以养五脏六腑。

（二）用药思路

1. 枳术丸

胡玲教授认为运脾降浊的基础方是枳术丸，且生白术与枳实的量为 2∶1 效果最佳。其中，白术为运脾通便之要药。白术苦、甘、温，归脾、胃经，具有健脾益气、燥湿利水、止汗、安胎之功效，可健脾燥湿止泻，用于湿盛泄泻。《本草通玄》云："白术，补脾胃之药，更无出其右者……土旺则清气善升而精微上奉，浊气善除而糟粕下输。"《医学启源》云："除湿益燥，和中益气，温中，去脾胃中湿，除胃热，强脾胃，进饮食，和胃。"《本草正义》曰："白术最富脂膏，故虽苦温能燥，亦能滋阴液……万无伤阴之虞。"由此可知生白术为补脾胃之要药，具有疏通气机，使清气上而浊气下，糟粕下输而便秘自除的功效。治疗湿热便秘，在方中多重用生白术，取其气香质润之特点，苦燥通泄的同时滋养阴液，可健脾运脾，疏通脾胃气机，恢复脾主运化的功能，清浊可分，则湿热可除。

现代药理研究，白术的主要成分为挥发油和多糖。挥发油的含量为1.4%，挥发油中主要有苍术酮、白术内酯Ⅰ、白术内酯Ⅱ等。王洲等发现白术糖复合物具有促进IEC-6细胞绒毛蛋白表达的作用，而该蛋白具有修复胃黏膜的作用，并且白术内酯等有增强唾液淀粉酶的活性、促进肠道吸收和肠道蠕动等作用。白术不仅通过调节肠道蠕动功能而促进排便，更具体的，孟萍等还发现白术对Cajal间质细胞和一氧化氮合酶（nitric oxide synthase，NOS）具有显著的调节作用，可以改善ICC的形态和数量，以及改变NOS的表达，从而达到治疗便秘的作用。其中ICC是位于胃肠道神经系统的一种非常特殊的间质细胞，具有调控胃肠道动力的作用。而调控NOS的表达对胃肠道的肌肉活动和血流状态具有一定的调节作用。部分研究还表明白术对肠道菌群具有调节作用，可以促进益生菌的生长。总而言之，白术对于便秘的治疗效果是确切的，并且以大剂量生用为佳。

枳实苦、辛、酸，性温，归脾、胃、大肠经，具有破气消积、化痰散痞的功效，用于积滞内停。《得配本草》曰："大损真元，非邪实者，不可误用。"《珍珠囊》云："去胃中湿热。"《名医别录》指出"除胸胁痰癖，逐停水，破结实，消胀满，心下急痞痛，逆气，胁风痛，安胃气，止溏泄，明目"。因而枳实具有祛除胃中湿热的作用，且具有很强的逐水理气的功效，非邪实者不可误用，胡玲教授则认为枳实理气有"推墙倒壁"之功。湿性黏腻厚浊，缠绵不去，湿郁生热，热蒸湿动则湿邪越加黏滞，故而在使用大剂量生白术运脾降浊的基础上加枳实以破气消积，使郁积之湿热得以散去。且白术和枳实的配伍，体现了治疗湿热便秘需以健运脾胃、条达气机为先之思想，补而不滞，消无伤正。

2. 玄参

胡玲教授认为玄参在治疗老年人便秘中是非常重要的一味药。玄参味甘、苦、咸，性微寒，归肺、胃、肾经，具有滋阴清热、凉血解毒的功效，适用于津伤便秘。《医学衷中参西录》云："玄参，味甘微苦，性凉多液，原为清补肾经之药"，以及《本草正义》曰："玄参，禀至阴之性，专主热病，味苦则泄降下行，故能治脏腑热结等证。味又辛而微咸，故直走血分而通血瘀……寒而不峻，润而不腻。"故而玄参咸能软坚，甘寒养阴，微苦寒兼清热，特别适合老年人的便秘。老年人便秘多由于元气不足、肠燥津亏，故而在治疗上不可妄用攻下之品，以防重伤津液。而玄参可养阴润燥，正贴合老年人便秘的病因病机，润燥而不滋腻，微苦寒可通腑泻热，而泻下之力较缓和，不至于攻伐太过。

3. 牛蒡子

胡玲教授认为可以从《内经》中"肺与大肠相表里"的理论论治便秘，其中牛蒡子质润又清肺，符合肺与大肠相表里之意。牛蒡子味辛、苦，性寒，归肺、胃经，具有疏散风热、解毒透疹、利咽消肿的作用，生用具有润肠通便的作用，尤适用于热结便秘的患者。《珍珠囊》曰："润肺散气，主风毒肿，利咽膈"，又有《本草正义》记载"牛蒡子能疏散风热，起发痘疹，而善通大便"。张锡纯更是提出"牛蒡子能降肺气之逆"，可知牛蒡子入肺经，可宣肺润肺，降肺气之逆，肺主一身之气，主宣发肃降，且与大肠相表里，肺气下达则肠道传导有力，便秘可除。而对牛蒡子的药理研究也证实了牛蒡子对于便秘是有确切疗效的。根据现代药理研究，牛蒡子中含有牛蒡子苷、苷元及脂肪油，这些成分有润肠通便的作用。并且临床试验证实，牛蒡子乙醇提取液在体内、体外均有抑制肿瘤细胞生长的作用。

4. 大腹皮、槟榔

大腹皮和槟榔其实来源于同一种植物，一个皮一个果，合用行气之力倍增，使气达而水行。槟榔辛、苦，性温，归胃、大肠经，具有杀虫消积、行气利水的功效。大腹皮为槟榔的果皮，味辛，性微温，归脾、胃、大肠、小肠经，功效为下气宽中、行气消肿。两者均具有较强的行气利水作用，适用于腹满便难、里急后重等症。两者的区别与联系正如《本草经疏》所说"大腹皮，即槟榔皮也。其气味所主，与槟榔大腹皮略相同，但槟榔性烈，破气最捷，腹皮性缓，下气稍迟。入阳明、太阴经，二经虚则寒热不调，逆气攻走，或痰滞中焦，结成膈证；或湿热郁积，酸味醋心；辛温暖胃豁痰，通行下气，则诸证除矣。大肠壅毒，以其辛散破气而走阳明，故亦主之也"。胡玲教授认为治疗湿热便秘两者合用，可理一身之气，增强行气利水的功效，湿热便秘责之于湿热阻滞气机，肠腑传导不利，故而槟榔与大腹皮合用可行气、下气、破气，使气行推动水行，滋灌肠腑，大便可出。需要重视的是，高血压者不适合用槟榔。

5. 莱菔子

莱菔子在老年人便秘中应用较为广泛，莱菔子性平，味辛、甘，归肺、脾、胃经，能够下气宽中、攻肠胃积滞，用于食积腹胀、大便秘结。《医学衷中参西录》曰："莱菔子，无论或生或炒，皆能顺气开郁，消胀除满，此乃化气之品，非破气之品……而莱菔子炒熟为末，每饭后移时服钱许，借以消食顺气，转不伤气，因其能多进饮食，气分自得其养也。"老年人湿热便秘病因病机复杂，多属本虚标实，而莱菔子可荡涤积滞而不伤正，促进消食顺气，通便导滞的同时使其多进饮食。且试验研究显示，莱菔子的脂肪油成分对于胃肠蠕动、胃排空、肠道推进有明显的促进作用。

6. 厚朴

厚朴是除满的要药，具有下气宽中、消积导滞的作用。其味苦、辛，性温，归脾、胃、大肠经，可用于治疗食积气滞、腹胀便秘、湿阻中焦等症。李杲就提出"厚朴，苦能下气，故泄实满；温能益气，故能散湿满"。《名医别录》云："温中益气，消痰下气。疗霍乱及腹痛胀满，胃中冷逆及胸中呕不止，泄痢淋露，除惊，去留热心烦，厚肠胃。"胡玲教授治疗老年人湿热便秘时多加厚朴，在重用生白术运脾降浊的基础上，使用厚朴下气除满，促进肠道传导功能，且导气下行，促使湿热之邪从魄门而出。厚朴性温，温中益气，可温降散滞，消胃中之实，进一步体现了胡玲教授治疗湿热便秘以健运脾胃、条达气机为先，兼顾利湿，最后才是清热的思想。

7. 火炭母

火炭母是广东地区一种常用的特色草药，既清热解毒又利湿消滞。火炭母酸、甘、寒，归肝、脾经，对于泄泻、痢疾、咽喉肿痛等有较好的疗效。《本草图经》中谓："火炭母，去皮肤风热，流注，骨节痈肿疼痛。"《岭南采药录》记载"（火炭母）治小儿身热惊搐，臌胀"，可知火炭母尤适宜于热病的治疗，具有较强的清热解毒凉血作用。研究表明，火炭母对豚鼠回肠具有收缩作用，可轻度增强兔十二指肠的张力。

三、湿热便秘的临床诊疗体会

湿热便秘缘于多种原因导致脾胃受损，进而湿热阻滞肠道。故而在治疗中应以运脾为主，以条达脾胃气机为先。运脾降浊的基础方为枳术丸，且白术生用为佳，一般认为生白术健脾燥湿、利水消肿的效果更佳，而炒白术更适用于补脾止泻，且研究发现炒过的白术挥发油含量减少。生白术和枳实的用药以2：1效果最佳。再配伍养阴润燥的玄参、宣降肺气之牛蒡子、理气行水之槟榔和大腹皮、消积导滞之厚朴和莱菔子、清热解毒之火炭母等药，既紧扣运脾降浊之大法，以条达气机为要，又能兼顾利湿与清热，同时顾护阴液，则便秘可除而正不伤。

但需要注意的是，治疗湿热便秘切不可不究其因而妄用寒凉药物，一味地使用清热药物，可能导致通而复结。正如《东垣十书》中提到"大抵治病，必究其源，不可一概用巴豆、牵牛之类下之，损津液燥结愈甚；复下复结，极则以致导引于下而不通，遂成不救"。故而在治疗便秘时需慎用泻药，下而重伤津液则肠燥津亏更甚，下而复结，结而复下，终致津液干竭，遂至不救。章虚谷对于湿热病的治疗提到"脾气弱则湿自内生，湿盛而脾不健运，浊壅不行，自觉闷极，虽有热郁，其内湿盛而舌苔不燥，当先开泄其湿，而后清热，不可投寒凉以闭其湿也"，可知湿热之邪常黏腻缠绵，湿邪与热邪搏结难除，若是一味使用清热药物则可导致湿闭于中，而湿越加难除，正治之法应是健运脾胃、条达气机、分解湿热。

最后，需要重视湿热便秘患者的生活调护，在临床上需要耐心指导患者养成良好的排便习惯，多食蔬菜、水果，适当运动、缓解压力，使机体升降出入有序则便秘自除。

（胡 玲）

参 考 文 献

丁彩霞，盛蕾. 2012. "运脾法"探析[J]. 长春中医药大学学报，28（6）：1025-1026.

胡莹，梅全喜. 2009. 火炭母的研究进展[J]. 亚太传统医药，5（1）：121-123.

李燕，孙敬勇，武海艳，等. 2009. 牛蒡子化学成分及药理作用研究进展[J]. 齐鲁药事，28（12）：738-740.

陆琴. 2012. 白术治疗便秘临床运用研究[J]. 黑龙江中医药，41（2）：8-10.

孟萍，尹建康，高晓静，等. 2012. 白术对慢传输型便秘大鼠结肠黏膜NO及NOS的影响[J]. 江西中医学院学报，24：61-63.

孟萍，尹建康，高晓静，等. 2012. 白术对慢传输型便秘大鼠结肠组织Cajal间质细胞的影响[J]. 中医研究，25（9）：58-60.

苏玲玲，胡玲. 2012. 小议湿热便秘[J]. 新中医，44（2）：118-119.

唐健元，张磊，彭成，等. 2003. 莱菔子行气消食的机制研究[J]. 中国中西医结合消化杂志，（5）：287-289.

王轶，朱生樑. 2016. 湿热证辨治[J]. 山东中医药大学学报，40（3）：243-245.

王洲，李茹柳，徐颂芬，等. 2010. 白术糖复合物对IEC-6细胞分化及绒毛蛋白表达的影响[J]. 中药材，33（6）：938.

吴鹏飞，顾勤. 2014. 白术治疗功能性便秘及其机制的研究进展[J]. 世界华人消化杂志，22（32）：4934-4937.

郑国灿. 2003. 牛蒡子提取液的抗癌性研究[J]. 东南大学学报（医学版），（5）：319-322.

郑艺. 2009. 中老年人便秘的辨证施护[J]. 中外医疗，28（33）：190.

第五节 仲景对于便秘诊治的灵活运用

一、《伤寒论》中便秘的病名

中医对便秘的认识由来已久，经过历代医家学者不断地研究与实践，中医在便秘方面不仅理论更加完善，治疗上亦积累了丰富而有效的临床经验。《伤寒论》奠定了中医治疗便秘的理论和临床基础。

关于"便秘"的描述可以追溯到《内经》，在《素问·厥论》中"太阴之厥，则腹满膜胀，后不利，不欲食，食则呕，不得卧"，将"便秘"称为"后不利"。《素问·至真要大论》曰："阴痹者……大便难……病本于肾。"此外，还有"闭""不通"等描述。可见，《内经》中，便秘更多是作为一种症状被描述。

至东汉，仲景在《伤寒杂病论》中曰："脉有阳结，阴结者，何以别之？"师曰："其脉浮而数，能食不大便者，此为实，名曰阳结也，期十七日当剧。其脉沉而迟，不能食，身体重，大便反硬，名曰阴结也，期十四日当剧。"将便秘归结为"阴结"与"阳结"。《伤寒论》提到"趺阳脉浮而涩……大便则硬，其脾为约"，将便秘称为"脾约"。此时，便秘已不仅单纯作为症状被描述，而是作为一种疾病，"阳结""阴结""脾约"则是病名。此外，《伤寒论》对便秘的病因病机及治法方药均有涉猎，如"谷气不通""燥屎"等。

二、《伤寒论》关于便秘的病因病机

《伤寒论》中有关便秘病因病机可以概括为以下几个方面。

（一）病邪由表及里

病邪中表后，邪气向里传变，致里气不通，则大便不通。如《伤寒论》第 148 条所言："伤寒五六日，头汗出，微恶寒……大便硬……此为阳微结，必有表，复有里也。"伤寒五六日，正当邪欲往里传变之时。《伤寒论》将便秘概括为"阳结"和"阴结"，此时虽然邪热已传于里，但因表证仍在，传里尚不深，所以说是"阳微结"。

（二）津液耗损

发汗、利小便、攻下太过，导致津液丢失；或伤寒热病之后，余热耗伤津液；或中焦积热、劫夺津液等各种原因导致津液耗损，肠道失润，大便干结难出。如《伤寒论》第 137 条"太阳病、重发汗而复下之，不大便五六日"，《伤寒论》第 179 条"发汗、利小便已，胃中燥、烦、实、大便难是也"。此皆是由于失治误治，误用或过用汗法、下法，利小便后津液随汗和小便而出，不能濡润肠道，致大便干涩难行。再如《伤寒论》第 247条所说的"脾约"便坚：趺阳脉浮而涩，趺阳脉候脾胃，脉浮主热，脉涩指小便数致津不足，胃热与小便数相互影响，损伤津液，导致大便硬结。

（三）瘀血内结

《伤寒论》第 257 条"病人无表里证……不大便者，有瘀血"。这条指出瘀血可以导致便秘。《难经》提到过"血主濡之"，说明血液具有濡养滋润的作用。由于外感、内伤、痰饮等各种致病因素形成瘀血后，瘀血阻滞脉络，阻碍气机运行，使肠道中运输精微物质受阻，肠道失养，导致大便干结难出。便秘日久又可加重血瘀。

（四）气机不展

大肠的传导功能是否正常，有赖于气机升降，气机郁滞，升降失常，浊气不得下行，糟粕不得传导，从而形成便秘。如《伤寒论》第 230 条"阳明病，胁下硬满，不大便而呕，舌上白苔者，可与小柴胡汤"，这是因为邪在少阳表里之间，少阳气机不展，津液不下，阳明腑气不降，故而不大便。因此疏解少阳之气，使津液得下，则便可通。

（五）寒湿困脾

若外感寒湿，内袭肠胃，可导致体内阴寒内盛，寒气与湿相搏结，困顿脾土，凝滞气机，运化不力，肠道传导失司，故而便秘。如《伤寒论》第 174 条"伤寒八九日，风湿相搏，身体疼烦，不能自转侧，不呕不渴，脉浮虚而涩者，桂枝附子汤主之。若其人大便硬，小便自利者，去桂加白术汤"。伤寒八九日，邪气大多已经传里，然而不呕不渴说明并无里热，脉浮则是在表，虚为风，涩为湿，寒湿困脾，脾气虚弱，津液运化失常，故而大便硬，小便利。

三、《伤寒论》便秘的治法方药

仲景对便秘的治法方药大概可归结为以下几个方面。

（一）攻逐法：大陷胸汤、大陷胸丸

《伤寒论》第 137 条"太阳病，重发汗而复下之，不大便五六日，舌上燥而渴，日晡所小有潮热，从心下至少腹硬满而痛，不可近者，大陷胸汤主之"。胸腹之中，上下邪气俱甚，邪热与水饮互结，津液不得上承，故而口干舌燥，腑气不通，故大便秘结。用大陷胸汤荡涤逐水，以下其邪。大陷胸汤具有泻热逐水的功效，主治水热互结之结胸证。方中甘遂苦寒，可破结泻热，为君药；芒硝、大黄咸寒苦寒，可软坚泻热，为臣药。本方上下兼顾，使水热从大便而去。大陷胸丸则是针对结胸证偏于上，用丸药有峻药缓攻之意。

（二）化瘀法：抵当汤、抵当丸

《伤寒论》第 257 条"病人无表里证，发热七八日，虽脉浮数者，可下之。假令已下，脉数不解，合热则消谷善饥，至六七日，不大便者，有瘀血，宜抵当汤"。患者没有明显的表证和里证，但发热七八天，脉虽是浮数，但此发热为里热外迫，可用下法，下之后脉数不解，不大便，这是因为有瘀血，瘀血与热结。此时，用抵当汤。方中水蛭、虻虫为虫类药，皆入血分，破血逐瘀，药性尤峻猛；桃仁活血化瘀，大黄泻热导瘀，四味药一起运用，破血行瘀的力量极强，使瘀血得下。

（三）泻热通腑：承气汤诸方、大柴胡汤、柴胡加芒硝汤

《伤寒论》载："二阳并病，太阳证罢，但发潮热，手足汗出，大便难而谵语者，下之则愈，宜大承气汤"，可见阳明腑实证，燥热与邪气相结，搏于肠道，致大便难下，是使用大承气汤最常见的证型；又腹实而兼津伤，见"目中不了了，睛不和，无表里证，大便难，身微热者，此为实也，急下之，宜大承气汤"或"阳明病，发热汗多者"及"发汗不解，腹满痛者"，更宜急用大承气汤釜底抽薪，急下燥热而存阴。大承气汤为通导峻泻之剂。大黄苦寒通降，泻热通便，荡涤肠胃，为君药；芒硝咸寒润降，能软坚润燥，善除燥坚，助大黄荡涤泻下，为臣药；积滞内阻，腑气不通，故以厚朴、枳实行气散满，

消痞破结，共为佐使，助芒硝、大黄加速积滞热结下行。四药合用，全方共奏攻下实热、荡涤燥结之效。本方泻实通腑，使胃气下行，阳明通畅，故曰"承气"。而调胃承气汤、小承气汤、大承气汤皆治阳明腑实，根据"痞、满、燥、实"程度的不同，又有各自的偏重。小承气汤去芒硝，减枳实、厚朴用量，故攻下之力较轻，主治痞、满、实而燥之证不明显的阳明热结轻证。调胃承气汤去枳实、厚朴，仅用芒硝、大黄，芒硝虽后下，但大黄与甘草同煮，甘草有甘缓之作用，其攻下之力较前方更为缓和，主治阳明热结而无痞满之证。

（四）润下法：麻子仁丸

麻子仁丸是润下剂的代表方剂。趺阳脉为胃经之动脉，可候胃气之盛衰，脉浮主热，乃胃中热盛，脉涩乃小便数致津液损伤，脾阴不足。阳明热盛，灼伤脾阴，脾不能为胃行其津液，热迫津液偏渗于膀胱，小便故而频数，燥热伤津，胃肠失于濡润，故见大便秘结。此胃热炽盛与脾阴不足并见，胃强而脾弱，称"脾约证"。治以麻子仁丸，即小承气汤加麻仁、杏仁、芍药和蜜而成。麻仁性平味甘，质润多脂，为君药，可入脾胃大肠，益脾阴，润肠通便；杏仁甘平润燥，入肺与大肠，肃肺气，润大肠；芍药苦酸微寒，入肝脾两经，养血敛阴，和里缓急，共为臣药。小承气汤中大黄、枳实、厚朴，轻下热结以除肠中燥热，再用蜂蜜甘润缓攻，助麻仁润肠，使下不伤正，为佐使。诸药合用，全方共奏运脾泻热、行气通便之效。

（五）外治法：蜜煎导法、猪胆汁导法

《伤寒论》第233条"阳明病，自汗出，若发汗，小便自利者，此为津液内竭，虽硬不可攻之，当须自欲大便，宜蜜煎导而通之。若土瓜根及与大猪胆汁，皆可为导"。阳明病，本就会自汗出，再经过发汗，而小便自利，则会致肠中津液亏耗过多，大便干结，硬涩难解，此时便秘仅是津伤，当患者欲解大便时，用蜂蜜煎制成坐药，插入肛门以滋润肠道，使硬粪易于解出。也可以用灌肠法，如以土瓜根汁及大猪胆汁灌肠，有清热润肠通便的作用，肠道得润，则硬粪自下。此证病机仅为单纯的津亏肠燥，硬粪在肛门附近而难于排出，故用坐药或灌肠的外治法因势利导。此乃仲景首创直肠给药的治疗方法，对于后世的栓剂、灌肠剂有极大的启发作用。

四、仲景治疗便秘的指导思想

（一）重视通腑泻热法

《伤寒论》中所提到的有关便秘的治法诸多，而其中论述最为详细，应用最为广泛的治法当属通腑泻热法。仲景极重细节，书中通过对药物的煎煮顺序、剂量、服药方法的灵活把握，进而演化出大承气汤、小承气汤、调胃承气汤等一系列应对不同病情的方子。《伤寒来苏集》说："生用气锐而先行，熟者气钝而缓和，盖生者气锐而先行，欲使芒硝先化燥屎，大黄继通地道，而后枳、朴除其满也。"对大承气汤的煎法顺序做出了解释，即先煎枳实、厚朴，后下大黄，最后冲溶芒硝。凭四五味药，通过加减芒硝、枳实、厚朴，调整药物剂量，又演变出通腑和下的小承气汤、缓下热结的调胃承气汤等，灵活应

对不同的人与病情，可谓将通腑泻热此法运用得极为精妙。

（二）正确把握攻下时机和攻下力度，量病用药

如《伤寒论》第217条"汗出谵语者，以有燥屎在胃中，此为风也。须下者，过经乃可下之；下之过早，语言必乱，以表虚里实故也"。医者必须根据病情变化准确把握治疗用药的时机，既不可过晚用药，也不可过早，过早则会使疾病横生变化。这不仅要求医者对于疾病的转归、病情的发展了然于胸，能够准确识证、见微知著，更要求医生用药有胆有识，当机立断，急症急攻，中病即止。如《伤寒论》第213条"阳明病，其人汗多，以津液外出，胃中燥，大便必硬，硬则谵语，小承气汤主之。若一服谵语止者，更莫复服"及《伤寒论》第252条"伤寒六七日，目中不了了，睛不和，无表里证，大便难，身微热者，此为实也，急下之，宜大承气汤"，否则对于急症来讲，稍有延误，病情极易急转直下，一旦错过最佳治疗时机，则悔之晚矣。

（三）区分体质

张仲景提倡根据个人体质的强弱不同，调整药物的剂量。如《伤寒论》第280条"太阴为病，脉弱，其人续自便利，设当大黄芍药，宜减之，以其人胃气弱，易动故也，"太阴病以脾胃虚弱为本，故在加用大黄、芍药苦泄攻伐之药时，用量不可太重，以防损伤正气。

（四）关注小便变化

《伤寒论》第251条"至不大便六七日，小便少者，虽不受食，但初头硬，后必溏，未定成硬，攻之必溏；须小便利，屎定硬，乃可攻之，宜大承气汤"。若不大便六七日，且不受食，似乎是燥屎内结，但其大便只是初头硬，后溏，且小便少，说明津液尚可还入胃肠，若此时用大承气汤攻下，必定会损伤脾胃之气，须到小便利时才考虑为腑实内结证。观察小便利与不利，可知大便是否成硬，小便利，乃阳明燥热迫液从小便而出，此时胃肠中津液缺乏，大便必硬，才可用承气汤攻下。再如《伤寒论》第56条"伤寒，不大便六七日，头痛有热者，与承气汤。其小便清者，知不在里，仍在表也，当须发汗"，太阳表证和阳明里证皆可出现不大便六七日、头痛有热的症状。但若为阳明里热，小便当是尿短色黄，而其小便清，乃是表邪郁闭，肺与大肠之气不能通降致大便不行。可见，关注小便的情况可以辅助辨证，指导治法用药。

（五）注重辨脉

《伤寒论》重视脉象，当出现"异病同症"时，辨别脉象可以成为鉴别证候的主要依据，如《伤寒论》第240条"病人烦热，汗出则解；又如疟状，日晡所发热者，属阳明也，脉实者，宜下之；脉浮虚者，宜发汗"，这里的日晡发热属阳明也，是指这个时间段属阳明，而不是病证属阳明。脉实则为阳明实热，病位在里，脉浮虚，则为营弱卫强，病位在表。

五、仲景治疗便秘方药选择的中西医一致性的思考

刘绍能教授认为，从西医治疗便秘的机制来讲，张仲景《伤寒论》治疗便秘可用以

下 4 组药物进行概括。

（1）大黄：可泻下攻积，清热泻火。从现代药理学来讲，则可以促进结肠运动，促进排便。

（2）枳实、厚朴：枳实破气消积散痞，厚朴下气除满宽中，两者皆可消积导滞，理气通腑，治疗胃肠积滞、气机不畅。药理上，两者可调节胃肠运动，增加肠动力。

（3）桃仁、当归、火麻仁：润肠通便，用于肠燥便秘。这三味药皆含油脂，可润滑肠道，促进大便排出。

（4）芒硝：泻下通便，润燥软坚，性寒能清热，味咸可润燥软坚，可治疗实热积滞、腹满胀痛、大便燥结。从药理学上，芒硝的主要成分为硫酸钠，不易被肠壁吸收，形成肠内高渗，阻止肠内吸收水分，使肠腔容积增大，促进肠蠕动。

以上大黄、枳实、厚朴相当于西医的刺激性泻药，即此类泻药及其代谢产物能够直接对肠壁产生刺激作用，加强肠道蠕动，从而促进粪便排出；桃仁、当归、火麻仁相当于润滑性泻药，即能润滑肠壁、软化大便，使粪便易于排出；芒硝相当于渗透性泻药，这类泻药在肠道内吸收速度缓慢，可以使肠腔内的环境维持在高渗透压的状态，阻止肠道内盐和水分的吸收，从而使肠腔扩张，刺激肠道蠕动，缓解便秘。总之，从这 4 组药的功效来看，中西医的理解是相一致的。

仲景所著《伤寒论》一书虽无系统论述对于便秘的论治，其对于便秘的条文亦散在《伤寒论》各篇之中，但其中蕴含的对于便秘的诊治思路、辨证思想、治法用药奠定了中医治疗便秘的临床基础，为后世对于便秘的诊治提供了有效方法和方药，也为今后便秘的研究提供了遐想的空间和内容。

（刘绍能）

参 考 文 献

姜德友，张淼. 2011. 便秘源流[J]. 江苏中医药，43（9）：79-81.

马继征，李强，刘绍能. 2010.《伤寒杂病论》对便秘的认识及辨治特点分析[J]. 北京中医药，29（2）：109-111.

吴至久，代源，王飞. 2011. 张仲景治疗便秘理法方药探析. [J]. 实用中医内科杂志，25（10）：6-7.

薛华容，邢霓，谢洪，等. 2016. 经方三承气汤浅析[J]. 湖北中医杂志，32（7）：150-151.

赵彬，岳妍. 2016.《伤寒杂病论》治便秘方探析. [J]. 亚太传统医药，12（3）：56-57.

第六节　升阳法在便秘治疗中的应用探析

便秘的中医治法，古人早有论述。《伤寒杂病论》提出便秘当从阴阳分类，如《伤寒论》提出"其脉浮而数，能食，不大便者，此为实，名曰阳结也。其脉沉而迟，不能食，身体重，大便反硬，名曰阴结也"，将本病分为阳结与阴结两类。金元时期，张洁古首倡实秘、虚秘之别，《医学启源》说："凡治脏腑之秘，不可一概而论治，有虚秘，有实秘。有胃实而秘者，能饮食，小便赤。有胃虚而秘者，不能饮食，小便清利"，且主张实秘责物，虚秘责气。便秘的治疗原则应以通下为主，但绝不可单纯用泻下药，应针对不同的病因，采取相应的治疗之法，如《景岳全书》曰："阳结者邪有余，宜攻宜泻者也；阴结者正不足，宜补宜滋者也。知斯二者即知秘结之纲领矣。"治疗便秘的攻下之法，古来不少医家都有研究，但论及滋补升提，首推李东垣提出的升阳法，在此我们来详细探析一下。

一、升阳法的源流

早在《内经》就提出了气机升降理论。《素问·阴阳应象大论》曰："积阳为天，积阴为地……故清阳为天，浊阴为地；地气上为云，天气下为雨；雨出地气，云出天气。"也就是说只有气机的上下运动协调，有升有降自然界才会有阴晴云雨。古代医家通过观察自然界的气机变化，巧妙地将其用于人体，《内经》曰："故清阳出上窍，浊阴出下窍；清阳发腠理，浊阴走五脏；清阳实四肢，浊阴归六腑"，说明人体清阳之气有向上向外的作用，起到温养上窍、宣发腠理、温煦四肢的作用；浊阴之气有向下向内的功能，起到排泄二便、滋养五脏、传化水谷的作用。气机的升与降不是单一的运动，而是相互协调完成的。《素问·六微旨大论》云："气之升降，天地之更用也"，又说："升已而降，降者谓天；降已而升，升者谓地。天气下降，气流于地；地气上升，气腾于天。"气的上升作用，其效应达到一定的程度，又会因气的下降作用而使之不会升上太过；同样，气的下降也会受气的上升作用的影响，气之一升一降，相互为用，相反相成。这两个方面，既互相对立，又互相联系；既互相制约，又互相依赖。张仲景《伤寒杂病论》中有关于脾阳水停的证治，亦即气机升降变化的实例，第67条"伤寒，若吐若下后，心下逆满，气上冲胸，起则头眩，脉沉紧，发汗则动经，身为振振摇者，茯苓桂枝白术甘草汤主之"。吐、下均可损伤脾阳之气，脾虚运化失职，水湿停聚，成为停水证。中焦水饮停积，气机逆乱，故心下逆满，气上冲胸；头为诸阳之会，饮邪阻于中焦，清阳无以上荣，故起则头眩；水寒内渍，则脉沉紧。水为阴邪，得温则行，故治用茯苓桂枝白术甘草汤温阳健脾利水。金代李东垣《脾胃论》问世，发展了《内经》有关脾阳及升降论说内容，重视脾阳升发和生长的特性，认为只有脾阳升发，清气、谷气才能上升，元气才能充沛，内外邪才不致为患或虽病也易治疗，提出"盖胃为水谷之海，饮食入胃，而精气先输脾归肺，上行春夏之令，以滋养周身，乃清气为天者也；升已而下属膀胱，行秋冬之令，为传化糟粕，转味而出，乃浊阴为地者也"。脾胃气机升降相因，清阳不可独升，胃气亦不可独降，此处提出清阳"升已"，浊阴才能下传，传化为糟粕而排出。若清阳不升或升之不及，则会导致糟粕不能顺利下传，郁结在里发为便秘。此时可以使用升阳法，清阳得升，则浊阴可降。这即是升阳法治疗便秘的机制。

二、升阳法的具体应用

李东垣所用升阳法多用风药，风药的应用，已有两千多年的历史，如《神农本草经》《名医别录》《雷公炮炙论》中对于风药都有详细的记载。《金匮要略》里薯蓣丸一方可以说是用风药治病的祖方。此后的风药应用越来越多，隋唐时代，风药得到了广泛的应用，成为用药的主流。而风药之名，源于张元素《医学启源》。张氏认为"药有气味厚薄、升降浮沉、补泻主治之法，各各不同"，故将药物分为"风升生""热浮长""湿化成""燥降收""寒沉藏"五类；其中"风升生"一类为味之薄者，阴中之阳，具有发散上升的作用，如防风、升麻、柴胡、羌活、细辛、独活等。李东垣承袭张氏之说，明确提出"风药"名称。此处所指风药并非我们一般所认为的仅具有发散解表功效的药物。李东垣重视脾胃升发以滋养元气，他说："元气之充足皆由脾胃之气无所伤，而后能滋养元气。"故在治疗内伤脾胃病和其他杂病时，制方遣药注重配伍风药以助生长、升发之用，如"羌活……手足太阳风药也""藁本……此太阳经风药也""柴胡引清气行少阳之气上升；升麻引胃气上腾，而复其本位""诸风药升发阳气，以滋肝胆之用，是令阳气生，上出于阴分。末用辛甘温药接其升药，使大发散于阳分而令走九窍也"等。以风药天然具有的升发、向上、向外之特性，经配伍组方达到升阳、胜湿、散火、疏肝、引经等作用，而实现祛除病邪、消除病因、纠正机体阴阳偏胜偏衰，恢复脏腑功能协调的目的。其中风药治疗便秘的具体应用如下。

（一）辛散调下

李东垣在《脾胃论》中指出"如大便闭塞，或里急后重，数至圊而不能便，或少有白脓，或少有血，慎勿利之，利之则必致病重，反郁结而不通"，即若有湿盛而大便不通，不可轻易做通下之剂，利不得法，会使郁结更甚。治宜"以升阳除湿防风汤举其阳，则阴气自降矣"，当以"升阳除湿防风汤"，主治脾胃虚弱，阳气下陷，以致飧泄、濡泻，或后重；便闭及肠风下血，泻注诸涩不效者。"苍术（泔浸，去皮，净，四两）防风二钱，白术、白茯苓、白芍药，以上各一钱，上件咀，除苍术另作片子，水一碗半，煮至二大盏，内诸药，同煎至一大盏，去渣，稍热服，空心食前"，其中防风性温味辛甘，为辛散轻升之品，可胜湿，升举清阳，苍术、白术、茯苓、白芍共用以健脾燥湿，因此，湿去则脾气得健，清阳得升举，气机升降得法，则浊阴可降，如原文所述"如此证飧泄不禁，以此药导其湿。如飧泄及泄不止，以风药升阳。苍术益胃去湿，脉实、膜胀、闭塞不通，从权以苦多甘少药泄之。如得通，复以升阳汤助其阳，或便以升阳汤中加下泄药"。关于升阳防风除湿汤，《医方集解》中有这样的论述"此足太阴阳明药也，苍术辛温燥烈，升清阳而开诸郁，故以为君；白术甘温，茯苓甘淡，佐之以健脾利湿；防风辛温胜湿而升阳；白芍酸寒敛阴而和脾也"。

（二）滋阴润燥

张景岳《景岳全书》指出"便秘有不得不通者，凡伤寒杂症等病，但属阳明实热可攻之类，皆宜以热结治法通而去之，若察其元气已虚，既不可泻而下焦胀闭，又通不宜缓者，但用济川煎主之，则无有不达"，即阴津不足而大便不通者，必用滋阴通下之法，济川煎原为虚滞便秘证而设，在此用来治疗肾阳虚弱、阴津不足之便秘，症见大便秘结，小便清长，腰膝酸软，舌淡苔白，脉沉迟或沉涩。便秘虽属大肠传导功能失常，但与脾胃及肾的关系密切。肾阳虚弱，气化无力，津液不布，故小便清长；肾精亏虚，肠失濡润，传导不利，故大便秘结；腰为肾之府，膝为筋之府，肾虚气弱，精血亏少，故腰膝酸软。舌淡苔白、脉沉迟或涩，也为肾阳不足、精血亏少之证。本证病机为肾虚精亏，气化无力，肠腑失润。治宜温肾益精，润肠通便。方中肉苁蓉甘咸温润，入肾与大肠，温肾益精，润燥滑肠，为肾虚便秘之要药，为君药。当归温而甘辛，养血润肠，助君药益精血，润肠燥；牛膝性平而苦降，补肝肾，强筋骨，性善下行，助肉苁蓉、当归滋补肝肾以强腰膝，共为臣药。枳壳苦降，下气宽肠；泽泻甘淡渗利肾浊，使药补而不滞；更用少量升麻，轻宣升阳，合牛膝、泽泻而有欲降先升、升清降浊之妙，共为佐使。诸药合用，共奏温润通便之功。临证时可酌情加辛散之风药，使之清阳升而更助滋阴之药通降，且无阴柔碍胃之弊。若肾精亏虚重，加熟地黄、枸杞子以填精补肾；津枯肠燥，加火麻仁、杏仁以滋燥润肠；筋骨失充，痿软无力，加杜仲、锁阳以强壮筋骨；脾胃气虚，食少身疲，加人参、白术健脾助运。现代多用于老年便秘、习惯性便秘等证属肾虚者，要注意的一点是不可用于热结便秘者。

（三）益气缓下

《医学入门》有云："枳术丸，白术二两或三两，枳实一两为末；先将荷叶捣，水浸米煮饭半熟，带饭汤入完荷叶内，就灰火中煨熟，和前末捣丸绿豆大。每五六十丸，米汤下……若年高人脾虚血燥，易饥易饱，大便燥难，加白芍药、当归各一两，人参七钱，升麻、炙甘草各四钱，山楂、大麦芽、桃仁各五钱。此老人常服药也"，即脾气不足，清阳不升，气虚无力推动，故可使糟粕不得降而发为便秘；治用补益脾气，酌加风药、润下药以推送浊阴。故脾虚血燥之便秘需升清阳、降浊阴，脾虚得补，血虚得养，气机升降有序，而使大便通畅。其中人参补益脾气；升麻味辛性散；当归、桃仁养血活血润下，补脾使清阳升，养血润下使浊阴降，气机得宜，可利大便。

三、案 例 分 析

案例 1："东垣治一儿未满百日，二月间，病腹胀，二日大便一度，瘦弱，身黄色。宜升阳气，滋血益血，补利大便。以蝎梢二分，神曲、升麻各三分，当归、厚朴各一钱，桃仁十枚，都作一服，水一大盏，煎至半盏，食远热服。"（《名医类案》）

此患儿腹部胀满，大便二日一次，形体瘦弱，肤色黄，是因中阳困顿不升，浊阴停滞不下而致腹胀，中焦阳虚，脾为后天之本，运化水谷无力，则气血生成不足，无以荣养周身，故见肤色萎黄，气虚则推动糟粕下行，大肠传导功能减弱，故见大便二日一度。药用当归、桃仁润肠通便，厚朴宽肠下气，三药药性下行，而升麻一味，升举清阳，四药合用使气机升降有序，以利大便排出。

案例 2："胡念庵治陈盐商，年七十六矣，春时患中风脱症，重剂参、附，二百余帖获痊。至十月，大便秘结不行，日登厕数十次，冷汗大出，面青肢厥，医用滋补剂入生大黄三钱。胡深以为不可，戒之曰：老年脱后，幸参、附救全，不能安养，过于思虑，以致津液枯竭，传送失宜，何事性急，以速其变。若一投大黄，往而不返，恐难收工矣。姑忍二三日，势当自解。病者怪其迟缓，口出怨咨之词。次日不得已用人参二两，苁蓉一两，当归五钱，松、柏仁各五钱，附子三钱，升麻四钱，煎服，外用绿矾一斤，入圊桶，以滚水冲入，扶坐其上，一刻利下而通。"（《续名医类案》）

该患者曾患中风脱证，经治愈后发生大便秘结不通症状，每日去厕所数十次，冷汗淋漓，面青肢冷。胡念庵认为患者是中风脱症用人参、附子救治痊愈后，没有安息修养，过于思虑，以致津液枯竭，水谷运化传送失司所致。老年患者病后易出现阴津耗伤，大肠液枯，无力行舟，引起虚性便秘。此时不可猛进攻伐之剂，耗伤体内正气，从而产生变证。这里人参和升麻配伍，补益中气而不泥滞，升散清阳而不伤气，肉苁蓉、当归、松仁、柏仁润下，共奏补中气、升清阳、润津燥之用，使气机升降得宜，故大便利下。

四、应用升阳法的注意事项

辛散风药中病即止，不可过用。

（1）风药多辛香走窜，易于损伤元气，"因诸风之药损人元气而益其病故也"。

（2）风药易劫阴液，易致津液亏虚。

（3）风药当时可通便，但停服后又见便难。

（4）临床不可一应使用，需酌情应用，注意药物配伍：①配伍清热药。风药之燥性宜配用苦寒药以制约之，东垣特别指出"今所立方中，有辛苦温药，非独用也"，一般与黄连、黄芩、黄柏等清热药物相配合，即以苦寒之品为佐，以制其辛散之力。②配伍养阴药。风药之性多辛香温燥，故东垣在运用风药配合组方时十分审慎，他常配以当归、麦冬、五味子、火麻仁等养阴润燥之品，以防风药燥伤津液。③配伍益气药。因风药走散之性不利于元气虚衰者，所谓"诸风药损人元气而益其病"，夏季及本虚之人须慎用风药，夏季出汗多，使气阴更伤，须与人参、黄芪、白术、甘草等益气之品配合，"以防其耗散元气"，且一旦中病，即勿过剂，过则为害，易耗散元气。

（刘华一）

参 考 文 献

江瓘. 2005. 名医类案[M]. 苏礼，焦振廉，卢棣，等整理. 北京：人民卫生出版社.

李东垣. 2007. 脾胃论[M]. 北京：中国中医药出版社.

区淑妍，刘华一. 2017. 升阳法在便秘治疗中的应用探析[J]. 亚太传统医药，13（7）：69-70.

魏之琇. 1957. 续名医类案[M]. 北京：人民卫生出版社.

薛敏，赵玉飞，岳建彪. 2010. 运用《黄帝内经》气机升降理论治疗老年功能性便秘体会[J]. 辽宁中医药大学学报，12（1）：184-185.

第七节　便秘的治疗经验及附子用量体会

慢性便秘看似简单，但是在治疗过程中，其疗效很难控制，复发也是很难避免的。中医药在慢性便秘的治疗中疗效确切，但各家疗法并不统一。在此向大家分享一下黄贵华教授临床治疗便秘的经验和附子的用量体会。

一、便秘的治疗经验

（一）便秘的临床分型

根据黄贵华教授的临床经验，可将便秘分为以下四种类型。

1. 血虚结

症见：大便干结，面色无华，皮肤干燥，头晕目眩，心悸气短，健忘少寐，口唇色淡，舌淡苔少，脉细。

证机概要：血液亏虚，肠道失荣，不能下润。

治法：养血通便。

方药：当归20g，熟地黄15g，川芎15g，肉苁蓉15g，枳实15g，火麻仁15g，杏仁10g，大黄15g。

血虚结是由于津血亏虚，肠道失于荣养，以致肠燥津亏，大便秘结。故而治疗的重点在于补血润肠。

2. 热结

根据里热积滞的程度不同，可分为以下四种类型。

（1）大承气汤证

症见：大便不通，腹中转气，脘腹痞满，绕脐痛，拒按，烦躁，谵语，潮热，手足汗出，舌红，苔黄燥起刺，脉沉实；或热结旁流，自利清水，色纯青，腹痛，舌红，苔黄燥起刺，脉沉实；里热实证之热厥、痉病或发狂等。

证机概要：伤寒或温病，外邪化热入里，损伤津液，与肠中燥屎相结，腑气不通。

治法：峻下热结。

方药：大黄30g，厚朴30g，枳实30g，芒硝30g。

（2）小承气汤证

症见：大便不通，潮热谵语，脘腹痞满，舌苔老黄，脉滑而疾；或热积胃肠之痢疾初起，腹中胀痛，里急后重者。

证机概要：阳明病汗出过多，或太阳病误用汗吐下后，津液耗伤，胃肠干燥。

治法：轻下热结。

方药：大黄30g，厚朴15g，枳实15g。

（3）调胃承气汤证

症见：大便不通，口渴心烦，或蒸蒸发热，舌苔正黄，脉滑数；肠胃积热而致发斑、口齿咽喉肿痛等。

证机概要：太阳病三日，发汗不解，表邪化热而转属阳明。

治法：缓下热结。

方药：大黄30g，甘草10g，芒硝15g。

上三味服法：1/3口服，1/3灌肠，上通下泄，通便即止。

大黄特别用法：大黄苦寒，归脾胃、大肠、肝、心包经，可泻下攻积，清热泻火，凉血解毒，逐瘀通经，乃为治乱将军，泻热通腑犹如釜底抽薪，祛邪亦伤正，一般用量可以从15g起，逐渐减量，起效时需立即减量为10g，后减为5g，最终停用大黄。黄教授认为，大黄这味药，通便效应很快，当有急症热症需要立即通下时，可用大黄。在临床诊疗中，不论寒、热、虚、实，均可选用大黄。从大黄类方治疗便秘的临床观察来看，均取得了良好效果。另外大黄与诸药同煎时，可以缓大黄泻下之效。服药期间宜饮食清淡，慎吃生冷、辛辣油炸之品，因为生冷之品易伤阳气，辛辣油炸之品往往损耗体内的阴液而加重便秘，这也是慢性便秘之所以反复发作的病因之一。

3. 气结

黄教授认为，气结引起的便秘可分为气虚秘和气秘。

（1）气虚秘

症见：大便并不干硬，虽有便意，但排便困难，用力努挣则汗出短气，便后乏力，面白神疲，肢倦懒言，舌淡苔白，脉弱。

证机概要：肺脾气虚，传送无力。

治法：益气润肠。

代表方：黄芪汤加减。黄芪 15g，麻仁 20g，白蜜 30g，陈皮 10g。

（2）气秘

症见：大便干结，或不甚干结，欲便不得出，或便而不爽，肠鸣矢气，腹中胀满，嗳气频作，纳食减少，胸胁痞满，舌苔薄腻，脉弦。

证机概要：肝脾气滞，腑气不通。

治法：顺气导滞。

方药：六磨汤加减乌药 10g，木香 10g，沉香 1g，枳实 10g，槟榔 10，大黄 10g。

4. 阳虚结

黄教授认为，阳虚结引起的便秘可分为阴结、干结两类，具体临床治法则亦有不同。

（1）阴结：柯韵伯《伤寒来苏集》论阴结指出"阴结无表证，当属之少阴，不可以身重不能食为阳明应有之症，沉迟为阳明当见之脉。大便硬为胃家实，而不敢用温补之剂也……急须用参、附以回阳，勿淹留期至而不救"。

症见：大便艰涩，腹中冷痛拘急，平素手足不温，怕冷，舌淡暗，脉沉细无力。

治法：温阳通便。

方药：附子 60g（先煎 2 小时），饴糖炙甘草 10g，生姜 60g，西砂仁 15g，肉苁蓉 40g。

（2）干结：《素问·脏气法时论》指出"肾苦燥，急食辛以润之，开腠理，致津液通气也，正此之谓"。

症见：大便干结，腰膝酸软，手足不温，怕冷，乏力，头晕耳鸣，舌红，脉细。

治法：温肾填精通便。

方药：由阴结方加白术、肉桂、小茴香、淫羊藿配伍而成。

白附片 60g（先煎 2 小时），白术 15g，肉苁蓉 40g，肉桂 10g，小茴香 20g，西砂仁 15g，生姜 60g，淫羊藿 20g，饴糖炙甘草 10g。

此外，根据阴虚血燥、脾肾阳气不振的病因，可立补血滋阴、补肾养阳之法，以四物汤为基本方，具体方药为当归 12g，熟地黄 15g，川芎 10g，白芍 15g，火麻仁 15g，杏仁 10g，大黄 15g。每日 1 剂，水煎内服，早晚分服。临床可随证加减：偏阳虚者加白附片 20g（先煎），肉苁蓉 15g，肉桂 6g，干姜 12g；偏气虚者加生白术 40g，生晒参 20g，茯苓 15g；偏阴虚者加旱莲草 20g，女贞子 15g，鸡血藤 15g。

（二）案例分析

患者王某，女，56 岁，2017 年 2 月 6 日就诊，自诉 10 年来大便秘结，如羊屎状，3～5 日行一解，平素需服用泻药方可每日一解。一直以来四肢冰凉、畏寒，身重痛，咽喉部异物感，情绪烦躁，心下胀闷不适，矢气后得舒，纳寐差，舌暗淡，苔薄白，脉沉尺部无力。

诊断：便秘之阴结证。

治法：温阳通便。

用药：附片 60g（先煎 2 小时），饴糖炙甘草 10g，生姜 60g，西砂仁 15g，肉苁蓉 40g，3 剂，日 1 剂，水煎内服。

3剂尽后二诊，患者大便得排，起初大便质硬，如羊屎状，后质软成形，身重痛、情绪烦躁、心下胀闷等症已荡然无存，四肢冰凉、畏寒、纳寐差症状缓解，舌质淡暗，苔白，脉沉，尺脉稍有力。

续守上方加小茴香、肉桂温太阴，淫羊藿由外而内，引阳入阴。拟方如下：白附片60g（先煎2小时），白术15g，肉苁蓉40g，生姜60g，肉桂10g，小茴香20g，西砂仁15g，淫羊藿20g，饴糖炙甘草10g，7剂，日1剂，水煎内服。

二、附子用药体会及在便秘中的应用

附子为毛茛科植物乌头子根的加工品，主产于四川、湖北、湖南等地。附子味辛、甘，性大热，有毒，归心、肾、脾经。《本草正义》曰："附子，本是辛温大热，其性善走，故为通十二经纯阳之要药，外则达皮毛而除表寒，里则达下元而除痼冷，彻内彻外，凡三焦经络，诸脏诸腑，果有真寒，无不可治。"《神农本草经》曰："主风寒咳逆邪气，温中，金疮，破癥坚积聚，血瘕，寒湿踒躄，拘挛膝痛，不能行步。"《本草汇言》曰："附子，回阳气，散阴寒，逐冷痰，通关节之猛药也。诸病真阳不足，虚火上升，咽喉不利，饮食不入，服寒药愈甚者。附子乃命门主药，能入其窟穴而招之，引火归原，则浮游之火自熄矣。凡属阳虚阴极之候，肺肾无热证者，服之有起死之殊功。"可见，附子是一味补阳要药。在《伤寒论》及《金匮要略》中附子类方占的比例高达20%以上，但是因为附子有毒，历代医家对于附子的认识应用也出现了两个极端的倾向，或用量极少畏惧如虎，或用量极大孟浪从事。

（一）经方中的附子用量及配伍

经方中附子的应用有两种，一是生附子，通常是直接晒干而不加其他成分；二是炮附子，通常用胆巴或红糖等加工而成。经方中附子的配伍有以下特点。

（1）与干姜、甘草等配伍，最具代表性的就是四逆汤。主要的功效是回阳救逆，其附子多生用，常常是一枚或大者一枚。

（2）与桂枝、白术、甘草等配伍，如桂枝附子汤、白术附子汤等。主要的功效是驱寒除湿止痛，附子多炮用，常用两枚或三枚。如金匮肾气丸中附子（包括桂枝）所占的剂量比例就很小，附子仅占全方剂量的1/30。《内经》言："微微少火以生阳气。"方中附子、桂枝其功不在于散寒除湿止痛，而是生阳气，与诸滋阴药相互配伍，以达到阴生阳长之妙，并无温燥之弊。

（3）与干姜、生姜、半夏配伍。按经方中的一般配伍规律，生附子多与干姜配伍，炮附子多与生姜配伍。但小青龙汤中的加减方却是干姜与炮附子配伍，芍药甘草附子汤中并未配伍姜类，干姜附子汤则无甘草。经方中生附子多用于除湿止痛，且与生姜配伍；炮附子多用于回阳救逆，且与干姜配伍。中药十八反中言附子不可与半夏配伍，然《金匮要略》中附子粳米汤即附子与半夏同用。其常中有变，故需注意知常达变，不可一味拘泥。

附子最大剂量的方剂出自《金匮要略》中的大黄附子汤方，其附子用三枚。根据岳美中先生的实地考察经验，成品附子的重量多在10～30g，三枚附子的重量当是30～90g。

（二）现代附子用量

2010 年版《药典》规定附子常用量为 3～15g。根据祝之友教授的《解读神农本草经》，现代中医界对附子的用量持有四种观点：①畏附子如虎狼，索性弃用此类药物。②认为附子毒性剧烈，应当小剂量应用。③根据病情的不同及个体差异选用剂量，常用剂量为 15～60g。④主张超大剂量使用，特别是在救治心力衰竭等危重症和肿瘤等疑难病症时，使用剂量更大，起始剂量多在 45～75g 或更大。如李可善用重剂附子治疗恶疾顽疾。

（三）附子在便秘中的运用

临床实践中发现，老年性便秘和慢性便秘多属于阳虚。阳虚不能温运肠道，大肠传导失司而引致便秘。黄贵华教授认为，在阳虚型便秘中，必须要用附子和肉苁蓉两味药。附子一般以 30g 为起始量，可增加至 60g 甚至 120g。为了避免使用附子过程中产生的毒性，主要从三个方面控制：剂量、煎煮时间和准确辨证。通常来说，大剂量附子更有可能中毒；附子煎煮时间必须满 2h 以上，才能避免中毒；如果辨证不准确，即使小剂量附子也可能引起中毒。根据黄教授的临床诊疗经验，附子用量如下：10～15g，治上焦如羽，非轻不举；30～45g，治中焦如衡，非平不安；60～120g，治下焦如权，非重不沉。治疗时可每 3～5 天增加 15g。

此外还可以用肉苁蓉，其味甘咸，性温，归肾、大肠经，有补肾助阳、润肠通便之功。《日华子本草》曰："治男绝阳不兴，女绝阴不产，润五脏，长肌肉，暖腰膝，男子泄精，尿血，遗沥，带下阴痛。"与附子合用时，用量可增至 40～60g，两药合用，可使肾中之阳生生不息。

（四）附子的毒性

中药的四气、五味、升降浮沉等特性皆属于其偏性，中药治病，在于以偏纠偏。有偏性，对人体来说，必然有影响。因此可从广义上认为，中药皆为有毒性的。然而无论"大毒""小毒""常毒"等，若辨证不准，药之偏性不能纠病之偏性，即皆有毒。

现代药理研究发现附子的毒性成分主要是乌头碱等，经高温煮沸即可分解。在四川、陕西一带民间常有食用附子者，但必须是久煮。临证是可与他药配伍亦可减轻其毒性，特别是生姜、甘草，故经方中附子类方大多含姜、草。

三、序贯疗法的应用

序贯疗法可见于《伤寒论》桂枝汤服法中。原文："若一服汗出病差，停后服，不必尽剂；若不汗，更服，依前法；又不汗，后服小促其间，半日许令三服尽。若病重者，一日一夜服，周时观之，服一剂尽，病证犹在者，更作服；若汗不出，乃服至二、三剂"。

由上可以看出桂枝汤服法的周密细致，根据病情进展变化调整服药方法，以期达到最佳的治疗效果。"若一服汗出病瘥，停后服，不必尽剂；若不汗，更服，依前法"则是说服一服药后汗出病愈，应停药不服，防过剂伤正。如果不汗，可缩短给药时间，继续服用至病愈。由此可见古今中医名家对桂枝汤的服法均十分讲究，当然无论怎样更换，其中心都是以增加此方疗效为目的。而在目前的临床实践中，部分医生对此方的服用方法重视不够，处方上往往只写"水煎服，每日两次"，至于"服药后啜热稀粥""身体微汗，勿令太过""中病即止"等重要细节往往被忽视，我们认为这是很不妥的。此方是疗效确切的方剂，如果服用正确会起到事半功倍之效，因此医生对服法应加强研究，并具体向患者说明，以更好地发挥此方的作用。由桂枝汤的使用现状，联想到当前中药汤剂应用的整体状况，我们认为应加强对患者的服药指导。且由此可知，中医药序贯疗法在治疗疾病的过程中也是相当重要的。如便秘的治疗过程中，需要根据患者便秘的虚实或寒热转化，调整对大黄、附子用量，使之中病即减，避免用药太过，变生他病。

（黄贵华）

参 考 文 献

安俊丽，常征. 2011. 由桂枝汤看中药汤剂的服法[J]. 北京中医，30（9）：703.

曾飞剑，黄贵华. 2012. 黄贵华治疗慢性便秘经验[J]. 江西中医药，43（2）：13.

第八节　中医从脾论治功能性便秘经验举隅

一、运脾思想治疗功能性便秘的来源及理论源流

（一）运脾思想的源流

"运脾"一词见于《本草崇原》，书中提到"凡欲补脾，则用白术；凡欲运脾，则用苍术；欲补运相兼，则相兼而用。如补多运少，则白术多而苍术少；运多补少，则苍术多而白术少"。运脾思想治疗便秘理论源自《内经》。脾胃为后天之本，气血生化之源，五行属土。如《黄帝内经》云："手阳明大肠，手太阳小肠，皆属足阳明胃。"《素问·六节藏象论》曰："脾胃大肠小肠三焦膀胱者，仓廪之本，营之居也，名曰器，能化糟粕，转味而入出者也。"大肠传导功能的正常有赖于脾胃的升清降浊与纳运相济。脾为土脏，与胃相表里，脾主升清，胃主和降，脾气升则水谷精微得以输布，胃气降则糟粕得以下行，糟粕由大肠传导转运成粪便。《素问·玉机真脏论》言："脾不足，令人九窍不通。"《灵枢·口问》所说："中气不足，溲便为之变，又《素问·阴阳应象大论》曰："清阳出上窍，浊阴出下窍；清阳发腠理，浊阴走五脏；清阳实四肢，浊阴归六腑。"《素问·阴阳应象大论》曰："治病必求于本。"中医重视治病求本，这是中医"辨证论治"的一个基本原则。全国名老中医王自立教授认为，便秘虽病在大肠，然其本在脾。王自立教授针对慢传输型便秘提出了"脾以运为健，以运为补"的思想，临证当"健脾先运脾，运脾首调气"。针对习惯性便秘主张"以补为先，通便次之"，即以补开塞，补而通之。

（二）运脾论治功能性便秘

功能性便秘是消化系统常见疾病，它是一组无明显器质性病变而以排便次数减少、粪便量减少、粪便干结、排便费力为主要表现的症候群，并已排除了肠易激综合征的诊

断标准。根据排便困难发生部位和动力学特点，功能性便秘分为 3 型，即慢传输型、出口梗阻型及混合型，而慢传输型在临床最常见。习惯性便秘是一种长期、慢性功能型便秘，主要是由于患者的肛门、直肠及结肠功能出现异常导致，主要异常包括肛门痉挛、直肠排便收缩反射降低等功能障碍，主要症状表现形式为排便次数显著降低，排便过程困难，伴有疼痛感，并且大便呈坚硬状态。

功能性便秘是临床常见病，病位虽在大肠，但与脾胃关系密切，王自立教授擅用运脾思想治疗功能性便秘，其理论来源于脾失健运在便秘发展中的作用。脾胃功能主要通过脾气来实现，脾主运化，可升发清阳，统摄血液，健运中焦，充养四肢，又系全身气机升降运动之枢纽。脾易受内外诸邪侵袭而耗伤，表现为脾气虚、脾失健运的病机特点，亦即"实则阳明，虚则太阴"之理。一旦脾胃功能受损，运化失健，升降失常，枢机不利，清浊不分，则变生百病。故脾胃一败，化源断绝，诸药难救。如李东垣所说："内伤脾胃，百病由生。"大肠受脾统摄，职司传送糟粕，以排出体外。脾气虚、脾失健运可通过多种方式导致便秘，其病因病机如下。

1. 脾虚推运无力

脾者，五行属土，位于中焦，与胃相表里。脾主升清，胃主和降。脾主升清，指脾气的运动特点，以上升为主，脾气将水谷精微等营养物质上输于心、肺、头目，通过心肺的作用化生气血，以营养全身。胃主降浊，指胃气的运动特点，以下降为主，胃气将饮食依次下降至小肠、大肠，最终将糟粕之浊阴排出体外。脾胃气虚，纳运失职，中焦气机升降失常，水谷之精微不能上升，糟粕之浊阴不能下降，则大肠无力运行传送糟粕，糟粕停滞肠道，日久导致大便干结。

2. 脾虚失于濡润

脾主要的生理功能为运化水谷。运，即转运输送；化，即消化吸收。脾主运化，是指脾具有把水谷和津液化为精微，并将精微物质转输至全身的生理功能。运化水液功能失调时，脾不能为胃行其津液，则胃强脾弱，燥热内结，脾虚津少，约束津液，津亏肠道干涩以致大便坚硬难出，即为脾约。

3. 脾虚化源不足

脾为"气血生化之源"，承担着化生气血的重任，是后天之本。人体中的气、血、津液等精微物质是由脾运化饮食水谷转化而来的，而水谷精微之所以输布全身，又依赖于脾升胃降，故《素问·奇病论》曰："夫五味入口，藏于胃，脾为之行其精气。"若脾虚则化源不足，气血津液亏虚，气虚则大肠传导无力，血虚则肠道失去濡润，而致大便艰涩难行。

4. 邪滞正虚

若邪滞不去，日久暗耗气阴；或反复使用泻下之剂，耗伤津气，终致阴亏肠腑失于濡润，气虚肠道运行无力，大便排出艰涩，形成习惯性便秘。

二、运脾汤治疗慢传输型便秘

运脾汤是王自立教授经 40 多年临床经验创立的一个方剂，也是其学术特长的代表方之一。临床上，王教授应用运脾汤治疗多种因脾虚不运而致的慢传输型便秘，取得了满意疗效。王教授认为慢传输型便秘多因脾虚失运，致使大肠无力传导糟粕下行，临床诊治并非单纯予以泻下、攻下或润下，往往以"运脾调气"为先。王教授遵"脾以升为健，胃以降为和"之旨，治疗便秘始终突出"调气"两字，创立"运脾汤"方。运脾汤方组成为党参10～30g，白术30g，茯苓10g，佛手10g，枳壳30g，石菖蒲15g，炒麦芽15g，仙鹤草30g，炙甘草5g。方中以党参、白术、茯苓、炙甘草取四君子汤之意以补脾益气，其中党参健脾益气，"为强壮健胃药，用于一切衰弱症，能辅助胃肠之消化"（《现代实用中药》）；白术"既能燥湿实脾，复能缓脾生津，健食消谷，为脾脏补气第一要药"（《本草求真》）；茯苓健脾渗湿，"能利窍去湿，利窍则开心益智，导浊生津；去湿则逐水燥脾，补中健胃"（《本草正》）；枳壳、佛手调气以促脾运，其中佛手气清香而不燥烈，性温和而不峻，既能舒畅脾胃滞气，又可疏理肝气以防木郁克土，且无耗气伤津之弊；枳壳善能理气宽中，行气消胀，"消心下痞塞之痰，泻腹中滞塞之气，推胃中隔宿之食，削腹内连年之积"（《珍珠囊补遗药性赋》）；石菖蒲芳香醒脾化湿和胃，《本草从新》谓其"辛苦而温，芳香而散，开心孔，利九窍，去湿除风，逐痰消积，开胃宽中"；炒麦芽健脾化湿和中，宽肠下气通便，"消一切米面诸果食积"（《景岳全书》），兼能疏肝理气；仙鹤草又名脱力草，脾肾双补、补而不腻；加用肉苁蓉润肠通便。巧用大黄以调和胃肠，和胃降逆而促脾运。诸药合用，寓理气于补益之中，寓调胃于健胃之间，脾胃健运，大便自通。

运脾汤方在临床上治疗脾虚便秘有显著的疗效，王教授在运用运脾汤加减治疗慢传输型便秘时，强调随证加减要少而精，不然效果反而下降。运脾汤方随证化裁：若中气不足者，用大剂量白术60g；肺气虚者，加黄芪10～15g；中虚有寒者，加高良姜、香附；阴血亏虚者，加当归、白芍；兼有痰湿，加法半夏、陈皮；湿盛苔厚腻者，去党参，加苍术、厚朴；有郁热者，加浙贝母、连翘、黄芩；若肝郁犯胃而泛酸者，加浙贝母、黄连、吴茱萸；气滞明显者加香附、砂仁；降气加槟榔10g，厚朴10～15g；疏肝气者，麦芽加到30g；润肠通便者，加肉苁蓉30g；润下以降气者，加当归30g，郁李仁30g；也可加用生大黄1～2g，并非泻下，实为取其调气、降气之性，以及益气运脾、理气除痞、消滞和胃之功。

案例分析如下。

病史：肖某，男，60岁，2016年8月13日初诊。便秘2月余，大便偏干，平素3～4天1行，便下艰难，努挣乏力，食后胃脘胀痛不舒，喜揉喜按，神疲乏力，食少纳呆，夜寐欠佳。舌淡胖，苔薄微腻，脉沉细。胃镜示慢性萎缩性胃炎伴糜烂。

中医诊断：便秘（脾虚不运证）。

治法：补脾益气，行气通便。

方药：运脾汤加减。党参30g，白术30g，肉苁蓉30g，枳壳15g，佛手15g，黄芪15g，炒麦芽15g，茯苓10g，石菖蒲10g，大黄（后下）2g，炙甘草5g，7剂，每天1剂，水煎分2次服。

8月20日二诊：患者自述大便干好转，排便渐畅，夜寐有所好转；但胃脘部仍胀痛不适。上方加砂仁5g以加强温中行气之力，继服7剂。

8月28日三诊：大便通畅，胃脘胀痛明显缓解，疲乏减轻，纳食佳。上方继服7剂善后，以巩固疗效。

王教授认为脾胃虚弱为便秘之根本，脾以升为健，胃以降为和，提出健脾先运脾，运脾必调气。方中以黄芪、党参、白术、茯苓、炙甘草补脾益气，枳壳、佛手理气调气促进脾运，石菖蒲芳香醒脾化浊，炒麦芽健胃消食，肉苁蓉润肠通便，巧用大黄以调和胃肠，取其调气、降气之性和胃降逆而促脾运，诸药合用共奏健脾促运、调气和胃通腑之效。从此可以看出便秘在治疗上不能单纯考虑下法，也不能单从补益的角度入手，温补之品多有滋腻碍胃之嫌，用之常易致脾胃之气停滞不行，使气机失畅。脾发挥正常的生理功能离不开"运"，治疗脾胃病同样离不开"运"。通过健脾促运、调气和胃之剂，可以使脾气舒展、气机调和，发挥脾的正常生理功能。运脾的关键不在于直接补益脾胃，而在于通过调理气机，使脾"运"正常。因而应遵循王自立教授的主张，"健脾先运脾，运脾首调气"。

三、运脾润通汤治疗习惯性便秘

王自立教授认为习惯性便秘多因便秘日久，邪滞不去，暗耗气阴；或反复使用泻药，耗伤津气，终致津亏肠腑失于濡润，气虚肠道运行无力而致便秘。王教授治疗习惯性便秘时不主张峻攻，提倡补而通之，以补虚运肠为主，自拟运肠润通汤缓图取效，润燥滑肠以助肠运，使气复津回，肠腑得以润降，则便秘自愈。运肠润通汤方药物组成为白术30～120g，枳壳、党参、郁李仁、肉苁蓉各30～60g，槟榔10～15g，炒麦芽15～30g，炙甘草5g。运肠润通汤方中重用白术、枳壳，枳壳为调气运脾的关键药物，依脾运失健的程度而有小运（10～15g）、中运（20～30g）、大运（35～60g）之别，最大可用至80g；而白术亦为不可或缺之药，依脾虚程度及便秘轻重决定药量，轻度者常用15～30g，中度用至30～60g，重度者可用至60～120g。两药一补一消，相须为用；党参以健脾调气；郁李仁、肉苁蓉润燥滑肠以助通下，其中郁李仁"通泄五脏，膀胱急痛，宣腰胯冷脓，消宿食，下气"（《日华子本草》），肉苁蓉"咸味能下降，滑能通肠，以主大便不爽，颇得捷效，且性本温润，益阴通阳，故通腑而不伤津液，尤其独步耳"（《本草正义》）；槟榔降气消积导滞，"除一切风、一切气，宣利脏腑"（《本草纲目》）；当归养血滋阴，润肠通便，一则益阴增液以润肠通便，二则防诸药耗津伤血；诸药合用，攻补兼施，寓攻于守，使补无滞气碍脾、攻无耗气伤津之弊。

运肠润通汤方随证化裁：若气虚明显者，加黄芪；气逆者，加代赭石；阴血亏虚者，加生地黄、元参、当归；湿阻者，去党参，加苍术、厚朴；热结者，加浙贝母、连翘；气滞腹胀明显者，加木香、厚朴；另可加大黄1～3g以引气下行；加杏仁10g即可润肠通便，亦可宣降肺气以提壶揭盖。

案例分析如下。

病史：吕某，男，35岁。初诊时患者自述近3年来大便秘结，排出困难，长期依赖泻药，停药大便即3～6日1行，伴胃脘胀满，食后尤甚，呃逆阵作，口气臭秽，神倦纳呆，眠差。舌淡胖大，苔白根微腻，脉沉。

中医诊断：久秘（虚实夹杂证）。

治法：健脾助运，润肠通便。

方药：运肠润通汤加减。白术60g，枳壳45g，党参30g，郁李仁30g，肉苁蓉30g，当归30g，炒麦芽15g，厚朴15g，槟榔10g，7剂，每天1剂，水煎分2次服。

二诊：药后脘胀减轻，渐思饮食，大便稍觉畅，上方白术加至80g。

三诊：药后脘胀进一步减轻，纳食增进，唯大便仍较干，排出欠畅，2～3日一行，上方枳壳加至60g，郁李仁45g。

四诊：药后食纳正常，大便渐畅，每日 1 行，但脉象仍沉，上方党参加至 45g，枳壳减为 45g，郁李仁减为 30g。

五诊：大便调，每日 1 行，诸症均除，上药继服 7 剂以巩固疗效。

患者因久用峻泻之剂，大便虽一时之畅，然易直伤中阳，耗伤津气；加之便秘日久，暗耗气阴，终致津亏肠腑失于濡润，气虚肠道无力行舟，因而根据王自立教授的"以补为先，通便次之"，即"以补开塞，补而通之"的原则治疗。方中白术、枳壳一补一消，相须为用，配伍厚朴、槟榔增加行气功效，表明健脾不在补而贵在运上，脾气得运则胃肠蠕动正常，腑气得通，大便则排出通畅。郁李仁、肉苁蓉润肠通便，当归养血滋阴、润肠通便补久秘暗耗之津液，炒麦芽健脾化湿和中，宽肠下气通便辅助脾运以通便。

治病求于本，便秘之本在脾。脾胃、大肠和魄门构成重要的排便器官，肠道顺利传导、魄门启闭正常，关键取决于脾胃的升降功能。脾胃之气相互协同，共同完成水谷精微的化生过程，并以脾升胃降形式濡养机体、排泄糟粕。脾失健运不能为胃行其津液，使肠道津液不足，失于濡润，或脾虚化源不足或气虚无力推动是功能性便秘的基本病机。如《内经》云："耳鸣、耳聋，九窍不利，肠胃之所生也。"同时胃气的强弱决定着疾病的转归，正如《内经》所说："有胃气则生，无胃气则死。"因此，调理脾胃是治疗便秘的根本。健运脾胃，使脾升胃降自如，腐熟运化有力，蓄固后天之本，而百病难生。临床上治疗便秘时，在四诊合参、辨证论治的基础上，应重视脾胃功能的调理，遵循王自立教授"脾以运为健，以运为补"的运脾思想，临证当"健脾先运脾，运脾首调气"，同时临证治疗应避免滥用峻泻药物，如大黄、番泻叶等。如《丹溪心法》曰："如妄以峻利药逐之，则津液走，气血耗，虽暂通而即秘矣。"

（舒　劲）

参 考 文 献

唐伟峰，唐晓军，杨巍. 2015. 功能性便秘的中西医研究进展[J]. 世界中西医结合杂志，2015，10（6）：880-884.

王煜. 2014. 王自立主任医师运脾思想探悉[J]. 西部中医药，27（3）：50-52.

辛兴涛，刘璋，张丙贵，等. 2017. 中西医结合治疗习惯性便秘的效果研究[J]. 中外医学研究，15（2）：135-136.

张参军，田旭东，王煜，等. 2006. 王自立主任医师运脾思想探析[J]. 甘肃中医，（9）：13-14.

第九节　中医从情志论治便秘的相关思考

一、中医调节情志治疗便秘的理论源流

（一）情志的概念及其与五脏的关系

"情志"是"七情"与"五志"的并称。"七情"指喜、怒、忧、思、悲、恐、惊，是人体对于外界刺激所产生的七种不同的情感体验，"七情"的概念肇始于《内经》，散见于各篇之中。"五志"指喜、怒、思、忧、恐，相比"七情"而言，《内经》中对"五志"的论述更为系统，《素问·阴阳应象大论》说："人有五脏化五气，以生喜怒悲忧恐。"情志并称首见于《类经》，张景岳提出"情志之伤，虽五脏各有所属，然求其所由，则无

不从心而发"。此后，"情志"逐渐成为七情与五志的代名词。

情志是机体对外界事物的一种自然的反应，属于正常的精神活动，如《礼记·礼运》说："何谓人情？喜怒哀惧爱恶欲，七者弗学而能。"中医学认为情志的产生是以五脏精气为基础的，正如《素问·阴阳应象大论》所说："人有五脏化五气，以生喜怒悲忧恐"，同篇中进一步指出不同的情志还分别隶属于不同的脏腑，"肝……在志为怒；心……在志为喜；脾……在志为思；肺……在志为忧；肾……在志为恐"。

七情与脏腑气血有着密切关系。脏腑气血是机体情志活动的物质基础，当脏腑功能与气血发生病变，则会出现异常的情志活动，如《素问·通评虚实》说："隔塞闭绝，上下不通，则暴忧之病也。"同样异常的情志活动也会影响脏腑气血的正常功能。如《素问·阴阳应象大论》言失调的情志对五脏的伤害："怒伤肝""喜伤心""思伤脾""忧伤肺""恐伤肾"，又如《素问·举痛论》云："怒则气上，喜则气缓，悲则气消，恐则气下，惊则气乱，思则气结。"中医学认为，七情内伤是一个重要的致病因素。如《灵枢·百病始生》言："喜怒不节则伤脏"，宋代陈无择《三因极一病证方论》明确指出"七情内伤"为内伤病的主要致病因素之一，在《三因极一病证方论》中指出"七情者，喜怒忧思悲恐惊是……七情，人之常性，动之则先自脏腑郁发，外形于肢体，为内所因"。

（二）情志影响排便的机制

《素问·上古天真论》曰："恬淡虚无，真气从之，精神内守，病安从来。"《素问·移精变气论》曰："忧患缘其内，苦形伤其外……所以小病必甚，大病必死。"情志失调在便秘的发生机制中起着重要作用。总的来说，情志失调会造成机体的脏腑阴阳失调、气机紊乱、津液气血运行受阻，导致疾病的发生，进而产生水湿、痰饮、瘀血等病理产物，可以从以下两个方面进一步细分便秘的病因病机。

1. 情志失调可以直接伤及脏腑

《素问·阴阳应象大论》将五志——怒、喜、思、忧、恐对应五脏。生理上，"木（肝）在志为怒""火（心）在志为喜""土（脾）在志为思""金（肺）在志为忧""水（肾）在志为恐"；病理上，"怒伤肝""喜伤心""思伤脾""忧伤肺""恐伤肾"。情志过激可以直接导致五脏功能的失调，中医认为五脏是一个通过生克乘侮关系相互影响的有机整体，一脏失调则会影响其他脏腑的功能，进而导致疾病的发生。

便秘病变部位在大肠，大肠上接脾胃、小肠，通过脾胃的腐熟运化、小肠的分清泌浊，下传大肠以行传导功能。

肝属木，在志为怒，大怒过度则伤肝。郁怒伤肝，肝伤则疏泄失调，上逆为病。《丹溪心法》云："气血冲和，万病不生，一有怫郁，诸病生焉。故人身诸病，多生于郁。"故情志不遂，久则导致气机不畅、气火内郁、气血凝滞、痰浊内结、大便不通。临床上便秘患者与肝郁有关者甚众，肝郁便秘反复发作，每因情志变动、所愿不遂时加重。

心属火，在志为喜，大喜过度则伤心。心主神明，总领魂魄，兼赅意志，统领七情五志。《灵枢·本神》说："任物者谓之心"，虽言七情五志分属五脏，然总不离心，正如张介宾在《类经》中指出："心为五脏六腑之大主，而总统魂魄，并赅意志，故忧动于心则肺应，思动于心则脾应，怒动于心则肝应，恐动于心则肾应，此所以五脏唯心所使也"，又说："情志之伤，虽五脏各有所属，然求其所由，则无不从心而发。"

脾属土，在志为思，思虑过重则脾胃为伤。脾胃为水谷之海、气血生化之源，脾主运化水谷精微，胃主腐熟收纳、转输糟粕转输于大肠。脾胃伤，则脾胃纳运失调，糟粕无力下达大肠，导致便秘形成。朱丹溪在《局方发挥》中云："脾土之阴受伤，传输之官失职"，又《素问·玉机真脏论》云："脾不足，令人九窍不通。"

肺属金，在志为忧，忧愁过度则肺伤。肺为"五脏六腑之华盖""水之上源"，可将津液向下输布，以濡养肠道，肺主宣发肃降，使肠腑之气通降，糟粕得以下行排泄。肺若伤，肃降失调，致大肠传导不利，或者津液输布失常致大肠失润，大便干燥、排出困难。

肾属水，在志为恐，惊恐过度则伤肾。肾为"先天之本""五脏阴阳之本"，肾气能推动和激发脏腑功能，能滋养濡润脏腑组织。肾若伤，肠腑失于推动、温煦、滋润，致大便难行。同时，水为土所克，水盛则侮土，肾病则会影响脾胃的功能，进而影响肠道传导功能，导致便秘的发生。

2. 情志失调影响脏腑的气机

情志失调，影响着全身的气机，进而导致疾病的发生，如《素问·举痛论》云："余知百病生于气也。怒则气上，喜则气缓，悲则气消，恐则气下，寒则气收，炅则气泄，惊则气乱，劳则气耗，思则气结。"便秘的发生和情志有着密切的联系，如《症因脉治》曰："怒则气上，思则气结，忧愁思虑，诸气怫郁，则气壅大肠，而大便乃结。"人体的脏腑功能以气机的形式表现，人体脏腑之气机的升降交通以脾胃为枢纽，升降相因，协调着人体的生命活动。如《素问·阴阳应象大论》云："五脏皆得胃气乃能通利，"此言阐述胃气降，五脏得以通利，肠腑才得以通畅，大便乃下。

情志过激时，五脏气机逆乱，人体阴阳失衡，则发生疾病。"怒则气上"指暴怒导致肝气疏泄太过以致气机上逆，气逆则胃气不降，进而导致肠腑之气通降不行，影响大便的排出。"喜则气缓"指过喜导致心气过缓以致涣散不收，涣散之气可致营卫不和、汗自出，肠道缺乏津液的濡润则排出困难。"悲则气消"指过度悲忧导致肺失宣降及肺气耗伤，肺气耗伤致肺无力宣发与肃降，肺失宣降则大肠传导失司，大便无以排出。"恐则气下"指过度恐惧而使肾气失固、气陷于下，肾主二便，二便失于调摄影响排便功能。"惊则气乱"指因受惊吓导致心神不定、气机逆乱，气机逆乱则脾升胃降的功能失于调顺，进而影响肠腑功能造成排便不利。"思则气结"指过度思虑导致脾气运化失职，气结于中焦，郁结之气以致胃气不降、肠腑不通、排便困难。简而言之，情志过极，可影响五脏的气机，进而影响肠道的传导功能，导致大便不畅。

二、调理情志在治疗便秘中的运用

（一）从肝论治便秘

情志失调所致的肝失疏泄、气机不畅是便秘的一个重要原因，如《济世全书》指出"气秘者，气滞后重，烦闷胀满，大便结燥而不通也"。其病因病机：①情志失调致肝主疏泄的功能异常，气机不畅，气血津液运行受阻，则津聚为痰，或气滞血瘀，痰瘀交阻，影响五脏六腑气机活动，津液布散失常，产生便秘。②肝主藏血，充足的血量贮备才能保证肝主疏泄的功能正常，其次肝血可以濡养肠道，肝血虚时肠道失于濡养，大便干燥难以排出。其临床表现为便质干燥或不干燥，常有便意，但排出不畅或便后有不尽感，

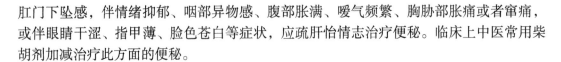

肛门下坠感，伴情绪抑郁、咽部异物感、腹部胀满、嗳气频繁、胸胁部胀痛或者窜痛，或伴眼睛干涩、指甲薄、脸色苍白等症状，应疏肝怡情志治疗便秘。临床上中医常用柴胡剂加减治疗此方面的便秘。

（二）从心论治便秘

《灵枢·口问》言："悲哀忧愁则心动，心动则五脏六腑皆摇"，故无论情志引起何种脏腑功能失调，都可以从心论治。同样，中医从情志论治便秘时，要注重心在调节情志中的作用，要以治心为本。

如金元四大家之一的张从正提出"五志所发，皆从心造，故凡喜、怒、悲、惊、思之证，皆以平心火为主"。张从正认为情志失常的病因病机以心火亢盛为主，故以平心调神为主要治疗方法，以通其闭塞之路为原则，擅用汗、吐、下三法，由以下法为重。从张氏治疗情志的方法中，可以了解到，无论何种情志失调，都会涉及心，导致心火亢盛，母病及子，火盛则土病，中焦气机不利则大便不通。因而通过调畅情志、清心泻火可治疗便秘。

再如甘麦大枣汤，此方是治疗妇人脏躁的名方，但是甘麦大枣汤加减治疗便秘有良好的效果，尤其适用于更年期妇女。甘麦大枣汤首见于医圣张仲景的《金匮要略·妇人杂病脉证并治》，"妇人脏躁，喜悲伤欲哭，象如神灵所作，数欠伸，甘麦大枣汤主之。甘草小麦大枣汤方：甘草三两，小麦一升，大枣十枚。右三味，以水六升，煮取三升，温分三服。亦补脾气"。脏躁是脏阴不足、虚热躁扰所致，多因情志抑郁，思虑过多，五志化火，一方面热扰心神、心无所主导致一系列情志病变，另一方面心火伤阴耗气、母病及子，导致心脾两虚，进而影响肠道传导功能，致大便排出困难。故此时疗情志、养心阴可治便秘。先师步玉如教授就喜用甘麦大枣汤加减治疗脏躁便秘，认为此症多由于情志抑郁思虑过度，致心血暗耗波及肝肾而成，常以甘麦大枣汤加茯神、酸枣仁、远志治之，每获良效（处方：小麦 30g，大红枣 15 枚，茯神 15g，甘草 10g，远志 12g，酸枣仁 30g）。

三、《伤寒论》柴胡剂从情志论治便秘的思考

中医记载的最早从调情志治疗便秘的方法是《伤寒论》里的小柴胡汤。如《伤寒论》原文 230 条，"阳明病，胁下鞕满，不大便而呕，舌上白苔者，可与小柴胡汤。上焦得通，津液得下，胃气因和，身濈然汗出而解"。原文 148 条，"伤寒五六日，头汗出，微恶寒，手足冷，心下满，口不欲食，大便鞕，脉细者，此为阳微结，必有表，复有里也，脉沉，亦在里也。汗出为阳微，假令纯阴结，不得复有外证，悉入在里，此为半在里半在外也。脉虽沉紧，不得为少阴病，所以然者，阴不得有汗，今头汗出，故知非少阴也，可与小柴胡汤。设不了了者，得屎而解"。

小柴胡汤主治肝失疏泄，胆火郁滞，少阳枢机不利，三焦气机不畅，脾胃升降功能失常导致的大便不畅。方中柴胡辛苦微寒，疏肝解郁、散胆火郁滞，助胆气升发，黄芩苦寒，清解邪热，与柴胡一升一降，疏利肝胆气机。半夏、生姜性皆属辛温，辛温发散，可开结气，使气机利而水气得消，病理产物得以去除。人参、甘草、大枣可益气调中。故小柴胡汤通过调畅气机论治便秘，使"上焦得通，津液得下，胃气因和，身濈然汗出而解"。

小柴胡汤中最主要的一味药为柴胡。《神农本草经》中记载柴胡"主心腹，去肠胃中结气，饮食积聚，寒热邪气，推陈出新"。《伤寒论方解》中也云："小柴胡虽非泻下剂，但柴胡一药。"朱良春先生论及柴胡时说："本品能升能降不在根梢，唯在其量。"他用柴胡3～10g用于升提，20～30g用于下降。柴胡这一味药有升有降，是疏利气机的良药，柴胡剂类都有此作用，都可以治疗因情志而大便不畅的患者。如《伤寒论》103条，"太阳病，过经十余日，反二三下之，后四五日，柴胡证仍在者，先与小柴胡汤。呕不止，心下急，郁郁微烦者，为未解也，与大柴胡汤下之则愈"。

从仲景最先运用小柴胡汤调情志治疗便秘，以及后来衍生出众多的柴胡剂类方治疗便秘中我们可以看出，治肝为调情志治疗便秘的主要方法，这个结论可以从两点证实。①《金匮要略·脏腑经络先后病脉证》曰："见肝之病，知肝传脾，当先实脾。"情志失调导致的便秘，主要原因是肝病横逆犯脾，脾胃升降功能失常进而致肠道传导失常。②心虽为五脏六腑之大主，主神明，统领七情五志，但火病及木致肝疏泄失常，气机不利而致肠道传导失常。如唐容川在《血证论》云："木之性主于疏泄，食气入胃，全赖肝木之气以疏泄之，而水谷乃化，设肝不能疏泄水谷，渗泻中满之症，在所不免。"

在如今日益渐增的生活节奏及压力下，情志在疾病中扮演着越来越重要的角色。同样在便秘的治疗中，调情志疗法也变成了主流之一。从情志论治便秘的角度，心与肝是最密切相关的脏腑，调心、疏肝是其主要的治法。

四、重视非药物疗法

调理情志不限于药物，《内经》强调"动其神"和"其身相应"，使患者心理上有所触动，并且产生身体上的生理变化，可谓是最早的心理治疗。其中论述较多的是言语开导和七情相胜两种方法。七情相胜疗法的基本精神就是有意识的采用另一种情志活动去控制、调节因某种情志刺激而引起的疾病，从而达到治愈的目的。《素问·阴阳应象大论》与《素问·五运行大论》均指出"怒伤肝，悲胜怒""喜伤心，恐胜喜""思伤脾，怒胜思""忧伤肺，喜胜忧""恐伤肾，思胜恐"。言语疏导法是运用语言对患者进行劝说开导，以认识和行动相结合，治疗精神类疾病的一种心理疗法。《灵枢·师传》说："人之情，莫不恶死而乐生，告之以其败，语之以其善，导之以其所便，开之以其所苦，虽有无道之人，恶有不听者乎?"《素问·移精变气论》说："闭户塞牖，系之病者，数问其情，以从其意。"根据患者不同的性格特征采取不同的开导方式，实事求是地为患者分析病情，解除或缓解其心理压力，达到配合治疗的目的。总之，在便秘的治疗中应强调疏肝气、调情志，寻找行之有效的心理治疗手段，驱除患者的心理忧郁和焦虑，这将对便秘的治疗带来十分积极的作用。因此在药物治疗的基础上，应当重视心理治疗和改善认知行为疗法在便秘治疗中的作用。此外，指导患者进行合理的饮食起居，适度运动，对于疏解压力，放松心情，改善便秘具有积极的意义。

（李振华）

参 考 文 献

孟繁洁，何永生，等. 1999. 张从正情志病论治心法[J]. 辽宁中医杂志，(10)：445.

第十节 基于临床研究探讨中医治疗便秘的优势

随着疾病谱的变化，现代医学越来越暴露出自身的局限性，尤其是医学学科细分所带来的弊端日益显露出来。与现代医学模式相比较，中医学提出了"天人合一"整体观的思维模式。在"天人合一"理念的指导下，中医学认为人体是一个有机的整体，以五脏为中心，各个脏腑之间相辅相成又相反相成，共同维持机体的平衡，同时人体与社会、自然环境存在着"天然"的不可分割的联系。杨胜兰教授依据目前便秘治疗的现状，对中医学治疗便秘的优势进行了分析。

一、便秘临床诊疗现状

便秘的临床治疗现状一直以来并不乐观。多数非消化科医师，在患者诉求有便秘症状时，往往以开塞露、乳果糖等治疗，效果不显时，或加大剂量，或随意更换药物，并不寻求病因或推荐消化科就诊，这种情况在病房尤其常见。因而导致了便秘治疗的不规范化、不系统化。

中华医学会消化病学分会胃肠动力学组于 2013 年推出《2013 年中国慢性便秘诊治指南》，指出便秘治疗的目的是缓解症状，恢复正常的肠道动力和排便生理功能。治疗手段包括病因治疗、调整生活方式、药物治疗、精神心理治疗、生物反馈治疗、手术治疗等，并确立便秘的三级诊治，进行个体化、综合性的诊疗。一级诊治主要针对轻中度慢性便秘患者，在了解病史、体格检查、辅助检查的基础上，排除器质性病变，可进行经验性治疗，包括生活方式和认知方式的调整、药物辅助；而对于经验性治疗无效者，需行二级诊治，酌情进行结肠传输试验、肛管直肠测压、球囊逼出试验，评估患者心理状况，再确定治疗方案；三级诊治是二级诊治无效时，需要对患者重新进行评估，必要时可多学科会诊，严重时可评估手术风险和获益情况采取手术治疗。可见，对于慢性便秘的诊疗，正逐渐规范化，也体现了整体性评价便秘的思路。

对于 2015 年罗马委员会针对功能性胃肠病的罗马Ⅳ诊断标准，新提出多维度临床资料剖析（MDCP）的概念，从罗马诊断的分类、临床表现的补充、对日常活动的影响、社会心理学表现、生理特征和生物学标志 5 个维度对功能性便秘进行诊治。MDCP 概念体现了对患者日常活动、精神心理障碍的关注，是在现有循证医学的基础上的整体观念的体现。由此可以推测，慢性便秘由于其发病机制不明，致病因素多样化，正逐渐走向整体化的诊疗模式。而这正是中医药治疗慢性便秘的优势所在。

目前便秘的临床治疗方式正趋多样化，但在实际临床诊疗中，仍以药物治疗为主。药物治疗疗效有限，复发率高，需要长期治疗，其中常用的泻剂可能会引起泻剂依赖、电解质紊乱、结肠黏膜神经损害、结肠动力障碍或结肠黑变等不良反应。然而，临床实践表明，中医药在治疗便秘上具有临床疗效好、复发率低、不良反应较少、改善预后、提高生活质量且毒副作用小等优势。而这些优势的本质因素来源于中医"整体观"治疗便秘。虽然便秘这种疾病所表现的症状都大同小异，如大便秘结不通、排便时间延长、或欲大便而坚涩难行，但是每一个人所导致的便秘的根本原因是不一样的，患病机体的整体状态是不一样的。这便需要医者站在"整体"的角度上去治疗便秘。中医善于运用整体观念治疗便秘，这是中医治疗便秘的真正的优势所在。正如《素问·五脏别论》曰："魄门亦为五藏使，"指出肛门排便这一生理过程是受五脏的控制而完成的。

二、中医整体观治疗便秘的优势

（一）从肺论治便秘

在生理上，肺与大肠通过经脉络属构成表里关系，肺主宣发肃降功能，肺肃降功能推动肠腑之气的通降，使糟粕得以下行排泄，大便则通。肺主行水，为"水之上源"，可将津液向下输布，以濡养肠道使大便通畅。在病理上，肺气不利，失于肃降，致大肠传导不利，排便困难；抑或肺有实热，肺津被伤，致大肠失润，大便干燥、排出困难。因此，临床上可以从调肺气、清肺热、补肺津的角度治疗便秘。例如，自汗的患者常合并便秘，因汗液为津液所化，汗多则津液外泄，肠道津液则减少，肠道失去濡润出现便秘。桂枝汤调和营卫，自汗得止，津液得以补充大肠则便秘得解。再如实热伤肺致便秘，麻杏石甘汤清泄肺中郁热，肺宣发肃降功能恢复后，津液可下达肠道，则治便秘。有研究证明"肺与大肠相表里"的功能主要由肺气的肃降运动体现和完成，两者有密切相关性，提示中医治疗便秘时，加入肺经的中药以恢复肺的宣发肃降的功能，可治疗便秘。有进一步的研究证明便秘可导致皮肤、肺组织水通道蛋白（aquaporin，AQP）的表达下降，肺部水液潴留，宣肺中药可通过调节肺、肠组织神经激肽 A、血管活性肠肽的含量改善慢传输型便秘的病理状态。

（二）从肝论治便秘

在生理上，肝主疏泄，条达全身的气机，肝从左升可使肺气、胃气降于右，继而肠腑之气通畅，糟粕得以排泄。在病理上，肝的疏泄功能失常时，气机升降不能调顺，继而影响大肠的传导功能，造成便秘；抑或肝郁日久化热，灼烁阴津或肝体失养，阴血不足，无以濡润大肠，出现便秘。因此，临床上可以从疏肝理气、清肝火、补阴血的角度治疗便秘。例如，小柴胡汤可用于治疗肝失疏泄、肝火郁滞的便秘，小柴胡汤能够寒热并用，攻补兼施，升降协调，上焦得通则津液得下，便秘可愈。在临床研究中，一些疏肝的方药，如柴胡疏肝散汤、润肠宣肺疏肝方、小柴胡汤都可缓解患者焦虑抑郁情绪，提高结肠传输功能。另外，针刺疏肝调气配穴，可升高兴奋性调节肽、降低抑制性调节肽激素水平，其治疗慢传输型便秘有取效快、疗效优、持续时间长的优势。

（三）从脾胃论治便秘

在生理上，脾与胃同居于中焦，为气机升降之枢纽，脾主升清与胃主降浊两者相互为用、相反相成，共同完成水谷精微的消化、吸收、转输和糟粕的排泄。在病理上，素体脾湿内停或感受湿邪或饮食不节损伤脾胃时，脾升胃降的功能则失常。胃失和降，大肠传导失职，糟粕内停而形成便秘；脾气不升，脾不能为胃行其津液，湿邪停留肠道脾胃，腑失通利则成便秘；胃易被热邪所扰，热邪下行与肠腑内有形之物结合，形成便秘，后期热邪耗伤津液，则肠道失润，排便不畅。因此，临床上可以从健脾、通腑、泻下、滋阴的角度治疗便秘。例如，枳术汤在临床上主要用于"腹满心下坚"导致的便秘；生白术可以健脾补虚，补益脾气；枳实可以行气导滞。临床研究证明胃肠动力障碍性便秘有较高的发病率，严重影响人们的身体健康和生活质量。中药以其不良反应小、选择面广、疗效确切等特点对胃肠动力障碍性疾病的治疗效果明显优于西药。如枳实可以加强胃肠蠕动，促进胃排空，是中药中的胃肠动力剂，白术（尤其生白术）的作用与肠管所处的功能状态有关，当肠管活动处在兴奋状态时，呈抑制作用；肠管活动处在抑制状态时，则呈兴奋作用。此双向调节作用，与自主神经系统有关。枳实 30g，生白术 70g 时，对肠道传输功能影响最大。

（四）从肾论治便秘

在生理上，肾为"先天之本""五脏阴阳之本"，肾气为脏腑之气的根本。肾气可分阴阳，肾之阳气能推动和激发脏腑功能，肾之阴气能滋养濡润脏腑组织及精血津液的化生和运行输布。在病理上，若肾阴亏虚，精血津液化源不足，不能滋润大肠，故便结难行；若肾阳亏虚，肠腑功能失于推动，加之肠道失于温煦，而致大便难行。因此，临床上可以从滋肾阴、补肾阳的角度治疗便秘。如大黄附子汤主治阳虚寒结、腹痛的便秘。方中大黄泻下通便，附子补火助阳，细辛温经散寒，肾阳温煦的功能得到恢复，便秘就可得解。研究证明，大黄附子汤可改善小肠推进率，改善肠神经系统功能及增加 Cajal 间质细胞的数量，对脾肾阳虚型慢传输型便秘作用确切，且附子剂量大于大黄剂量时效果最佳。便秘和津液输布功能障碍关系密切，而肾在水液代谢中发挥着重要的调节作用，从肾论治便秘是治疗功能性便秘的关键。

（杨胜兰）

参 考 文 献

丁曼，周福军，华洁，等. 2015. 中药治疗胃肠动力障碍性疾病的研究进展[J]. 药物评价研究，38（3）：336-340.

高雁鸿，李建梅，粟茂，等. 2017. 疏肝调气配穴针刺治疗卒中后慢传输型便秘及对患者胃肠激素水平的影响[J]. 中国针灸，37（2）：125-129.

贡钰霞，侯毅，钱海华，等. 2016. 枳实与生白术配伍对慢传输型便秘大鼠肠道传输功能的影响[J]. 中医学报，31（12）：1936-1938.

霍黎生，臧亮，孙龙，等. 2017. 大黄附子汤对脾肾阳虚型慢传输型便秘大鼠排便功能的影响研究[J]. 现代中西医结合杂志，26（2）：128-130.

李雪萍，张桢，雷鸣. 2014. 柴胡疏肝散对便秘模型大鼠便质及肠道蠕动功能的影响[J]. 吉林中医药，34（3）：282-285.

林峻生，郑丰杰，李宇航，等. 2012. 宣肺中药对慢传输型便秘小鼠肺肠组织神经肽的影响[J]. 广州中医药大学学报，29（2）：168-171.

刘涛，张霞，魏玮. 2017. 润肠宣肺疏肝方治疗慢传输型便秘临床观察[J]. 中国中医药信息杂志，24（5）：27-30.

马允慰，吴坤平，胡小鹰，等. 1982. 白术对家兔离体肠管活动的影响[J]. 中成药研究，（12）：28-29.

彭圆，田黎明，张翀，等. 2013. 便秘对小鼠皮肤、肺组织水通道蛋白表达的影响[J]. 时珍国医国药，24（2）：293-295.

谢薇，刘广超. 2016. 枳实黄酮干预治疗功能性消化不良大鼠胃肠动力的作用机制研究[J]. 中国处方药，14（10）：23-24.

张敏. 2016. 小柴胡汤加减治疗肠道气滞型功能性便秘的疗效[J]. 中国医药科学，6（7）：73-75，98.

张小虎，古继红，区永欣，等. 2008. 肺主肃降与"肺与大肠相表里"相关性的实验研究及其应用探讨[J]. 中华中医药学刊，（9）：2059-2062.

第十一节 腹针治疗功能性便秘

一、腹针的理论基础

腹针是一种以先天经络即神阙系统为核心，通过针刺腹部特定的穴位，调控全身各种机能达到治疗目的从而治疗各种急慢性疾病的新针灸疗法。腹针是薄智云教授通过20多年针灸临床经验的总结发明的，是继承祖国传统医学结合现代医学对经络研究的成果。腹针作用机制在于通过针刺腹部特定的穴位以调整气机阴阳，实现人体阴阳动态平衡，是一种安全、无痛、高效、快捷的临床治疗方法，它有着自己独特的理论基础。

（一）以神阙为中心的系统

神阙位于腹部的中心，相当于脐窝的位置。胎儿时期，脐窝处是脐带，脐带的两端分别连着胎儿腹壁的脐轮和胎盘的子体表面上。脐带从母体摄入氧气、营养物质滋养胎儿，胎儿在母体逐渐发育，形成了以脐为中心向全身输布气血的一个完善的给养系统。新生儿出生时，脐带被剪断，脐带残端变形成了脐窝即神阙。因此神阙先天就具有向四周及全身输布气血的功能。胎儿出生后，即更换了营养的供给方式，脐周给养系统被新的方式所取代，然而其向全身输布气血的通道并未完全消失。这个通道是神阙系统的基础。神阙系统的理论认为"以神阙为核心的大腹部不仅存在着一个已知的与全身气血运行相关的系统，而且还存在着一个尚不被人知的全身高级调控系统，这个系统可能形成于胚胎期"。

（二）腹针与先天经络及后天经络的联系

中医基础理论定义经络是运行气血、联系脏腑和体表及全身各部的通道，是人体功能的调控系统。脐带是从母体运行气血到胎儿并输布胎儿全身的通道，根据上述的定义，脐带是经络形成的最初始的通道和调控系统。在胎儿期，脐带始终是供给气血营养的通道，而且在宏观上会控制供给组织的营养量及发育速度，有效地对胎儿全身的组织和系统进行控制。胎儿出生后，脐带会废弃变成脐窝即神阙，脐周系统向全身提供气血的通道功能会减弱乃至废弃，但是未完全消失，这个先天经络固有的输布气血的系统依然存在。因此，我们可以把以脐带为核心的系统看作全身最早的调控系统和全身营养的供给系统，在中医的理念中可称为先天经络系统。

后天经络系统是中医所言的由经脉、络脉及其连属组织组成的系统。神阙与后天经络系统的关系密切。首先神阙属任脉中的一穴。任脉与冲脉相交会，与督脉相表里，任脉、督脉、冲脉"一源三歧"，三脉经气相通。因此神阙与奇经八脉中的任脉、督脉、冲脉、带脉有着直接关联。同时任脉被称为"阴脉之海"，调节全身的阴经之气血，总任全身阴经之气，联系了所有阴经；督脉被称为"阳脉之海"，调节全身的阳经之气血，总督全身阳经之气，联系了所有阳经；冲脉被称为"十二经脉之海"，调节十二经脉及五脏六腑之气血。因此神阙可分别通过任脉、督脉、冲脉与全身经脉相连通。其次如果把脐周与天枢联结成一个以神阙为轴心的坐标轴的话，我们可以发现，许多重要的穴位集中在纵轴坐标与横轴坐标上。从上面论述我们可以得出，经络分为先天经络与后天经络，以神阙为核心的大腹部存在着一个全身高级调控系统即神阙经络系统，这个系统通过先天经络和后天经络对全身具有宏观调控的作用。

（三）腹针与五脏的联系

腹部首先是五脏六腑的汇聚地，五脏六腑除心、肺位于上焦外，其余脏腑均位于腹腔内。其次，先天经络系统是母系统，内属母体；后天经络系统是子系统，内属脏腑。无论先天经络还是后天经络，均与腹部各脏腑紧密相连。两者皆外联四肢百骸，内联五脏六腑，通过气血调节全身，构成了脏腑经络体系。所以，腹针不仅通过调节先天经络调节脏腑，还可以调节后天经络气血运行达到调节脏腑气血、恢复脏腑功能的目的。

二、腹针处方机制及处方规范化

（一）腹针治疗功能性便秘处方机制

中医将功能性便秘统归于便秘范畴，是由肠道传导功能失常，粪便在肠道内停留时间过久，水液被吸收所致，故而大便干燥排出困难。便秘的发生原因有很多，外因责之于六淫之邪，以燥、热、湿为主，内因责之于饮食不节、劳逸不当等。对于病机，多数医家认为与脾肾功能关系密切。脾为后天之本，气血生化之源，虚则生化乏源，气血不盈，大肠运送无力，血虚津枯无以滋润大肠，则便干燥坚硬。肾为先天之本，五脏阴阳之本，开窍于二阴，能推动和激发脏腑功能，肾虚则肛门收缩无力，有排不尽之感，加之肾阳虚损，又不能蒸发津液温润大肠，大便排出困难，也致便结不通。便秘的病变位置在肠，定位在腹部，因此可以通过腹针刺激腹部的穴位达到调节胃肠动力，恢复脏腑功能的效果。

功能性便秘的腹针处方如下。主穴：引气归元针，中脘、下脘、关元、气海；辅助用穴：天枢、大横。方解：引气归元针中"中脘""下脘"两穴均处于胃脘部，具有理中焦、调升降、促进肠道运动的作用，且肺与大肠相表里，肺手太阴肺经起于中焦，故"中脘""下脘"两穴兼有主肺气肃降以通便的功能；"气海"为气之海，擅于补脾，能复后天之元气以生化气血濡养肠道；"关元"可以培肾固本，肾又主先天之元气从而恢复胃肠道功能。如扁鹊在《黄帝八十一难经》中指出"呼出心与肺，吸入肾与肝，呼吸之间，脾受谷味也，其脉在中"，故引气归元针具有调脾胃、补肝肾之功，可治疗便秘。同时中脘和关元在腹针的处方中为天地针，腹针以神阙为中，中脘为天，关元为地。中脘是胃的募穴，是健脾理胃之要穴，关元是小肠的募穴，有培肾固本、补气回阳之功，天地针是补肾、补脾之方。"大横"有调整脾脏功能、祛湿健脾之功；"天枢"为大肠募穴，可调脾气、通胃经，刺激肠道蠕动。六穴合用，具有补气温阳、调畅三焦之功。故本方有"同补先后天""标本同治"之用。

（二）腹针治疗处方规范化

腹针疗法的基本特点是"处方标准化，操作规范化，辨证条理化"。此特点进一步在针灸疗法上创造了新思路，提高了腹针可重复性和可操作性，促进腹针疗法的普及和发展。

1. 处方标准化

腹针处方的标准化是薄智云教授在长期的医疗实践过程中，在神阙经络调控系统和中医理论指导下，根据临床疾病的规律和特点总结出来的。腹针处方，是依照一定的组成原则和方式，由两个或两个以上穴位配合在一起组成的。腹针处方中有主穴、辅助穴，主穴是以调理相关的脏腑为主要目的，辅助穴，是以治疗临床症状为目的。腹针处方是在有明确的西医疾病诊断下确定主穴，运用中医辨证理念确定辅助穴。因此，腹针治疗疾病的处方有一病一方的特点。这大大提高了临床的可重复性。例如，上述腹针治疗便秘，便秘处方中的主穴是引气归元针包括中脘、下脘、关元、气海，此四穴是治疗便秘的固定穴位。便秘处方中的辅助用穴有天枢、大横，若胃脘胀满可加下脘理气和胃，肾虚较甚可加气海增强补肾的作用。

2. 操作规范化

临床上腹针的操作要求是非常严格的。腹针要求临床患者在首次治疗时必须对其腹部的基本穴位定位进行准确的度量，尤其是对疗效欠佳的患者，在治疗上要多次校对穴位的准确性。穴位是腹针治疗疾病的基础，腹针的每个穴位都有标准的定位点。其次医生要根据患者的体型和疾病选择针具，而且同一个患者治疗同一种疾病要求用同一规格的针具。最后，针刺的深浅度是提高疗效的关键，也是腹针操作规范化的重点。在腹针的临床操作过程中，明确地规定了针刺的深浅，如果穴位的刺激深浅发生变化，则其作用效果也会发生变化。例如，在上方治疗便秘的处方基础上，若胃脘胀满可加下脘理气和胃，若将下脘的针刺深度变浅则有改善脑供血的作用。中脘与关元，中脘的刺激量（针刺较深）大于关元，则调理脾胃；若关元刺激量（针刺较深）大于中脘，则以补肾、补脾为主。

3. 辨证条理化

中医的辨证施治是腹针处方组成原则之一，同时腹针处方是中医"理、法、方、穴"的一部分。腹针主张在西医诊断明确的情况下，运用中医特色整体观念进行辨证论治。腹针以先天经络即神阙系统为核心，内络脏腑外联四肢百骸，把脏腑和经络有机地联合在一起。且腹部是脏腑最集中、经络分布最多的部位。因此腹针疗法是中医治疗五脏疾病的一种形式，中医"人是以五脏为核心的"整体观可以作为腹针处方的一个原则。在临床腹针的处方中，都以"调理脏腑入手，兼顾经脉局部"的多层次、多靶点的整体为治疗原则。腹针的从调理脏腑入手治疗疾病的理念，体现出中医"治病必求于本"的基本特色。

三、腹针治疗功能性便秘的临床优势

功能性便秘是一种功能性肠病，其症状是排便困难、较少或不完全排便。症状发作至少应在诊断前 6 个月出现，症状应在过去 3 个月出现。功能性便秘目前主要的西医治法包括调节饮食结构、养成良好生活习惯、调整心理状态、药物治疗，但是效果不尽如人意。功能性便秘已经成为影响现代人生活质量的重要疾病。近年来，腹针疗法发展迅速，其治疗功能性便秘等相关功能性疾病越来越受到重视。腹针在治疗功能性便秘方面有良好的疗效，同时具有治疗规范、疗效可重复、容易操作、患者痛苦小、易于接受、不良反应少、成本低等优势。现对腹针治疗功能性便秘的临床优势总结如下。

（一）标本同治

中医学认为，五脏六腑的阴阳失于平衡会导致疾病的发生，继而通过经络表达于外，表现出疾病特有的症状，所谓"有诸内必形于外"。中医学强调"治病求于本"，因此在治疗疾病的同时不仅应注意缓解疾病表象的症状，更应该注意内部脏腑阴阳的调整。腹针可通过以神阙为核心的全身高级调控系统即神阙经络系统调节脏腑。首先腹部与五脏六腑有着密切的联系，腹部是五脏六腑的汇聚地，五脏六腑除心、肺位于上焦外，其余脏腑均位于腹腔内。其次脏腑的募穴大多集中在腹部，腹部是脏腑之气聚集、会合之处，针刺腹部具有调整脏腑的功能，不仅可以调整五脏之阴，还可以调整五脏之阳。再次，腹针可以通过刺激先天经络进而调节后天经络气血运行的作用，达到调节脏腑气血、恢复脏腑功能的效果。先天经络内属母体，源于母体脏腑；后天经络内属脏腑，依赖人体气血，两者皆可通过气血调理脏腑。中医的多数医家认为气虚是便秘的病机关键，治疗当以健脾益气为主。腹针的引气归元针具有调脾胃、补肝肾之功，可以从根本上解决便秘的问题。

传统的针灸治疗疾病主要是运用手法刺激身体各部分的穴位，通过经络、腧穴的传导作用，以通经脉、调气血使阴阳归于相对平衡，达到治疗疾病的效果。腹针是传统针灸疗法的一种发展，故具有传统经络的作用。腹针疗法提出"调理脏腑入手，兼顾经脉局部"的原则，先天经络是人体经络的母系统，具有强大的调节脏腑气血的功能，后天经络是人体经络的子系统，具有调节输布局部气血的功能。腹针疗法真正体现了脏腑、经络、局部的有机联系，体现了中医"治病必求于本"和"标本兼顾"的特色。所以腹针不仅可从根本上解决气虚所致便秘，还可以通过促进肠道蠕动治疗便秘。

（二）操作规范、疗效稳定

如今，功能性便秘的治疗只能从整体上调节以达到缓解症状的目的，而且由于不同的患者具有不同的便秘表现，因而很难有针对性、个体化的治疗。在临床功能性便秘的治疗方案上，医生没有统一的治疗操作规范，故治疗效果亦不尽如人意，很难从根本上解决便秘的问题。然而，腹针在临床治疗取穴上具有规范化操作特点。腹针疗法为功能性便秘的取穴制定了规范化的操作规程。首先规定了同身寸取穴。这样就从客观上杜绝了医者因患者的高矮胖瘦不均取穴造成的误差。一般取穴以四指合并为 3 寸（1 寸≈3.3厘米），上腹部从中庭到神阙为 8 寸，下腹部从神阙至耻骨联合上缘为 5 寸，腹部两侧从神阙至腹侧外缘为 6 寸。其次这些尺寸均应作水平线。再者，找准任脉（腹白线）也是关键环节，因为腹部的自然正中线并非总是与腹白线相吻合，薄先生将任脉定位于腹白线的下部，是其几十年的临床经验的总结。取穴的规范化操作除了便于学者易学之外，更有力地保证了疗效的稳定。

（三）无痛安全、不良反应小

"是药三分毒"，功能性便秘的患者会因长期服药而痛苦，同时他们还要考虑药物能否长期使用，安全性如何，以及预期自己是否对药物具有良好的耐受性。腹针很好地解决了这些问题，腹针疗法是一种无痛、安全、几乎无不良反应的针灸新疗法。腹针是在针的作用下将自身的气血通过经络疏引到特定的部位，使机体从阴阳失衡的状态向平衡状态转化，扶助机体正气及祛除病邪，以恢复脏腑功能的疗法。在进行腹针疗法的过程中，可利用针具针刺腹部的穴位，对患者整个内脏实施调理治疗，以气血运行通畅、双向调理机体、扶正祛邪为要，减轻患者长期服药的痛苦，省略药物代谢过程对身体的损害，省略医者因辨证不准导致的疗效偏差。在生理上，腹部具有疼痛感呈弥散、痛觉不敏感的特点。临床上针刺腹部时，若手法相对熟练的医者操作，则患者一般没有痛感，即无痛。所以，临床上凡惧针的患者很乐意接受腹针的治疗。同时，在用腹针治疗疾病时，只需依靠几根小小的针具，此大大节约了临床治疗疾病的成本。因此，腹针疗法是一种无痛、安全、几乎无不良反应的针灸新疗法。

（张北平）

参 考 文 献

薄智云. 2001. 谈谈腹针疗法[J]. 中国针灸，21（8）：474-476.

第十二节 结合肠道微生态探讨便秘的临床治疗方案

一、肠道微生态对便秘的影响

目前，随着人们饮食结构的改变，社会压力的增加及熬夜、吸烟、喝酒等不良生活习惯的形成，便秘人群呈明显增长趋势。我国成人慢性便秘患病率为 4%～6%，并随年龄增长而增加，60 岁以上人群患病率可高达 22%。世界范围内成人慢性便秘患病率2.5%～79%，儿童为 0.7%～29.6%。越来越多的证据表明肠道菌群组成的变化对便秘症状有着一定程度的影响。国内外研究均认为肠道菌群参与了便秘的发生和进展，而肠道微生态制剂作为便秘的辅助治疗亦有一定的效果。

（一）便秘患者存在肠道菌群的改变

Zoppi 等用培养技术比较慢性功能性便秘的婴儿和健康婴儿的粪便发现，便秘患儿的粪便梭状芽孢杆菌和双歧杆菌显著升高，并且梭菌属的种类与健康婴儿也不同。但双歧杆菌属数量也有互相矛盾的报道，KhalifK 等用培养的方法发现，功能性便秘成年患者粪便的双歧杆菌属和乳杆菌属细菌含量均显著降低，并且存在潜在致病性细菌或真菌增多。

马军宇等发现功能便秘患者与健康对照组相比，双歧杆菌属数量和乳酸杆菌属数量均显著减少，肠球菌属数量显著增多。而慢传输型便秘、出口梗阻型便秘、混合型便秘和正常传输型便秘四个不同亚型者肠道菌群异常并无显著差异。

Zhu 等采用高通量焦磷酸测序法对 8 例便秘儿童和 14 例健康儿童的粪便微生物组成进行研究发现，普氏菌门丰度明显降低，厚壁菌门中的几个属水平表达增加。相比健康对照组普氏菌门平均丰度达 31.68%，便秘组的丰度显著降低（仅 2.78%）。厚壁菌门毛螺菌科及疣微菌门的丰度增加。便秘组拟杆菌门（健康人的优势菌群）比例明显降低。

国内黄林生等用 16S rRNA 测序技术检测 V4 区，比较慢性功能性便秘患者与健康对照组之间肠道菌群的差异发现，菌群丰富度差异有统计学意义，而多样性差异无统计学意义。便秘患者肠道中放线菌门丰度显著增加，变形菌门丰度显著降低。

Mancabelli 等纳入 68 例功能性便秘和 79 例健康受试者的 147 个粪便样本进行宏基因组分析。结果发现，与正常对照组相比，功能性便秘患者拟杆菌属、罗氏菌属、粪球菌属的成员减少。健康对照组的肠道微生物在碳水化合物、脂肪酸和脂质代谢方面有丰富的途径，而功能性便秘患者微生物组的特征是，大量的基因参与了氢和甲烷生成及甘油的降解，提示肠道细菌组成和代谢能力的差异可能在功能性便秘患者症状的发展中起重要的作用。

由此可见，无论是培养的方法还是 16S rRNA 测序技术、宏基因组技术，慢性便秘患者都存在肠道菌群改变。

（二）微生态制剂可改善便秘症状

微生态制剂是指对宿主有益的正常菌群或促进菌群生长的物质制成的制剂，可以调节菌群失调，恢复肠道微生态平衡，从而维护宿主健康。微生态制剂主要有益生菌、益生元和合生元三大类。

益生菌是指给予足够量后能够对宿主健康起有益作用的活微生物，可以是单一菌株制成，也可以是多种菌的复合制剂。常用于治疗便秘的益生菌有干酪乳杆菌、嗜酸乳杆菌、鼠李糖乳杆菌、动物双歧杆菌、双歧杆菌等。研究表明，益生菌可作为改善便秘的辅助用药。益生元是指不被宿主消化吸收，可以选择性地刺激肠内有益菌活性或生长繁殖，增进使宿主健康的食物成分，主要为非消化性的低聚糖，如菊粉、乳果糖、低聚果糖、低聚半乳糖、低聚甘露糖等。广义的益生元还包括纤维补充剂。合生元是同时含有益生菌和益生元的制剂，所添加的益生元既能促进制剂中的益生菌生长，又可促进肠道中原生菌群的增殖。

患者摄入一些益生菌可以缓解便秘症状。IBS-C 患者经双歧杆菌治疗后，5-羟色胺分泌增多，肠道动力明显改善。王小蕾等纳入 8 篇国内外文献做系统评价得出：规律摄入益生菌/益生元制剂，可增加功能性便秘患者每周便次并改善大便性状。李豪等纳入 9 篇文献做系统评价发现，双歧杆菌三联活菌胶囊（散）与常规治疗药物联用可以提高儿童功能性便秘的总体疗效，同时可有效降低儿童功能性便秘的复发率。

Picard 等研究发现，副干酪乳杆菌在发酵过程中会增加肠道内短链脂肪酸的浓度，降低肠道整体 pH，缩短肠道转运时间，从而起到缓解便秘的作用。

谭彬对 68 例老年便秘患者采用自身对照试验，给予口服益生菌制剂双歧杆菌三联活菌散治疗，疗程 28 天，观察服药前后患者胃肠道症状、粪便性状及不良反应情况，结果显示，腹痛、腹胀症状和排便次数及性状等明显改善，总有效率为 73.53%，且无明显不良反应。

王晓光等将 216 例老年慢性功能性便秘患者分为益生菌（双歧杆菌四联活菌片）联合益生元（乳果糖口服溶液）治疗组 110 例，单用益生元治疗组 106 例，疗程均为 4 周，结果显示，联合治疗组效果更好，并且不良反应较少。

余英通过大便标本培养研究发现，老年便秘人群肠道中肠杆菌、肠球菌、梭杆菌数量增多，乳酸杆菌、双歧杆菌、类杆菌数量减少。经过微生态制剂治疗后肠杆菌、肠球菌、梭杆菌数量有所下降，乳酸杆菌、双歧杆菌、类杆菌数量有所增高。

以上研究显示，服用微生态制剂可以缓解便秘症状，增加肠道动力，增加功能性便秘患者每周排便次数和改善大便性状，甚至可有效降低功能性便秘的复发率。

二、粪菌移植治疗顽固性便秘

（一）粪菌移植

粪菌移植（FMT）是指分离健康捐赠者粪便中的肠道菌群，通过口服、结肠镜或保留灌肠等途径移植到患者肠道内，通过患者肠道菌群重建而达到治疗疾病目的的方法。FMT 作为一种古老的治疗方法可以追溯到 1700 年前，一位名为葛洪的中医报道了如何通过喂食一些粪便悬液来治疗严重腹泻或食物中毒的患者。外文资料最早记录是 1958 年应用 FMT 成功治疗 4 例重症假膜性肠炎患者。20 世纪 90 年代初，国外开始将 FMT 作为新方法用于慢性便秘患者。2013 年，FMT 首次被写入美国复发性难辨梭状芽孢杆菌感染的治疗指南中，目前已有关于 FMT 治疗复发性艰难梭菌感染、炎症性肠病、肠易激综合征及肥胖症等疾病的研究。

（二）粪菌移植治疗顽固性便秘

田宏亮等对 20 例慢传输型便秘患者行 FMT 治疗，疗程为 9 天，前 3 天为患者肠道准备阶段（口服万古霉素），后 6 天经鼻肠管（入空肠）FMT 治疗。FMT 治疗后患者排便次数明显增加，Wexner 便秘评分明显下降，胃肠生活质量评分升高。

刘巧云等将顽固性功能性便秘患者 60 例随机分为治疗组和对照组，对照组给予聚乙二醇电解质散剂，治疗组给予聚乙二醇电解质散剂+FMT，疗程 4 周。与对照组相比，治疗组 Bristol 粪便性状量表评分明显增加，便秘症状自评量表和便秘患者生活质量量表评分均明显下降。

葛晓龙等应用 FMT 联合水溶性膳食纤维和益生菌治疗慢传输型便秘，患者治疗后便秘患者症状自评量表便秘症状评分较治疗前明显下降，每周自主排便次数明显增加，胃肠生活质量评分明显升高，且患者治疗效果维持稳定。治疗后及随访 12 周期间患者均未出现严重不良反应。提示 FMT 可明显改善患者便秘症状及生活质量。

黄迎春等对一例 58 岁女性功能性便秘病例报道显示，给予患者 300ml 粪菌液行 FMT 治疗，出院 6 个月后随访发现患者的便秘症状逐月改善，排便次数为每日至少 1 次，无排便困难表现，粪便性状 Bristol 分型 4～5 型，并且腹部膨胀和腹痛症状消失。

从目前的研究来看，FMT 治疗顽固性便秘具有一定的优势，可改善便秘症状，增加排便次数，提高胃肠生活质量评分。尽管世界各国对 FMT 技术越来越重视，国内张发明教授研究团队已研制出了世界上首套全智能化粪菌分离系统，但目前用于顽固性便秘的治疗还存在一些问题，如适应证的明确界定、移植剂量及途径、粪菌的制备工艺等缺乏临床研究及统一规范等。

三、肠道微生物的代谢产物或可指导便秘的治疗

消化道中栖息着庞大的菌群，各类菌群除了维持自身的代谢活动外，当食物进入人体肠道后，也对营养物质代谢发挥巨大作用。它们的代谢产物可能又为其他一些细菌提

供营养物质，由此产生的食物链交叉连接并相互影响。

Jenkins 等认为，可溶性膳食纤维为高水溶性，可通过发酵产生短链脂肪酸，包括乙酸、乳酸、丁酸，酸性物质使肠道 pH 改变，有益菌的繁殖环境得到改善，从而加快肠蠕动。发酵代谢产物如醋酸盐可增快结肠血流，丁酸盐可使结肠黏膜水钠吸收增加并促进肠上皮细胞增殖，从而改变肠道生理状态和影响排便过程。

肠道内的双歧杆菌能酵解寡糖等产生乙酸和乳酸，促进肠道运动和排便。当肠道菌群紊乱，双歧杆菌等常驻厌氧菌数量下降时，难以消化的寡糖在大肠中堆积而无法被酵解。缺少双歧杆菌的酵解会导致腹胀、腹痛、便秘。便秘进一步加重肠道菌群的紊乱，形成恶性循环。由此可见，肠道代谢产物对于便秘的发生具有重要的作用，从代谢产物角度进行对便秘的干预也将是未来研究的热点问题。

四、微生态的平衡是便秘治疗的一个方向

虽然《2013 年中国慢性便秘诊治指南》未将益生菌制剂列入慢性便秘的治疗手段，但目前认为，对慢性便秘患者，促进其肠道益生菌的增殖是非常重要的。对于益生菌治疗慢性便秘的实验及临床研究也日趋严谨，证明其有效性的资料也在逐渐积累，应用益生菌治疗慢性便秘已受到临床重视。

便秘的不同分型对肠道菌群的影响可能也是不同的。功能性便秘临床可分为慢传输型便秘、出口梗阻型便秘等类型。针对不同便秘分型的菌群靶向治疗，配合患者生活方式、饮食、运动、心理状态等方面的调节，可能会取得满意的治疗效果。

范建高教授认为，FMT 可能是顽固性难治性便秘的一个替代治疗方法，但此方法变成常态常规使用还有一段较长的路要走。因为 FMT 的长期治疗效果及远期的安全性问题还有待进一步研究，他人的粪菌移植到体内的定居情况等，这些都有待探讨。当前就 FMT 治疗来讲，退而求其次，可以做益生菌的移植或应用益生元，或者应用益生菌的代谢产物发挥治疗作用。

目前 FMT 治疗便秘的生物效价从药用卫生经济学的角度来讲还不高，我们必须要研究便秘患者粪菌的微生物的组学和它的一些相关的改变，哪些菌的减少和便秘密切相关，以便于我们补其所缺，这样益生菌的精准移植才能够对我们广大的便秘患者带来福音。针对有差异的菌群的基础研究，重新恢复便秘人群的肠道微生态平衡有望未来成为便秘治疗的一个重要方向。

除了益生菌和益生元外，肠道菌群的代谢产物或许可替代我们的 FMT。通俗来说，菌群的代谢产物可分为有益的和有害的，我们希望减少有害的，增加有益的，或者说减少的有益的代谢产物我们希望它能够恢复到正常状态。这也是现在的一个研究热点，像短链脂肪酸，特别是丁酸，我们已经看到了它对很多疾病的治疗前景，当前利用肠道菌群的一些代谢产物治疗便秘理论上是可行的。另外，肠道菌群与胆汁酸的产量和胆盐的形成密切相关，那么从胆盐与胃肠动力的角度来探讨微生物的靶向治疗对患者的帮助也是一条思路。

最后，要实现微生态平衡，让其持久化良性发展，我们要慎用抗生素，要慎用质子泵抑制剂，饮食还要多样化，主动预防一直胜于被动治疗。

（范建高）

参 考 文 献

毕洪玲，张桂兰，何嬬，等. 2003. 便秘患者肠菌群的调查[J]. 临床军医杂志，31（3）：82-84.

黄林生，高仁元，严雪冰，等. 2017. 慢性功能性便秘患者的肠道菌群分析[J]. 中华结直肠疾病电子杂志，6（2）：121-126.

李豪，杨永志，杨蓉，等. 2016. 双歧杆菌三联活菌胶囊/散治疗儿童功能性便秘临床疗效的 Meta 分析[J]. 中国微生态学杂志，28（9）：1034-1039.

刘巧云，张松，曹海超，等. 2016. 粪菌移植联合聚乙二醇治疗顽固性功能性便秘的疗效观察[J]. 现代生物医学进展，16（11）：2066-2069.

马军宇，张艳丽，李昭颖，等. 2013. 重度功能性便秘的肠道菌群状况研究[C]. 2013 中华医学会北京分会消化系病学术年会.

谭彬. 2014. 益生菌对老年功能性便秘患者的临床研究[J]. 中外医学研究，（20）：136-137.

田宏亮，丁超，龚剑锋，等. 2015. 粪菌移植治疗慢传输型便秘 20 例临床研究[J]. 中国实用外科杂志，35（8）：873-875.

王小蕾，王蔚虹，戴芸，等. 2014. 益生菌/益生元制剂治疗功能性便秘效果的系统评价和 Meta 分析[J]. 临床药物治疗杂志，12（4）：33-38.

王晓光，石振东，王国江. 2014. 益生菌联合益生元治疗老年慢性功能性便秘临床分析[J]. 中国临床新医学，7（12）：1150-1152.

余英. 2010. 老年性便秘与肠道菌群失调的相关性及药物干预性研究[J]. 胃肠病学和肝病学杂志，19（12）：1133-1135.

中华医学会消化病学分会胃肠动力学组，中华医学会外科学分会结直肠肛门外科学组. 2013. 中国慢性便秘诊治指南（2013，武汉）[J]. 胃肠病学，18（10）：605-612.

Agrawal A，Houghton L A，Morris J，et al. 2009. Clinical trial：the effects of a fermented milk product containing Bifidobacterium lactis DN-173 010 on abdominal distension and gastrointestinal transit in irritable bowel syndrome with constipation[J]. Aliment Pharmacol Ther，29（1）：104-114.

Ge X，Ding C，Gong J，et al. 2016. [Short-term efficacy on fecal microbiota transplantation combined with soluble dietary fiber and probiotics in the treatment of slow transit constipation][J]. Zhonghua Wei Chang Wai Ke Za Zhi，19（12）：1355-1359.

Huang Y，Wang X，Li X，et al. 2016. Successful fecal bacteria transplantation and nurse management for a patient with intractable functional constipation：a case study[J]. Holist Nurs Pract，30（2）：116-121.

Jenkins D J，Jenkins A L，Wolever T M，et al. 1986. Fiber and starchy foods：gut function and implications in disease[J]. Am J Gastroenterol，81（10）：920-930.

Khalif I L，Quigley E M，Konovitch E A，et al. 2005. Alterations in the colonic flora and intestinal permeability and evidence of immune activation in chronic constipation[J]. Dig Liver Dis，37（11）：838-849.

Mancabelli L，Milani C，Lugli G A，et al. 2017. Unveiling the gut microbiota composition and functionality associated with constipation through metagenomic analyses[J]. Sci Rep，7（1）：9879.

Mazlyn M M，Nagarajah L H，Fatimah A，et al. 2013. Effects of a probiotic fermented milk on functional constipation：a randomized，double-blind，placebo-controlled study[J]. J Gastroenterol Hepatol，28（7）：1141-1147.

Mugie S M，Benninga M A，Di L C. 2011. Epidemiology of constipation in children and adults：a systematic review[J]. Best Pract Res Clin Gastroenterol，25（1）：3-18.

Picard C，Fioramonti J，Francois A，et al. 2005. Review article：bifidobacteria as probiotic agents - physiological effects and clinical benefits[J]. Aliment Pharmacol Ther，22（6）：495-512.

Riezzo G，Orlando A，D'Attoma B，et al. 2012. Randomised clinical trial：efficacy of lactobacillus paracasei-enriched artichokes in the treatment of patients with functional constipation-a double-blind，controlled，crossover study[J]. Aliment Pharmacol and Therapeutics，35（4）：441-450.

Zhu L，Liu W，Alkhouri R，et al. 2014. Structural changes in the gut microbiome of constipated patients[J]. Physiol Genomics，46（18）：679-686.

Zoppi G，Cinquetti M，Luciano A，et al. 1998. The intestinal ecosystem in chronic functional constipation[J]. Acta Paediatr，87（8）：836-841.

第十三节 功能性便秘临床治疗方案的选择

功能性便秘是临床常见病，主要由于饮食及心理因素引起，表现为排便次数减少、粪质干燥坚硬、排便困难费力等，无器质性病变。近年来其发病率逐渐升高，严重影响患者的生活质量。

一、功能性便秘的临床治疗方法

（1）调整生活方式：合理的膳食、多饮水、运动、建立良好的排便习惯是慢性便秘的基础治疗措施。推荐每日摄入纤维素含量 25～35g，至少饮水 1.5～2.0L/d，适度体育锻炼。鼓励患者建立良好的排便习惯，在晨起或餐后 2 小时内尝试排便，排便时减少外界因素干扰。

（2）药物治疗：容积性泻药、促动力药、促分泌药、灌肠药和栓剂。

（3）精神心理治疗：给予合并精神心理障碍、睡眠障碍的患者心理指导和认知疗法、抗抑郁焦虑药物、于精神心理科接受专科治疗。注意个体敏感性和耐药性的差异。

（4）生物反馈：慢传输型便秘不是生物反馈治疗的指征，有条件者可试用，对于混合型便秘患者先予生物反馈治疗，无效时考虑加用泻剂。生物反馈治疗能持续改善患者的便秘症状、心理状况和生活质量。

（5）其他治疗方法：益生菌、中药、针灸、按摩、骶神经刺激。

（6）手术治疗：当患者症状严重影响其工作和生活，且经过一段时间严格的非手术治疗无效时，可考虑手术治疗，但一定要掌握好手术适应证。

二、便秘治疗药物的循证医学证据

循证医学对临床合理用药和减少药源性疾病具有重要意义，循证医学实现了既要重视个人临床经验，又要强调采用现有的、最佳的研究依据，达到用药有根据，根据有强度，尊重证据，客观地评价药物，包括疗效、相互作用和不良反应（表 4-1，表 4-2）。

表 4-1　2010 年世界胃肠组织全球指南

常用的便秘治疗方案		推荐水平和证据等级
容积性泻药	欧车前	Ⅱ级，B 级
	聚卡波非钙	Ⅲ级，C 级
	麦麸	Ⅲ级，C 级
	甲基纤维素	Ⅲ级，C 级
渗透性泻药	聚乙二醇	Ⅰ级，A 级
	乳果糖	Ⅱ级，B 级
软化剂	磺基丁二酸钠二辛酯	Ⅲ级，C 级
刺激性泻药	比沙可啶/匹可硫酸钠	Ⅱ级，B 级
	番泻叶	Ⅲ级，C 级

续表

常用的便秘治疗方案		推荐水平和证据等级
其他	普卡洛必利	Ⅰ级，A级
	鲁比前列酮	Ⅰ级，A级
	对排便障碍使用生物反馈治疗	Ⅰ级，A级
	利那洛肽	Ⅱ级，B级
	对严重的结肠无力进行手术	Ⅱ级，B级

表 4-2　便秘治疗药物的循证医学评价

分类	药物	证据水平	推荐级别
渗透性泻药	乳果糖	Ⅰ级	A级
	聚乙二醇	Ⅰ级	A级
容积性泻药	欧车前	Ⅱ级	B级
	麦麸	Ⅲ级	C级
	甲基纤维素	Ⅲ级	C级
	聚卡波非钙	Ⅲ级	C级
刺激性泻药	比沙可啶	Ⅱ级	B级
	番泻叶	Ⅲ级	C级
软化剂	磺基丁二酸钠二辛酯	Ⅲ级	C级
促动力药	普芦卡比利	Ⅰ级	A级
促分泌药	鲁比前列酮	Ⅰ级	A级
	利那洛肽	Ⅱ级	B级

资料来源：《中华老年医学杂志》老年人慢性便秘的评估与处理专家共识

通便药的作用机制如下所述。

1. 渗透性泻药

渗透性泻药在肠内形成高渗状态，吸收水分，增加粪便体积，刺激肠道蠕动，促进排便，可用于轻、中度便秘患者。乳果糖除了形成高渗状态外，还有益生元的作用。张颖等一项 Meta 分析显示，乳果糖治疗功能便秘总有效率明显优于对照组（79.2%对比36.4%）（OR=7.14，95% CI 2.93～17.38）。而对于老年患者，乳果糖治疗其显效率和总有效率增加更显著，无肠道刺激性，不良反应轻微。本品适用性高，可用于老年人、儿童、婴儿和孕妇各个年龄组，但分解可出现胃肠胀气的表现。赵煜等一项 Meta 分析显示，聚乙二醇治疗儿童功能性便秘，可增加儿童每周大便次数和改善大便性状。有研究认为，聚乙二醇4000 散的不良反应罕见而且比较轻微，对孕产妇、老人和儿童均比较安全。

2. 容积性泻药

容积性泻药在肠道内不被吸收，通过滞留粪便中的水分，增加粪便含水量和粪便体积从而起通便作用，主要用于轻度便秘患者。我国上海的一项欧车前亲水类黏胶治疗便秘多中心临床研究显示，对 132 例便秘患者给予欧车前亲水类黏胶，10 天为 1 个疗程，结果发现总有效率达 91.9%，年龄大于 60 岁的老年便秘患者的总有效率仍达 84.9%，不良反应轻微，患者耐受性好。麦麸可显著增加大鼠粪便产量，正常细菌、水分的作用，显著增加盲肠内挥发性脂肪酸含量并显著降低大鼠盲肠内 pH 的作用，具有软化粪便和促进肠道蠕动的作用，使粪便在肠道中的停留时间缩短。周密妹等动物实验发现，羧甲基纤维素钠颗粒对小鼠燥结型便秘作用显著，并呈现明显的量效关系，具有致泻作用。国内一项随机、双盲、安慰剂对照多中心临床试验显示，聚卡波非钙 2 片每日 3 次口服，组内比较便秘型肠易激综合征患者总体症状和每周便秘严重程度较治疗前均有显著改善。服药时应补充足够的液体，以防发生肠道机械性梗阻，但本品摄入过多可发生胃肠胀气，尤其是部分重度便秘伴有早饱、腹胀的上消化道不良症状的患者。另外，此类药品不适用于有粪便嵌塞、肠道梗阻性病变的患者。

3. 刺激性泻药

刺激性泻药作用于肠神经末梢，释放运动性神经递质、拮抗抑制性神经递质或直接作用于平滑肌，增强肠道动力和刺激肠道分泌。一个来自英国 27 个多中心随机平行、双盲、安慰剂对照临床试验，比沙可啶组 10mg 每天 1 次，患者每天使用电子日记记录与便秘有关的信息，结果显示，比沙可啶组完整自发性排便运动（complete spontaneous bowel movements，CSBMS）数目较对照组明显增多，并可明显增加自发排便次数、改善便秘相关症状。和组内基线数据相比，便秘患者的生活质量评分的所有分量表与安慰剂组相比，都有明显改善，且耐受性良好。陶黎明等采用自身交叉对照研究小剂量番泻叶浸液预防治疗化疗后便秘，试验分为 AB 与 BA 组，AB 组指第 1 个化疗周期给予 40mg/kg 番泻叶浸液，第 2 个化疗周期给予粗纤维饮食；BA 组则相反。结果发现，番泻叶浸液治疗便秘总有效率显著高于粗纤维饮食（92.68%对比 10.93%，$P<0.01$），且方便、安全。但此类药不良反应有腹部绞痛，恶心，腹胀，腹泻；长期使用可能导致不可逆的肠神经损害且对电解质有影响；长期使用蒽醌类泻药可致结肠黑变病；比沙可啶和匹可硫酸钠有效，但需谨慎使用，尤其是用于老年患者。

4. 促动力药

促动力药主要作用于肠神经末梢，释放运动性神经递质，增加肠道动力，促进排便。其主要应用于排便次数少，粪便干硬的慢传输型便秘患者。普芦卡比利已被欧洲药品管理局批准用于泻药治疗失败的成年便秘患者，目前多个国家也批准用于治疗便秘，剂量成人 2mg/d，老年患者 1mg/d，多个随机临床试验也证明了其有效性和安全性。常见不良反应有腹泻、腹痛、恶心和头痛等。

5. 促分泌药

促分泌药刺激肠液分泌，促进排便，代表药物有鲁比前列酮、利那洛肽。鲁比前列酮是前列腺素 E_1 衍生物，可选择性地激活 2 型氯离子通道，促进胃肠道分泌、增强肠道传输。2006 年经美国食品药品监督管理局批准用于治疗慢性特发性便秘，2008 年批准用于治疗女性 IBS-C（只用于 18 岁以上女性患者），2013 年美国食品药品监督管理局批准鲁比前列酮用于治疗阿片类药物引起的便秘。在美国进行的 2 项Ⅲ期随机试验数据的结果合并分析显示，接受鲁比前列酮治疗的患者在开始用药 24 小时、48 小时出现自发性排便的比例为 60%和 80%，而安慰剂组相应数值为 35%和 63%，并可改善便秘的严重程度、腹部不适感。利那洛肽于 2012 年经美国食品药品监督管理局批准用于治疗成人慢性特发性便秘和便秘型肠易激综合征患者。常见不良反应主要为胃肠道症状。国内研究发现，和安慰剂相比，利那洛肽可以减轻腹痛、增加完全性自发排便、改善患者生活质量、改善大便性状，且用药安全性好。常见不良反应（发生率至少 2%）有腹泻、腹痛、胀气和腹胀。

6. 微生态制剂

微生态制剂可改善肠道内微生态，促进肠蠕动，有助于缓解便秘症状，可作为老年人慢性便秘的辅助治疗。有研究显示，单用乳果糖或枯草杆菌二联活菌肠溶胶囊治疗慢性功能性便秘有效率均可达 60% 以上，而两者联合应用有效率可达 88.57%，可见微生态制剂对便秘具有一定的疗效。有文献报道，罗伊氏乳杆菌能够增加肠道运动频率，益生菌可改善排便时的费力程度，减少肠道传输时间，增加每周排便的次数。另外，粪菌移植对于便秘的治疗也显示出独到的效果，田宏亮等采用粪菌移植治疗慢传输型便秘 20 例，整个疗程为 9 天，前 3 天为患者每日口服万古霉素治疗做肠道准备，胃镜下放置鼻肠管后至医院接受 6 天的粪菌移植治疗，结果显示，治疗后患者排便次数明显增加，Wexner 便秘评分明显下降，胃肠生活质量评分升高，与治疗前差异均有统计学意义，随访期间未发生严重不良反应。

三、便秘治疗药物的选择原则

便秘的治疗以生活方式的调整（足够的水分及纤维素摄入、合理运动、建立良好的排便习惯等）为基础，并根据具体情况运用药物治疗。而治疗药物的选择需遵循以下原则。

便秘治疗药物的选择应考虑药效、安全性、药物依赖性及费效比；刺激性泻药的特点是导泻作用快、效力强，使用不宜超过 1 周，对大便嵌顿和需迅速通便者可优先考虑，但要避免长期使用刺激性泻剂；对粪便嵌塞者，可用清洁灌肠或用润滑液状石蜡清除嵌塞粪块。合并内痔者可用复方角菜酸酯制剂。对合并精神心理障碍、睡眠障碍的患者给予心理指导和认知疗法；合并明显心理障碍的患者给予抗抑郁焦虑药物；存在严重精神心理异常的患者应转至精神心理科接受专科治疗，注意避免选择多靶点作用的抗抑郁焦虑药物，注意个体敏感性和耐受性的差异。

对轻度和中度慢性便秘患者，合并有高血压、心肾功能不全等基础病，或年老体弱患者，应慎用含镁、钠、钾等的渗透性泻盐，宜选用温和、安全的乳果糖等泻药，当一种药物疗效不佳时，可联合应用通便药。

四、便秘的分级诊治策略

我国大多数慢性便秘患者在基层医疗机构接受诊治，根据病情严重程度进行分级诊断、分层治疗，既能正确诊断、合理有效治疗，又能减少不必要的检查、降低诊治费用。

一级诊治：适用于多数轻、中度慢性便秘患者。首先应详细了解病史（特别注意用药史）、体格检查，行肛门直肠指诊，粪常规检查，包括隐血试验。若年龄 >40 岁、有报警征象、对疾病过度担心者，可进行辅助检查以明确是否存在器质性疾病，并做相应处理，否则可选择经验性治疗。强调生活方式调整、认知疗法，慎用引起便秘的药物，根据患者便秘特点选用容积性泻药、渗透性泻药、促动力药，疗程为 2～4 周。若治疗无效，可考虑加大剂量或联合用药。

二级诊治：主要对象为经验性治疗无效的患者，可酌情选择进行结肠传输试验、肛管直肠测压和（或）球囊逼出试验，并初步评估心理状况，确定便秘类型后进一步选择治疗方案。混合型便秘患者先进行生物反馈治疗，无效时加用泻药。

三级诊治：主要对象是对二级诊治无效的患者，应对患者进行重新评估，注意患者是否已改变不合理的生活方式和排便习惯、有无特殊原因引起的便秘，尤其是与便秘密切相关的结肠、肛门直肠形态异常，注意患者的依从性、治疗是否规范、患者有无精神心理障碍等。这些患者多是经多种治疗而疗效不满意的难治性便秘患者，需进一步安排结肠和肛门直肠形态学、功能学检查，必要时需多学科包括心理科的会诊，以确定合理的个体化综合治疗方案。对于仍无效的患者，需评估手术风险和患者的获益，严格掌握适应证，慎重选择手术治疗。

（王瑞玲）

参 考 文 献

邓伟. 2010. 聚乙二醇4000散治疗功能性便秘的临床分析[J]. 中国现代药物应用, 4（2）: 111-112.

何录香. 2012. 关于泻药的合理应用[J]. 临床合理用药杂志, 5（35）: 94.

黄林生, 高仁元, 孔程, 等. 2017. 慢性功能性便秘的微生态治疗进展[J]. 传染病信息, 30（3）: 151-155.

黄显斌, 郭天康, 杨屹立, 等. 2015. 利那洛肽对便秘型肠易激综合征有效并改善患者生活质量的Meta分析[J]. 世界华人消化杂志, 23（1）: 156-162.

聚卡波非钙协作组, 袁耀宗. 2007. 聚卡波非钙治疗便秘型肠易激综合征的随机、双盲、安慰剂对照多中心临床试验[J]. 中华消化杂志, 27（10）: 685-688.

梁丽娜, 范小倩, 于志刚, 等. 2016. 乳果糖联合枯草杆菌二联活菌治疗老年慢性功能性便秘的疗效[J]. 世界华人消化杂志, 24（2）: 316-321.

刘晓峰. 2017. 慢性便秘非手术治疗的进展[J]. 中华消化病与影像杂志（电子版）, 7（2）: 49-52.

刘新华, 许国铭. 1999. 欧车前亲水类黏胶治疗便秘多中心临床研究[J]. 中华内科杂志, 38（1）: 52-53.

马培奇. 2010. 瑞士批准鲁比前列酮长期治疗慢性特发性便秘[J]. 上海医药, 31（1）: 15.

陶黎明, 熊建萍, 刘同欣, 等. 2012. 小剂量番泻叶浸液预防治疗化疗后便秘自身交叉对照研究[J]. 中国中西医结合杂志, 32（1）: 47-49.

田宏亮, 丁超, 龚剑锋, 等. 2015. 粪菌移植治疗慢传输型便秘20例临床研究[J]. 中国实用外科杂志, 35（8）: 873-875.

杨继章, 杨树民. 2003. 循证医学与合理用药[J]. 上海医药, 24（12）: 555-557.

岳岭, 李伟, 崔小兵, 等. 2009. 麦麸药用价值的研究现状[J]. 科技信息, （26）: 11-12.

占煜, 唐学贵. 2014. 促分泌剂治疗慢性便秘的研究进展[J]. 中国新药杂志, 23（21）: 2509-2513.

张颖, 保志军, 张赣生, 等. 2015. 乳果糖口服液治疗功能性便秘疗效的系统评价[J]. 中国老年学杂志, 35: 6470-6473.

赵煜, 张书红, 司徒爱明, 等. 2017. 聚乙二醇治疗儿童功能性便秘临床疗效的Meta分析[J]. 天津医药, 45（7）: 756-762.

中华医学会老年医学分会中华老年医学杂志编辑委员会. 2017. 老年人慢性便秘的评估与处理专家共识[J]. 中华老年医学杂志, 36（4）: 371-381.

周密妹, 耿立坚. 1996. 羧甲基纤维素钠颗粒的致泻作用[J]. 中国药科大学学报, 27（7）: 429-431.

Barish C F, Drossman D, Johanson J F, et al. 2010. Efficacy and safety of lubiprostone in patients with chronic constipation[J]. Dig Dis Sci, 55（4）: 1090-1097.

Ford A C, Suares N C. 2011. Effect of laxatives and pharmacological therapies in chronic idiopathic constipation: systematic review and meta-analysis[J]. Gut, 60（2）: 209-218.

Kamm M A, Mueller-Lissner S, Wald A, et al. 2011. Oral bisacodyl is effective and well-tolerated in patients with chronic constipation[J]. Clin Gastroenterol Hepatol, 9（7）: 577-583.

Shin A. Patient considerations in the management of chronic constipation: focus on prucalopride[J]. Patient Prefer Adherence, 10: 1373-1384.

第十四节　慢性便秘患者合并焦虑抑郁状态的评估与治疗

一、焦虑、抑郁状态的诊断与评估

2016 年《综合医院焦虑、抑郁与躯体化症状诊断治疗的专家共识》首先对焦虑、抑郁与躯体化"状态"和"障碍"等临床诊断用语进行区分与描述，有助于临床使用。"状态"一般指严重程度达中等或以上，超出患者承受或调节能力，对生活和社会功能造成影响，需要医学处理的状况；"障碍"则符合精神科相关疾病诊断标准。

心理问题是一个非常复杂的问题，常和器质性疾病交织在一起。实际上，多数患者来就诊时伴有一定程度的精神心理问题，这就需要医生较早地辨认出患者是否存在心理精神的异常，为患者减少不必要的检查，减轻经济负担。

（一）焦虑、抑郁相关概念

1. 焦虑

焦虑通常是一种处于应激状态时的正常情绪反应，表现为内心紧张不安、预感到似乎要发生某种不利情况，属于人体防御性的心理反应，多数不需要医学处理。焦虑状态是一组症状综合征，包括躯体性焦虑症状、精神性焦虑症状及坐立不安等运动性焦虑症状，个体有与处境不相符的情绪体验，可伴睡眠困难，属病理性，一般需要医学处理。焦虑状态是指对患者生活和社会功能造成明显影响的中度以上焦虑，但临床诊断需要医生识别是否达障碍（焦虑症）程度以便做出转诊精神科等正确的处理。

2. 抑郁

抑郁是一种负性情绪，以情绪低落为主要表现，对平时感到愉快的活动兴趣降低。一般为正常心理反应，持续时间短，多数不需要医学处理。抑郁状态是一组症状综合征，以显著抑郁心境为主要特征，丧失兴趣或愉快感，表现有情绪、行为和躯体症状，一般为病理性，持续时间略长，需要医学处理。抑郁状态是对患者生活和社会功能造成影响的中度以上的抑郁，同样需要正确识别，及时转诊。

（二）焦虑、抑郁症状的识别

1. 焦虑症状

全身症状：失眠、疼痛、头昏、头晕、乏力、出汗。

自主神经功能失调症状：心悸、胸闷、呼吸困难、喉部鼻腔堵塞感、恶心、呕吐、腹痛、腹泻、尿频、尿急。

情感症状特点：与处境不相符的紧张不安、过分担心、心烦、害怕或恐惧、易怒等。

焦虑的心理行为症状：坐立不安、搓手顿足、颤抖、身体发紧僵硬、深长呼吸、经常叹气、反复询问、言语急促、过度要求医师给予安慰或保证、警觉性和敏感性增高、注意力难集中等。

2. 抑郁症状

无力感：精力不足或疲劳感、食欲下降、胃肠功能紊乱、体重减轻、失眠、疼痛、周身不适、性功能下降等。

无用感：面容愁苦、唉声叹气、情感脆弱易哭泣、言语减少、语速缓慢、反应迟钝、注意力难以集中，患者自觉情绪高兴不起来、无愉快感、对以往喜好的事物与活动不再感兴趣、对前途丧失信心、悲观失望、自我评价低、自卑自责，严重者有消极念头或行为。

（三）焦虑、抑郁的评估

1. 焦虑的评估

（1）推荐使用简便易操作的"焦虑90秒4问题询问法"快速初步筛查焦虑（表4-3）。

表4-3 焦虑90秒4问题询问法

问题	阳性
你认为你是一个容易焦虑或紧张的人吗？	是（了解是否有焦虑性人格或特质）
最近一段时间，你是否比平时更感到焦虑或忐忑不安？	是（了解是否有广泛性焦虑）
是否有一些特殊场合或情景更容易使你紧张、焦虑？	是（了解是否有恐慌）
你曾经有过惊恐发作吗，即突然发生的强烈不适感或心慌、眩晕、感到憋气或呼吸困难等症状？	是（了解是否有惊恐）

注：如果回答阳性（即是或有）有2项以上，则需进一步做精神检查或转诊专科医师以明确诊断

（2）适合广泛性焦虑快速评估的筛查量表（广泛性焦虑障碍量表）见表4-4。

表4-4 广泛性焦虑障碍量表

	完全不会	几天	一半以上日子	几乎每天
1. 感觉紧张、焦虑或急切	0	1	2	3
2. 不能够停止或控制担忧	0	1	2	3
3. 对各种各样的事情担忧过多	0	1	2	3
4. 很难放松下来	0	1	2	3
5. 由于不安而无法静坐	0	1	2	3
6. 变得容易烦恼或急躁	0	1	2	3
7. 感到害怕，似乎将有可怕的事情发生	0	1	2	3

注：总分5分可能有焦虑，10分以上肯定有焦虑情绪

（3）其他评估方法：焦虑自评量表，根据评分可分为轻、中、重度焦虑；有测评人员及条件的医院可选用汉密尔顿焦虑量表等他评量表。如量表评估程度为中度以上，建议做进一步疾病诊断以明确是否符合焦虑障碍及判断相应的焦虑障碍类型。

2. 抑郁的评估

（1）推荐使用"抑郁90秒4问题询问法"快速初步筛查抑郁（表4-5）。

表 4-5 抑郁 90 秒 4 问题询问法

问题	阳性
过去几周（或几月）是否感到无精打采、伤感，或对生活的乐趣减少了？	是
除了不开心之外，是否比平时更悲观或想哭？	是
经常早醒吗（事实上并不需要那么早醒来）？	是
近来是否经常想到活着没意思？	是

注：如果回答皆为阳性（即是或有），则需要进一步精神检查

（2）简单、有效的患者健康问卷-9 项量表见表 4-6、表 4-7。

表 4-6 患者健康问卷-9 项量表

问题	0 分	1 分	2 分	3 分
1. 做事时提不起劲或没有兴趣	①完全不会	②好几天	③一半以上的天数	④几乎每天
2. 感到心情低落、沮丧或绝望	①完全不会	②好几天	③一半以上的天数	④几乎每天
3. 入睡困难、睡眠不好或睡眠不足	①完全不会	②好几天	③一半以上的天数	④几乎每天
4. 感觉疲倦或没有活力	①完全不会	②好几天	③一半以上的天数	④几乎每天
5. 食欲不振或吃太多	①完全不会	②好几天	③一半以上的天数	④几乎每天
6. 觉得自己很糟，或觉得自己很失败，或让自己或家人失望	①完全不会	②好几天	③一半以上的天数	④几乎每天
7. 对事物专注有困难，如阅读报纸或看电视时	①完全不会	②好几天	③一半以上的天数	④几乎每天
8. 动作或说话速度缓慢到别人已经觉察？或正好相反——烦躁或坐立不安、动来动去的情况更胜于平常	①完全不会	②好几天	③一半以上的天数	④几乎每天
9. 有不如死掉或用某种方式伤害自己的念头	①完全不会	②好几天	③一半以上的天数	④几乎每天

表 4-7 患者健康问卷-9 项量表的评分规则及治疗建议

分值	结果分析	治疗建议
0～4 分	没有抑郁	无
5～9 分	轻度抑郁	观察等待：随访时复查患者健康问卷-9 项
10～14 分	中度抑郁	制订治疗计划，考虑咨询，随访和（或）药物治疗
15～19 分	中重度抑郁	积极药物治疗和（或）心理治疗
20～27 分	重度抑郁	立即首先选择药物治疗，若严重损伤或对治疗无效，建议转移至精神疾病专家，进行心理治疗和（或）综合治疗

（3）其他评估方法：另外也可选用量表条目更为详细的 Zung 抑郁自评量表、贝克抑郁自评量表、综合性医院焦虑抑郁量表等自评问卷，有测评人员及条件的可选用汉密尔顿抑郁量表等他评量表。对量表评估中度以上的抑郁患者建议做进一步疾病诊断以明确是否符合抑郁障碍诊断标准。

（四）心理状态诊疗流程

一般不主张非精神科医生做出"障碍"诊断，但非精神科医生对慢性便秘伴有心理状态的准确判断及精神障碍的规范识别有助于患者得到重视和恰当的处理（图 4-1）。

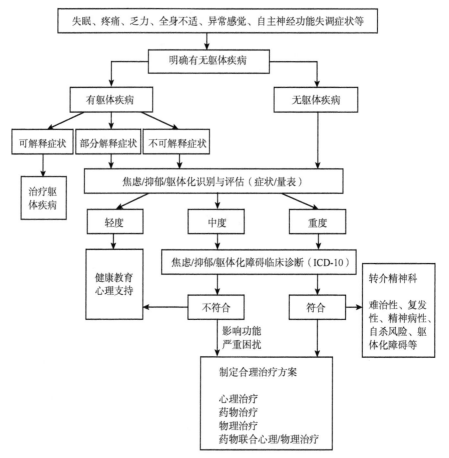

图 4-1　心理状态诊疗流程

　　图 4-1 中的躯体症状是患者常见的主诉,但是无法用躯体的病因病理来解释。患者大多关注其躯体症状所致的痛苦及其不良后果,一般并不主动诉其情绪体验,所以对临床慢性便秘尤其是难治性便秘患者,医生要主动详细询问患者的经历及情感上的变化以捕捉患者心理。

　　首先,需要在患者就诊时收集除了便秘以外合并的一些全身症状的信息,如询问患者失眠、精神状态等方面的问题,部分患者在描述病情时,连篇累牍,导致医生难以表态,这种患者通常合并有一定程度的焦虑情况,此时医生必须要有所认识。参考“焦虑抑郁 90 秒 4 问题询问法”量表,询问患者日常心理状态,如果有两项或者两项以上符合,就需要患者转到心理科或者精神科做专科就诊。作为临床消化科医生,需要有能力去辨别这些反映精神心理状态的因素。

二、慢性便秘患者合并焦虑抑郁状态的综合个体化治疗

　　目前临床对便秘的治疗方法主要包括合理的膳食结构,建立正确的排便习惯,足够的运动,对有明确病因者进行病因治疗,如果这些措施作用不明显,则可酌情运用通便药物。现在通便药物虽然种类繁多,但多数产品刺激性较强,刺激性通便药物(如番泻叶、芦荟胶囊)作用于肠神经,长期使用可对肠神经产生不可逆的损害,进而使机体产

生耐药性或依赖性，由轻度的便秘变为难治性便秘或者结肠黑变病（可增加肠癌变风险）。即使长期使用刺激性小的渗透性通便药（如乳果糖），也可引起电解质紊乱，最终导致肝昏迷。因此临床针对便秘应当根据便秘情况及患者的意愿谨慎选用通便药，短期应用。

慢性便秘伴心理状态的异常与脑-肠互动紊乱、神经因素、肠道动力异常、肠道菌群失调或肠道器质性病变等有关，机制复杂，因此便秘的治疗应采取综合措施，以缓解症状、恢复排便习惯为治疗目的。临床应遵循以下治疗原则：①个体化治疗；②早期治疗；③综合治疗，避免滥用泻药。

（一）分级诊治为基础，制定个性化方案

《中国慢性便秘诊治指南（2013，武汉）》中指出慢性便秘采用分级诊治方案，既能正确诊断、合理有效治疗，又能减少不必要的检查、降低诊治费用。分级诊疗具体如上所述。

个体化治疗方案就是指在分级治疗的基础上，结合患者的病因、病理机制、病情轻重、病程长短、临床分型、中医证型、心理状态影响等因素，选择适合不同类型的专项治疗措施，在治疗过程中根据治疗效果反复进行重新评估和修正，以达到最佳的治疗效果。个性化治疗需要通过行针对性强的客观检查以定位诊断、准确治疗，其选择的标准是重视病史的采集，根据病史判断可能的病因学，然后选择针对性的检查手段进行证实，以期减少盲目检查，为诊断分型提供客观依据。

慢性便秘患者症状多可以随着情绪压力的加重而加重，因此，在慢性便秘患者就诊初期，医生临证需主动了解并评估患者的心理状态，尤其是难治性便秘及病因不明的便秘患者，进而根据对患者心理状态的不同评估结果进行针对性较强的心理干预或药物治疗。

（二）以个体化为基础，多方式综合治疗

1. 中西医结合治疗

中医学在整体观念基础上辨证论治，对于便秘伴有焦虑或抑郁状态的病性病位、病因病机、辨证分型、用药及调理方法有系统而稳定的理论基础，综合汤药、中成药、针灸、肠道水疗、穴位贴敷等多种内外并治的方法，能够起到缓解症状、改善体质、减少复发甚至治愈的作用。

目前西医针对本病的病理机制认识尚不十分明确，治疗上根据相应的专科检查的异常采取针对性的治疗，如慢传输型便秘以肠道动力不足为主，可采用促动力药配合缓泻药治疗；排便障碍型便秘需要通过生物反馈进行盆底肌功能训练，而非口服缓泻剂治疗加强排便训练，帮助患者建立长期稳定的排便习惯；对于伴焦虑抑郁状态的患者，帮助患者调整认知，必要时配合抗精神类药物的规范使用能够迅速消除病因，缓解症状。

中西医结合治疗本病在整个诊疗过程中融入整体调节理念，病情危重时采用药物通便或配合抗精神类药物使用，症状改善之后以中药内外治法结合西医生物反馈治疗、认知行为的调整等综合治疗，对机体进行整体性调节，使胃肠及神经功能恢复平和状态，达到治愈便秘的目的，具有精准对症、整体调理、不良反应小、疗效持久的优势。

2. 重视与非药物疗法的结合

慢性便秘主张早期治疗，临床由于便秘发病缓慢，早期并发症少，患者多自服通便药物改善症状，待就诊时已对药物产生依赖性或者耐受性，单纯的药物治疗效果不明显，因此对便秘伴精神心理状态异常或者难治性便秘者临证时应重视非药物治疗。常见的非药物治疗包括高纤维饮食、培养排便习惯、适当的运动锻炼、音乐疗法、增加益生菌的摄入、心理疏导、生物反馈治疗，在医生的帮助下建立科学合理的便秘自我管理模式，并综合评估长期治疗效果，进行系统、规范的治疗和管理，可进一步提高诊治效率和疗效。但慢性便秘存在严重精神心理异常的患者应转至精神心理科接受专科治疗。

3. 多学科协作诊疗模式（MDT 模式）

MDT 诞生于美国，通常指来自两个以上相关学科的专家，针对某一器官或系统疾病，通过详细沟通、讨论甚至开展手术合作，依托多学科团队，整合医疗资源，为患者提供最佳的个体化诊断和治疗。便秘合并焦虑抑郁状态的治疗可采取 MDT 模式，整合消化科、精神科、外科、康复科、药剂科、病理科等的知识资源，组建稳定的、常态化的多学科协作诊疗团队，面对患者的复杂病情实现多学科交叉协作综合治疗，发挥各学科优势，为患者确定最佳诊疗方案。这样不仅可以实现对慢性便秘伴焦虑抑郁状态患者病情的合理有效的治疗，还可提高医院的专业水平，并进一步推动多学科交叉发展。但是，目前MDT 模式尚待推广，多为形式上的合作，难以形成深入的相互融合，直接影响其深入合作和可持续发展。

总之，当在慢性便秘患者的诉说中发现轻度抑郁焦虑的问题时，治疗不应局限于改善便秘的药物治疗，治疗的目的是缓解症状，恢复正常肠道动力和排便生理功能，减少甚至消除不良心理状态对慢性便秘的影响。慢性便秘合并焦虑抑郁状态患者的总体治疗原则为个体化的综合治疗，但是最终一定要建立好一个正常的排便行为。这样才能使患者的便秘问题得到长期的解决。

（钱冬梅）

参 考 文 献

方秀才，柯美云，等. 2007. 中国慢性便秘的诊治指南（2007，扬州）[J]. 中华消化杂志，27（9）：619-622.

单红艳，殷景远，等. 2016. 慢性便秘的综合治疗初探[J]. 中南药学，2016，14（2）：202-205.

张晓辉. 2016. 多学科协作诊疗模式[J]. 中国医院，20（7）：7.

中华医学会神经病学分会神经心理学与行为神经病学组. 2016. 综合医院焦虑、抑郁与躯体化症状诊断治疗的专家共识[J]. 中华神经科杂志，49（12）：908-917.

中华医学会消化病学分会胃肠动力学组，中华医学会外科学分会结直肠肛门外科学组. 2013. 中国慢性便秘诊治指南（2013，武汉）[J]. 胃肠病学，18（10）：605-612.

Rao S S, Rattanakovit K, Patcharatrakul T. 2016. Diagnosis and management of chronic constipation in adults[J]. Nat Rev Gastroenterol Hepatol, 13（5）：295-305.

第十五节　慢性便秘合并心理障碍的临床治疗思路

慢性便秘是涉及多病因、多发病机制的慢性疾病。其主要病因包括饮食结构、精神心理障碍、药物或他病引起等，精神心理障碍为慢性便秘的重要病因。因此在对慢性便秘合并心理障碍的患者进行治疗时，除了慢性便秘的常规治疗外，还需要针对性地对心理障碍进行干涉。而要规范慢性便秘合并心理障碍的诊疗思路，首先需要正确认识该病，理解心理障碍对排便的影响。

一、如何正确认识慢性便秘合并心理障碍

（一）中医对慢性便秘合并心理障碍的认识

慢性便秘合并心理障碍属于中医学便秘中"气秘"的范畴。中医学认为，便秘发病的病因主要包括饮食不节、情志失调、外邪犯胃、禀赋不足、年老体弱。其中，情志失调是引起便秘发生的一个关键因素。《济生方》提出，气秘由"七情郁结、气壅大肠，或中气不足、传送无力所致，气滞者证见心腹胀满，胁肋刺痛，欲便不得便……气滞者破结导滞，木香、槟榔、枳壳、陈皮、杏仁等类……"《症因脉治》中阐述："气秘便结之症，心腹胀满，胁肋刺痛，欲便而不得便，此气实壅滞之症也。若质弱形弱，言语力怯，神思倦怠，大便不出，此气虚不振之症也。"《证治要诀》认为"气秘则气不升降，谷气不行，其人多噫……"由此可知，气秘主要由精神情志因素引起。情志不畅，肝失疏泄，气机郁而不行，则大便难解，同时伴有胁肋痛、喜噫气等肝失疏泄的表现。

2017 年《便秘中医诊疗专家共识意见》（以下简称《共识意见》）中便秘辨证分型分出了气滞秘，主症有大便艰涩、腹胀；次症有肠鸣、胸胁满闷、呃逆或矢气频，舌脉表现为舌暗红、苔薄，脉弦。主症 2 项、次症 2 项，参考舌脉即可诊断。临床中对气秘的辨识可参考《共识意见》中的诊断。

（二）西医对慢性便秘合并心理障碍的认识

慢性便秘合并心理障碍最常见的类型为功能性便秘。功能性便秘的流行病学调查证实，功能性便秘与患者在抑郁、疑病症和综合心理痛苦等方面有密切相关性。焦虑同样影响功能性便秘病情的进展与反复。消化道运动受自主神经和内分泌系统的影响，以上两个系统中枢与情感中枢的皮质下整合中心位于同一解剖部位，大脑皮质影响下丘脑及自主神经系统，从而使肠蠕动和肠管张力减弱。心理障碍尤其是焦虑可增加盆底肌群的紧张度，从而引起排便时肛门直肠矛盾运动，导致便秘。在罗马Ⅳ诊断标准对功能性胃肠病的补充教材《功能性胃肠病多维度临床资料剖析（中文翻译版）》中，提出了罗马Ⅳ诊断标准对功能性便秘的诊断需结合分类诊断、临床表现补充、对日常生活的影响、生理特征和生物学标志物及精神心理表现等全面评估。一项关于中国人群功能性便秘患者心理健康状况的 Meta 分析显示，功能性便秘患者存在明显的精神心理异常，长期处于焦虑或抑郁状态。

因此，当怀疑功能性便秘诊断时，需着重考虑患者的精神心理状况，观察患者有无外在的情绪反应，如焦躁不安、易怒，或情绪低落、精神不振、频频叹息，如若存在这些情绪反应，需进一步追问其精神心理障碍史和引起心理障碍的负性生活事件，以便针对性地制定有效的临床诊疗方案。

（三）老年型便秘合并心理障碍

高龄是慢性便秘的高危因素。在正确认识慢性便秘合并心理障碍时，要重视老年患

者这一便秘高发的群体特点。流行病学调查研究发现，慢性便秘的患病率在 60 岁及以上老年人群中为 15%～20%，84 岁及以上可达 20.0%～37.3%，在接受长期照顾的老年人中甚至高达 80%。该病严重影响老年患者的生活质量及身心健康，耗费大量医疗经费。老年型便秘可由多因素引起，其中精神心理因素是其中重要的一方面。老年患者常身患多种全身性疾病，导致生活质量低下，精神不振。另外，由于丧偶、子女不在身边等问题，使老年患者孤独感增加，长期受负性事件的影响，常引起抑郁状态甚至抑郁症。一项对111 例社区老人和 90 例门诊老年患者的横截面调查显示，20%的社区老人和 50%的门诊老年患者存在抑郁。

1. 老年型便秘的危害

老年性慢性便秘的常见合并症及其危害：①加重心脑血管疾病；②"粪石性"肠梗阻、肠壁溃疡、肠穿孔；③诱发憩室病和憩室炎；④精神心理障碍；⑤增加结肠癌风险；⑥诱发或加重腹壁疝；⑦结肠黑变病；⑧诱发缺血性结肠炎；⑨尿潴留及尿道感染；⑩老年人慢性便秘还可导致大便失禁（假性腹泻）、乙状结肠扭转等。这些并发症不仅影响生活质量甚至危及生命，同时加重老年患者心理障碍，加大了临床治疗难度。

2. 老年型便秘的评估

老年性慢性便秘的临床诊疗相对于成人或儿童更加复杂，既需要及时找出便秘病因加以治疗，避免延误治疗时机而引起并发症，又要避免过度检查对其造成经济负担。因此临床应重视对老年性便秘的评估，包括危险因素评估和临床评估。

危险因素评估包括液体摄入量、膳食纤维的摄入、活动量、环境因素、精神心理因素、社会支持情况。精神心理因素和社会支持情况应特别注意，社会支持力度不够，精神心理障碍会加重，反之精神心理障碍减轻。

临床评估包括评估便秘症状、粪便性状。针对报警征象：包括便血或粪隐血试验、贫血、食欲、体重变化、腹痛、腹部包块、排便习惯改变等，应完善必要的检查，以排除老年人肠道相关的器质性疾病。另外共病及全身健康状况、用药情况、认知功能状况、体格检查、检查筛查等也需要准确评价。

所以，临床重视老年患者的慢性便秘，做到科学评估，可以避免忽视老年型便秘患者的发病特点，并及时采取有效处理措施。

二、心理障碍对便秘的影响

（一）排便的反射机制

排便是由低级中枢和高级中枢共同参与的复杂生理活动，其排出机制主要有以下几个方面：①大肠运动。食物经小肠消化吸收进入大肠，在大肠"分节运动"和再吸收作用下形成粪便，又在大肠间歇性"前伸运动"推动下，缓慢地、不间断地向前推移。另外，大肠还有一种进行很快、推进很远的蠕动，它是在餐后，特别是早餐后，食物进入胃，产生胃-结肠反射引起。这两种大肠运动快速地把粪便从横结肠送入乙状结肠，进而送入直肠。②产生便意。当粪便充满直肠时，刺激和兴奋直肠壁的压力感受器，产生有效的神经传入冲动，冲动信息传入脊髓腰骶段内的初级排便中枢，然后上传到大脑皮质的排便反射高级中枢，该中枢发出排便信号，引起便意意识和排便反射。③排出粪便。

排便反射的传出冲动沿盆神经传出，使降结肠、乙状结肠和直肠收缩，肛门括约肌舒张；同时，阴部神经的冲动减少，骨盆肌肉松弛，肛门外括约肌舒张；此时还产生腹肌收缩、膈肌收缩下降等协同动作，增高腹压，压迫并排空直肠内的粪便，当粪便通过肛管时，还反射性地引起肛管舒张和直肠收缩，排出粪便。大脑皮质下传的冲动，可以加强骶髓排便中枢的活动，加强排便意识，促进排便。但如果排便环境不允许，大脑皮质下传的冲动可以抑制骶髓排便中枢的活动，抑制排便。

由此可看出，完整排便反射的完成需要多方面参与，包括中枢神经、盆腔内肌群、肠道的运动、肠道的顺畅、肠道水分适量等，各种因素密切配合，共同完成排便。

（二）心理障碍对排便的影响

笪妮丽等通过临床调查研究发现以下规律：近年来功能性便秘患者焦虑抑郁发生率有上升趋势；老年功能性便秘患者焦虑抑郁发生率远高于普通人群；功能性便秘患者中，女性以抑郁状态较多，而男性以焦虑状态较多；大多数研究指出，老年人比其他年龄层次的人更易患功能性便秘且易合并心理障碍；如果患者越重视自身所患疾病，则越容易产生心理障碍；针对女性患者，便秘情况越严重，其焦虑抑郁的程度就越严重。因此从临床看来，无论患者便秘轻重，在诊治的整个过程中都不应该忽视患者的心理状态。

心理障碍的产生源于多种复杂因素，其生理机制尚不明确，目前研究发现多种神经递质参与了心理障碍的形成，包括 5-羟色胺、胆囊收缩素、去甲肾上腺素、乙酰胆碱、多巴胺等，并形成多种神经轴的异常学说，包括与抑郁症相关的下丘脑-垂体-肾上腺素轴亢进学说、下丘脑-垂体-甲状腺轴功能减退学说；引发焦虑症的下丘脑-垂体-甲状腺轴异常分泌异常、下丘脑-垂体-生长激素轴的反应异常学说。而目前研究认为多种脑-肠肽及脑-肠轴的异常是引起功能性便秘、便秘型肠易激综合征肠道高敏感的重要原因。

消化系统运动受自主神经和内分泌系统的影响，该系统中枢与情感中枢的皮质下整合中心位于同一解剖部位，容易受精神心理因素的影响，与精神心理因素有关的慢性便秘的发病机制尚不十分清楚，可能与通过大脑皮质影响下丘脑及自主神经系统，从而使肠蠕动和肠管张力减弱有关。目前公认的生物反馈疗法即可能通过调整患者中枢自主神经通路，改善患者的肠道功能及心理状态，且反复多次的训练可使下丘脑和大脑皮质局部神经及体液发生变化，调整患者神经反射，纠正异常的生理活动，逐渐形成新的反馈通路，达到治疗目的。

三、慢性便秘合并心理障碍的临床治疗

慢性便秘患者至少病程 6 个月，多伴有对便秘的认知的改变及心理状态的变化，心理状态的变化影响排便反射，进而引起便秘的加重，导致恶性循环，因此临床医生对便秘治疗初期除了常规通便治疗外，应及时主动了解患者的心理状况，结合患者患慢性便秘病程的长短、病情的轻重、便秘和心理障碍的先后发病次序加以针对性治疗。作为消化科医生，能够从这三个方面加以辨别，做到初步心理疏导及抗精神药物治疗是非常重要的，而严重的心理障碍伴便秘疾病者需转到精神科专科就诊。

慢性便秘合并心理障碍主要心理干预措施：①态度和蔼，与患者建立和谐医患或护患关系，说话要柔和，注意语气、语调，适当运用肢体语言，正确与患者沟通病情，使患者对自身所患疾病有正确的认识。②加强患者的认知干预，给患者介绍疾病相关知识，包括治疗、诱因、病因、发病机制、治疗和预防等方面，尤其要重点介绍治疗的新方法、新进展和成功治疗的病例，对患者的病情进行科学合理的评估，找出引起疾病的原因和诱因，与患者进行沟通，帮助其采取积极的预防措施，不断提高其认知水平，以使患者积极配合治疗。③加强情志干预，保持情志平和，与患者建立良好的信任关系后，和患者沟通情绪问题、工作或家庭压力等，并告知该类疾病是功能性疾病，各种情绪障碍均可加重胃肠功能的紊乱，平和心态有利于疾病的缓解，鼓励患者积极放松心情，可采取听音乐、适量运动等以调整患者的心情。

　　伴有轻中度精神障碍时，可考虑抗抑郁焦虑药物的短期小量使用，如氟哌噻吨美利曲辛片、文拉法辛、乌灵胶囊等。程度较重伴有严重失眠、精神痛苦显著、严重影响躯体疾病治疗或康复、共病药物滥用、既往有发作史等的患者，应考虑药物治疗或药物联合心理治疗及物理治疗，必要时请精神科医师会诊或转诊；重度抑郁发作，复发性或难治性抑郁，双相情感障碍的抑郁发作，存在自杀风险，伴有精神病性症状或妊娠期，产后妇女的严重抑郁，严重躯体形式障碍患者，应请精神科医师会诊或转诊治疗。

（魏良洲）

参 考 文 献

笪妮丽，张建斌，金润，等. 2014. 功能性便秘患者心理障碍的临床规律探讨[J]. 中国老年学杂志，34（19）：5602-5604.

孔秋玲，邹江冰，蒋琳兰. 2011. 焦虑症的生化病理机制研究进展[J]. 广东医学，32（21）：2869-2871.

李娟，陈银芸，陈钢，等. 2016. 生物反馈联合精神心理治疗对功能性便秘的临床疗效[J]. 中国现代医学杂志，26（3）：141-144.

刘爽，马会芳. 2015. 心理干预对慢性传输型便秘患者焦虑和抑郁的影响[J]. 心理医生. 21（12）：136-137.

沈洪，张露，叶柏. 2017. 便秘中医诊疗专家共识意见（2017）[J]. 北京中医药，36（9）：771-776，784.

宋虎，彭俊生，杨祖立，等. 2011. 中国人群功能性便秘患者心理健康状况的 Meta 分析[J]. 中国全科医学，14（9A）：2930-2932，2936.

王睿，黄树明. 2014. 抑郁症发病机制研究进展[J]. 医学研究生学报，27（12）：1332-1336.

中华医学会老年医学分会. 2017. 老年人慢性便秘的评估与处理专家共识[J]. 中华老年医学杂志. 36（4）：371-381.

Donald I P, Smith R G, Cruikshank J G, et al. 1985. A study of constipation in the elderly living at home[J]. Gerontology, 31（2）：112-118.

第十六节　心身医学模式下心理疗法治疗便秘的关键

一、心身医学模式概述

（一）心身医学

　　德国的精神病学家海因罗斯（1773~1843 年）首先提出了 "psychosomatic" 一词，他强调精神活动的统一性和心理冲突在精神疾病病因中的作用。1922 年，另外一位医生在后面添加了 "medicine"，于是有了心身医学（psychosomatic medicine）一词。1935 年，Dunbar 在美国创办了《心身医学》杂志，标志着心身医学的诞生。心身医学在德国诞生，在奥地利得到了发展。不久传入美国，然后在日本生根发芽，1984 年传入中国。近年来随着医学模式由生物医学模式向生物-心理-社会医学模式的转变，人们在现代社会生活中越来越迫切地需要了解心身医学的有关知识。

心身医学（psychosomatic medicine，psycho 意为"心或精神、灵魂"，soma 意为"身体"）作为一门边缘学科，有广义和狭义之分，广义心身医学主要研究包括复杂的社会环境、人际关系、生活事件等中介机制在内的与心理因素密切相关但以躯体症状为主要表现的功能失调；狭义心身医学主要研究心理情绪上的失调与其所引发疾病之间的关系。由于德国和美国的心身医学的不同起源，到目前为止，心身医学其实没有统一的定义。曹建新教授认为目前的心身医学有三大主要临床流派：一是生物医学倾向的心身医学，用科学手段研究大脑和躯体器官的关系，实际上这个学派已经是"脑-身"医学（brain-body），严格意义上讲，它不是心身医学（mind-body），因为脑本身也是身体的一部分；二是整体医学倾向的心身医学，即把心身医学作为一个方法或手段用于包括精神科在内的临床各科，在诊断和治疗过程中全面考虑生物学因素、社会学因素和心理学因素的综合作用；三是精神医学倾向的心身医学，认为心身医学是精神科的亚专科，基本上等同于会诊-联络精神病学，其本质仍然是狭义的精神病学，从业者是精神科医生。

心身医学是关于生物、心理、社会的诸多因素在人类疾病和健康中相关联的理论，并将力求阐明这些因素以什么方式、在多大程度上对疾病的发生、发展和转归上共同起作用。心身医学的确应用了一些心理学或精神医学的理论和方法作为手段，这些理论和方法在心身医学发展过程中起了很大作用。医生在心身医学的实践中也的确应用了一些心理学或精神医学的理论和方法解决了单一生物医学模式未能解决的问题。但不能因此就认为心身医学就是精神病学或医学心理学的一个分支。心身医学工作者应该是同时掌握器官结构病理学、生理病理学和心理病理学知识的专业医疗工作者。心身医学所提供的是一种新的整体的医学思维和方法。它的主要贡献是建立起了影响疾病和健康状况的多因素概念，即人类的健康状况，以及疾病的发生、发展和转归都受生物、心理、社会诸因素及其相互作用的影响（病因多源论），而不仅受生物因素的影响。由此可见，心身医学是生物医学、心理学、社会医学等多学科相结合的边缘学科或整体医学。它有力地推动生物医学模式向生物-心理-社会医学模式转化。

（二）心身疾病

心身疾病是心身医学研究的主要内容。心身疾病有以下三个特点：第一，以躯体症状为主要表现；第二，发病与心理因素密切相关；第三，单纯生物学治疗，效果不理想。心身疾病广泛存在于各个生理系统中。例如，心血管系统：冠心病、高血压等；消化系统：消化性溃疡、神经性厌食或贪食、神经性呕吐等；泌尿生殖系统：月经失调、阳痿、经前期紧张症等；神经系统：睡眠障碍、痉挛性斜颈、紧张性头痛等。

心身疾病的发病过程包括心理应激（stress）和心身反应两个主要环节。其发病源称为"心理应激源"。它一般有三大类：一是灾难性事件，如地震、火山、战争和恐怖袭击等，它的人群影响范围广，刺激强度大，造成的精神创伤严重；二是个人性应激源，与个人生活经历有关，影响范围小，个体差异大，如失学、失恋、事业等，但其个人影响不可忽视；三是背景性应激源，如噪声、拥挤、空气污染、不协调的人际关系等，它能长期对人的心身健康构成潜移默化的影响。

心理应激对身体的影响主要有自主神经系统、神经内分泌系统和免疫系统三个途径。第一个,自主神经主要调控人体脏器的自主活动,包括交感神经系统和副交感神经系统。过于激动的情绪容易使交感神经过度兴奋而导致冠心病;焦躁过度的心理则易通过副交感神经而导致胃酸分泌过多,导致胃溃疡。第二个,心理应激反应还会导致神经内分泌系统失调,导致甲状腺功能亢进、糖尿病等病症。第三个,免疫系统功能的减弱,它会造成人体抵抗外界病源的能力降低,而且内部的免疫监督也会减弱,使癌细胞增殖扩散的风险增大。例如,很多癌症病症的出现,往往是在患者情绪受到了很大的伤害以后。

(三)心身医学与中医理论

心身医学是伴随着现代医学由传统的生物医学模式向生物-心理-社会医学模式的转变而出现的。由于这种医学模式从更全面的角度研究人体的健康,即从生物-心理-社会角度全面地、系统地诊断患者个体,这和中医学中的一些思想,如天人合一观、形神一体观、整体观等,有着异曲同工之处。心身医学在借鉴中医学的某些理念及治疗手段时取得了可喜的进步,现代心身医学已经在不自觉地与中医学渐行渐近。

1. 心身医学和中医"形神合一"

"形神合一"是古代中国哲学的一个重要思想,它不仅有着朴素的唯物思辨意义,同时还具有现实的医学理论意义。"形"的概念,有广义和狭义之分。广义的"形"指一切物质实体;狭义的形,单指人的形体,是人存在的物质实体。"神"的概念,也有广义、狭义之分。广义的"神"指生命活动的外在表现;狭义的"神"指精神心理活动。中医认为,形即人的躯体,神即人的思维、意识、感情等。形是神的物质基础,神是形的高级功能的表现形式。反过来,神的活动又能对形的存在产生各种影响。《内经》已经认识到了形与神的协调对于人体健康的重要性,故《素问·上古天真论》说:"故能形与神俱,而尽终其天年,度百岁乃去。"

结合心身疾病的发病机制研究可发现,心身医学秉持"心身相关""心身同治"的原则,重视患者的生理、心理、社会三重因素在致病中的交互作用,结合药物治疗与心理治疗,从而取得较为良好的治疗效果。

"形神合一"是中医学对生命活动整体性的重要认识,是对生理与心理统一性最精辟的概括总结,《灵枢·天年》曰:"血气已和,营卫已通,五脏已成,神气舍心,魂魄毕具,乃成为人。"这句话的意思是说,一个具有活体生命力表现的人必须具备的表现是血气畅通,五脏良好、精神状态正常,这样才是一个生命活体的具体表现。现代心身医学的基本观点是心身相关,即人在心理因素和生理因素共同作用下致病。中医学"形神合一"论和心身医学看待疾病基本上采取的是同一视角,前者是古代医学中的思想表现,后者是现代医学的具体体现。从唯物辩证的角度来看,"形神合一"实质上与现代的"心身医学"的观点基本吻合。

2. 中医重视情志治病

中医重视情志异常引起的疾病,《素问·阴阳应象大论》曰:"人有五脏化五气,以生喜、怒、悲、忧、恐""怒伤肝、喜伤心、思伤脾、忧伤肺、恐伤肾"。《素问·举痛论》曰:"余知百病生于气也,怒则气上,喜则气缓,悲则气消,恐则气下,惊则气乱,思则气结。"其强调了情志失调引起的气机紊乱是疾病发生的基本病机,情志平和则五脏之气运动有序,情志太过则气机紊乱,五脏失常,阴阳失调,变生疾病。现代心身医学认为,积极向上的精神对人体健康的保持和发展是有好处的，而负面的精神则有害于人体健康。一些不良的生活境遇所导致的不良情绪能对躯体产生不好的影响。罗马Ⅳ诊断标准认为功能性胃肠病本质是脑-肠互动紊乱，此类患者普遍存在紧张、焦虑、失眠等精神问题，单纯的药物治疗效果不明显，治疗中必须考虑患者的生理因素和心理因素，在这点上，中医和心身医学是相通的。

因此实践心身医学和在综合医院广泛开设精神科或心理科不完全是一回事，包括精神科医生在内的所有医生都可以通过短期系统培训而从事心身医学工作，更主张非精神科的各专科医生经过医学心理学、精神病学等相关知识的短期培训，用整体心身医学模式解决各自本专业内的心身医学问题。只有整体医学倾向的心身医学才是符合心身一元论的，也就是把心身医学作为指导临床工作的医学思维模式和方法，作为现代医学除了药物和手术的第三种手段，秉持这样的心身医学观念才能真正实现心身医学走向临床。

二、从生物医学角度看待便秘

利用生物医学的理论充分认识便秘是治疗便秘的基础。《中国慢性便秘诊治指南（2013，武汉）》根据便秘病因将便秘分为3种：功能性便秘、器质性便秘、药物性便秘。其中慢性便秘多见于功能性便秘。根据临床肠镜、腹部 CT 等相关检查可明确器质性便秘，结合患者的病史可判断药物性便秘。而功能性便秘患者临床往往无明确的器质性病变。罗马Ⅳ诊断标准中与便秘有关的是：①肠易激综合征中两个亚型，一个是便秘型，一个是混合型；②功能性便秘；③功能性排便障碍。

功能性疾病致便秘的病理生理学机制尚未完全阐明，可能与结肠传输和排便功能紊乱有关。按照目前的病理生理学机制，根据结肠传输试验、肛管直肠测压、球囊逼出试验、心理状态评估可将功能性疾病所致的便秘分为慢传输型便秘、排便障碍型便秘、混合型便秘、正常传输型便秘。

临床常根据 Bristol 分型大致判断排便情况（图 4-2）。

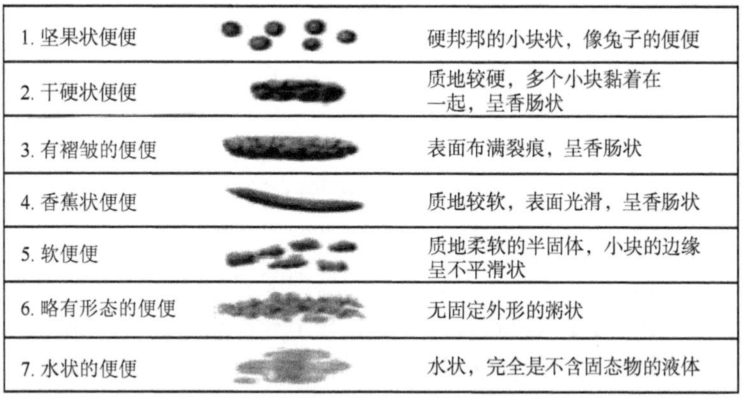

1. 坚果状便便		硬邦邦的小块状，像兔子的便便
2. 干硬状便便		质地较硬，多个小块黏着在一起，呈香肠状
3. 有褶皱的便便		表面布满裂痕，呈香肠状
4. 香蕉状便便		质地较软，表面光滑，呈香肠状
5. 软便便		质地柔软的半固体，小块的边缘呈不平滑状
6. 略有形态的便便		无固定外形的粥状
7. 水状的便便		水状，完全是不含固态物的液体

图 4-2 Bristol 分型图

1 型和 2 型表示有便秘；3 型和 4 型是理想的便形，4 型是最常见的排便形状；5 型至 7 型则代表可能有腹泻

三、心身医学看待便秘的四个层面

和生物医学不同，心身医学更注重便秘对便秘患者心理和身体双重作用。心身医学从四个层面看待便秘。

（1）性状层面：患者确实患了一些明确的便秘，或因明确的原因接受了针对性的对症治疗后便秘有所好转，如痔疮引起的便秘。但已经存在的便秘导致了过分的担心、焦虑不安、脾气急躁或情绪低落等负性情绪，这些不良的心理反应如果不被认识并得到及时干预，反过来会影响到人体的神经内分泌系统，使原有便秘复杂化。这是身体疾病在前，心理问题在后，严格来讲叫作"身—心"疾病。

（2）心理体验层面：主要是排便困难给患者带来的痛苦，精神和肉体上的折磨，和大便的性状没有直接关系。长期的社会心理压力会引发很多身体不适，医院的检查结果却不足以解释身体上的不舒服，其实也就是说检查结果与我们身体上的不舒服是没有多大关系的。还有很大一部分还查不到原因。这就是心身医学要解决的问题，心理压力在前，身体不舒服在后，所以称为"心—身"疾病。

（3）心理认知层面：患者会根据自己的感受随意推导结论，比如患者认为排便不适就是直肠癌。心理和行为的产生依赖于个体对环境情况所做的评价，而这种评价又受个人的信念、所受教育、假设观念等认知因素的作用和影响。正确的心理认知对机体会产生正面效应，而错误的心理认知对机体可产生负面效应。长期便秘或接受药物治疗后无效的患者多产生心理认知的偏颇，而临床医生通过了解患者心理状态之后需要对患者进行认知心理治疗，通过改变便秘患者的认知过程和由这一过程中所产生的观念来纠正本人适应不良的情绪或行为。治疗的目标不仅是针对行为、情绪的外在表现，而且分析患者现实对便秘的认识误区，找出错误的认知，加以纠正。

（4）行为层面：患者来就诊之前，对大便性状、排便时间、颜色等都有界定，认为超过了其界定的标准就需要来治疗。比如，患者规定在某个时间一定要排便，这是一种强迫行为，会给患者造成不必要的痛苦。对于这类疾病，我们往往忽视了患者除了局部症状外，通常还有情绪心理和睡眠问题。情绪心理问题可反映在日常生活中，如在饮食上过分的节制或对其胃肠道过分关注。因此，多种因素的混杂，使得胃肠道的常用药物并不能起到很好的作用，而必须从整体上认识和治疗该类胃肠疾病。所以患者来就诊时，需要让患者理解其便秘的类型。

四、心身医学模式下便秘治疗的目标

心身疾病的心理治疗主要有三个目标：一是消除患者的社会刺激因素，如不良的家庭环境，紧张的人际关系等，使患者得以在相对平和温馨的生活环境中恢复正常心态，以减弱致病的外在刺激；二是消除心理学病因，即帮助患者改变认知模式，培养正常心态，这是从内在角度"治本"，难度相当大；三是消除生物医学上的病因，例如，采用长期锻炼肛门括约肌及生物反馈疗法治疗肌群协调性差的便秘，调节慢传输型便秘患者的肠道动力。

心身医学全面审视和诊断便秘患者，根据生理因素、心理社会因素在患者身上起致病作用的不同比例，来制定相应的治疗措施，即"心身同治原则"。对于便秘或伴随腹胀、腹痛等症状严重的患者，则需以生理救治为先，以及时解决便秘而避免对身体造成严重不良影响。而对于长期慢性便秘患者，鉴于其症状为慢性发作，且心理因素作用强度很大，除了给予适当的药物治疗外，应重点做好心理和行为指导。

（曹建新）

参 考 文 献

曹建新. 2016. 从哲学走向临床的心身医学[J]. 中华诊断学电子杂志，4（3）：194-197.
颜红，纪宇. 2016. 心身医学与中医"形神合一"论[J]. 天津中医药，33（5）：285-287.
张义龙. 1998. 西方心身医学发展的溯源[J]. 中华医史杂志，（4）：8-11.
中华医学会消化病学分会胃肠动力学组，中华医学会外科学分会结直肠肛门外科学组. 2013. 中国慢性便秘诊治指南（2013，武汉）[J]. 胃肠病学，18（10）：605-612.

第十七节　心身医学模式下中西医结合治疗便秘的临床应用

一、心身医学模式下慢性病的病因特点

21 世纪以来，人类死亡的主要原因由原来的传染病、意外事件，转变为以肿瘤、心脑血管疾病为首的慢性疾病。而慢性疾病的特点包括病因复杂这一特征。自生物-心理-社会医学模式诞生以来，人们越来越认识到慢性疾病的病因为生物因素、精神心理因素和社会因素。以人为主体，具体体现在如下两个方面。

（1）人体本身兼具了生物和心理两大致病因素，生物因素大到系统、器官，小到细胞、分子，各个层面的结构紊乱或功能失调，均可损伤生物体；人体通过对外界事物的感受和认知，会产生一些情绪反应或精神表现，这些心理因素作用于人体，会引起人体的适度调节，长期累积效应会使人体生理功能紊乱。

（2）人与之生存的环境密不可分，且相互作用，包括自然环境和社会环境。自然环境有四季气候、水、空气、动植物、微生物等，自然环境可以作为侵袭因素使人体致病，如寄生虫感染。社会环境包括国家、家庭、文化等，社会环境常常通过精神心理因素作用于人体，从而影响人体疾病的发生发展与转归。

二、心身医学模式下心身疾病的产生

心身疾病又称为心理生理疾病，是一种表现为躯体症状，但发病、发展、转归与治疗均与心理因素相关的疾病。在当今慢性病的时代，心理社会因素对疾病的发生起着重要作用，心身疾病越来越成为疾病发展的主要方向。心身疾病的病因包括生物因素、心理因素、社会环境因素。三者相互关联，且通过生理—心理两个媒介，最终导致心身障碍和心身反应。心身障碍指由心理社会因素作用于人体产生的躯体功能障碍，如神经性呕吐；心身反应指由心理的变化伴随的生理反应，如愤怒可以导致血压升高、心率加快。

心身障碍和心身反应的产生主要是通过生理中介和心理中介产生的。

（一）生理中介

生理中介的基础是神经-内分泌-免疫调节网络。长期在某种特定精神心理状态的影响下，免疫细胞、细胞因子、下丘脑-垂体-肾上腺轴、下丘脑-垂体-性腺轴、下丘脑-垂体-甲状腺轴、神经递质会发生紊乱，超过人体自身的调节能力，从而影响生理功能。神经-内分泌-免疫的调节网络是功能性胃肠病的脑-肠互动物质基础。功能性胃肠病的脑-肠互动物质基础分为两个方面。

1. 神经途径

中枢神经系统通过传入神经感知胃肠道状态，自主神经系统传导出的神经元可调控胃肠道。迷走神经、脊神经、内脏神经是脑与胃肠之间重要的交通通路，迷走神经主要负责传送胃肠神经调控的传入神经信号，内脏神经传送痛觉，传入信号的调控机制发生变化是引起胃肠疾病的主要原因。内脏神经传出的神经通路由交感神经传至胃肠道，并在应激状态下激活，以适应有害刺激。情绪变化为边缘系统传出的信号反应，可经由迷走神经实现胃肠兴奋效应，也可经由交感、副交感神经实现胃肠抑制效应。

2. 体液途径

体液途径的物质基础是神经递质、肽类激素、炎性介质、代谢产物等，其中最重要的是神经递质，主要包括去甲肾上腺素、5-羟色胺、多巴胺、乙酰胆碱、脑啡肽、P物质，神经递质与受体结合，引起胃肠运动的感知。研究表明，单胺类神经递质（去甲肾上腺素、5-羟色胺、多巴胺）的紊乱与抑郁症的发病有关。常表现为胃肠运动的分泌、感觉失调，神经、免疫炎症反应，通过神经-免疫-内分泌调节网络，使人产生痛苦体验和情绪障碍。

（二）心理中介

人们精神心理状态的形成，源于自身的认知评价、个性特征、应对方式、社会支持。认知评价是指个体从自身角度对应激性因素的性质、程度、可能的危害情况做出估计，是个体在面对负性事件时的一种思维与认识方式。个性特征是个体在家庭、社会成长环境的影响下长期形成的一种相对稳定的对待事物的态度。应对方式是个体在面对应激事件时表现出的应对态度及处理方式。社会支持来源于身边的亲人、朋友、大众或社会福利。这四个方面和人的遗传素质及早年的生活经历有密切的关系。通常来说，性格孤僻的人得到的社会支持也少，其认知评价也趋向于偏激，往往这类人更容易出现焦虑、抑郁等精神心理障碍。

生物、心理、社会这三种因素作用于人体，通过生理、心理的中介调控机制，产生心理反应、行为反应、生理反应，最终会产生心身反应或者心身障碍。心身障碍可能是功能性的，也可能是器质性的。

三、心身医学模式下便秘的中西医综合治疗

（一）综合治疗便秘的必要性

自20世纪70年代生物-心理-社会医学模式诞生以来，人们越来越认识到精神心理

因素和社会环境在心身疾病中发挥的作用。但是实际上，现在大部分临床医师仍然固守传统的生物医学的思维方式，在诊疗过程中，更多着眼于生物因素，而忽视了心理因素和环境因素的作用。如便秘，多数临床医师只看到了患者的躯体症状，而未询问或观察患者的精神心理状态及社会生活情况，这样很可能会忽略躯体症状背后所掩盖的发病诱因或原因。

生物医学的思维方式，简单来说是"一种微生物导致一种疾病"，将病因与疾病阐述为简单线性的因果关系，在治疗方式上遵循对因、对症治疗。而根据现代疾病的疾病谱的变化，极少数疾病出现上述简单对应关系。根据生物-心理-社会医学模式，精神心理因素、生理功能、躯体症状之间呈现复杂的非线性因果关系。具体表现为，社会环境使患者产生不良情绪和心理压力，而这些精神心理因素可以直接产生躯体化症状，也可通过对中枢神经系统和肠神经系统的作用使胃肠生理功能改变而产生症状，胃肠生理功能改变同时反向影响心理状态，加重患者精神压力，使症状加剧。因此，在社会环境和精神心理因素的作用下，疾病的发病机制是多靶点、多通路的。而大部分医师重视检查结果，很少问及患者的心理状态，只简单地按照生物医学思维方式对疾病进行单靶点、单通路治疗，往往治疗效果不佳。因此，对心身疾病的治疗需要多靶点、多通路干预，临床常常采用联合多种药物、多种治疗方式、改变生活习惯、医患共同参与治疗的综合治疗方案。

便秘，参与其发病的因素包括遗传、年龄、直肠肛门解剖或功能异常、精神心理因素、药物、生活习惯等，是多诱因、多病因、多发病机制的复杂性疾病。就精神心理因素与便秘而言，精神心理状态往往在其中扮演着重要角色。研究表明，焦虑抑郁状态会影响便秘的发生、发展与转归，而长期便秘也会加重患者的焦虑抑郁。便秘症状缓解，也会减少甚至消除患者的焦虑、抑郁。基于此，要同时干预患者的精神心理因素和便秘症状，才能有效治疗便秘。因此综合的治疗方案才是便秘治疗的最佳选择。

（二）便秘的中西医综合治疗

当前便秘属于不完全能被治愈的疾病，因其病因及发病机制的多样性、复杂性，甚至有些病因及机制尚不清楚，导致在便秘的治疗上出现困难。长期的临床实践结果证明，西医与中医是目前治疗便秘的最有效方式。二者相比较，各有优势与不足。

1. 西医治疗便秘的优势

首先，西医治疗便秘的方式主要有药物治疗、精神心理治疗、生物反馈治疗、手术治疗、粪菌移植，不论哪一种治疗方法，均可以有效地缓解便秘症状。其次，西医治疗的干预机制明确，不良反应和主要不良反应相对清晰，在临床治疗时可以根据患者的具体病史情况，避免因不良反应引起的其他系统疾病的加重，而对生理功能产生较大损害。另外，用于治疗便秘的药物相比较中药而言，更易于被患者接受，无论是外用还是口服，操作起来都比较方便。

2. 西医治疗便秘的不足

但是西医的治疗方式同时存在诸多不足：①无论是药物或者手术、精神心理等其他治疗，其作用方式单一明确，无法覆盖发病机制复杂的便秘的治疗。②便秘患者就诊时，医生往往很少考虑到轻中度焦虑抑郁患者的精神心理状态对便秘的影响；③便秘的病程往往是长期而慢性的，需要患者长期服药，而长期服药有较多不良反应，如刺激性泻剂会产生依赖性，并导致结肠黑变。④部分难治性便秘，某些药物一开始有效，而长时间使用可能会产生耐受性。⑤过分依赖药物辅助排便，会使身体产生依赖性，同时不利于正常排便生理过程的重建。

3. 中医治疗便秘的优势

首先，中医早在《内经》时代就提出天人合一理论，主张形神一体观。天人合一强调人体本身是一个整体，人与自然环境、社会环境也属于一个统一的整体，人体时刻受环境的影响，当环境恶劣时，往往影响人的气血津液。如"夫百病之所生者，必起于燥湿寒暑风雨，阴阳喜怒，饮食居处，气合而有形，得脏而有名"。形神一体观强调形与神的统一，形败可以乱神，神乱则形伤。"帝曰：形弊血尽而功不立者何？岐伯曰：神不使也""精神不进，志意不至，故病不可愈"。这就是在治疗形体疾病时神志发挥作用的体现。中医情志内伤理论有"怒伤肝，喜伤心，思伤脾，忧伤肺，恐伤肾"。中医的天人合一论、形神一体论、情志理论与现代心身疾病观不谋而合，属于中医心身疾病观的基础。

其次，同一种疾病——便秘在不同患者的身上，会表现出明显差异，主要是因为患者的遗传易感性、生活方式、精神心理状态等方面各不相同，所以会出现不同的生理变化、不同的症状、便秘的不同进展和转归，从而对便秘的治疗也应该因人而异，这就是中医的"同病异治"。中医通过个体化辨证，对便秘的不同患者给予个体化中药复方治疗，使便秘的治疗效果增加。

再次，中医经过四诊合参搜集疾病证据，并进行辨证，以中医理论为指导，根据辨证将不同中药适当地进行君、臣、佐、使配伍，使中药复方整体功能趋于有序性。配伍完成后的中药方剂，属于复方成分，可以针对疾病实现多靶点、多通路干预。

另外，中医对于便秘的治疗不仅可以使用中医中药复方，而且可进行针灸调节。已有研究表明，针灸对便秘有明确的疗效。自《内经》时代至今，针灸治疗便秘也积累了丰富的临床经验。虽然其机制不甚明了，但在针灸理论的指导下，临床治疗效果明显。尤其是当中医针药并用时，疗效显著。

所以，中医在治疗现代心身疾病——便秘上有深厚的理论基础，有潜在的多靶点、多通路的治疗机制，有个体化治疗便秘的方法。在经过长期的临床观察发现，脾肺气虚证的便秘患者经过中医中药治疗后，症状明显缓解，且远期随访仍具有独特疗效。临床在运用中医疗法治疗便秘时，可参照 2011 年中华中医药学会脾胃病分会制定的便秘的辨证分型和方药选择。综上所述，可知中医中药较传统内科治疗便秘有明显的优势。

4. 中医治疗便秘的不足

中医治疗便秘的不足表现在：①中医中药虽然是多靶点、多通路干预便秘治疗，但是其内在的靶点和通路尚不清楚，所以无论国内国外，仍有相当多的人并不相信中医，这严重限制了中医中药的发展。②中药的煎煮过程较为烦琐，口感较差，部分便秘患者难以接受，或者因为患者畏惧针刺而拒绝针灸治疗。③当便秘患者正气不足时，中药复方治疗时间可能相对较长，患者难以忍受，而不愿使用中药。④中医因为自身发展的原因，每位中医师的中医诊疗水平的高低各不相同，可能会导致便秘的失治误治。这些都可能会影响患者对中医中药的信服和选择。

5. 中西医优势互补

中西医具有各自的优势与不足，因此在治疗上应当实行中西医综合治疗，实现优势互补。便秘的中西医综合治疗需以"增效减毒"为原则，即提高便秘的治疗效果，减少因用药而产生的不良反应；以缓解症状、恢复正常的肠道动力和排便生理功能为目的。中西医的综合治疗，不是简单地同时运用中药、针灸和西药，也不是在便秘的整个病程中同时联用中药、针灸和西药，而要根据便秘的病情变化特点，选用最合适的治疗方法。短期初发的便秘患者，可选择经验性治疗。长期慢性便秘患者，经验性治疗所使用的泻剂或促动力药可能引起相应的不良反应，因此可用中医针药并用治疗。伴有精神心理障碍的便秘患者，在对患者进行心理疏导的前提下，选用中药辨证及针灸治疗，严重者也可加用西药治疗以快速缓解症状。综上所述，便秘的中西医综合治疗应当将西医辨病与中医辨证相结合，相互取长补短，同时兼顾心理与躯体因素，对每一位患者制定个体化诊疗方案，只有这样，才能切实提高临床治疗便秘的效果。

（唐艳萍）

参 考 文 献

陈长香，王静，李建民，等.2008. 运动与老年便秘的相关性分析[J]. 中国老年学杂志，28（6）：613-614.

陈洁，黄宏平.2013. 应激导致抑郁症与单胺类递质系统稳态[J]. 生物学杂志，30（1）：78-81.

潘洪峰，曾强，梁佳，等.2007. 论中医学和现代医学心身疾病观[J]. 临床心身疾病杂志，13（3）：193-194.

吴时胜，张飞.2014. 胃肠动力、功能性疾病的神经胃肠病学研究[J]. 中国实用神经疾病杂志，17（5）：95-96.

曾雪梅，王子岳.2014. 生物–心理–社会"医学模式的临床应用[J]. 心理技术与应用，（11）：36-38，41.

中华医学会消化病学分会胃肠动力学组，中华医学会外科学分会结直肠肛门外科学组.2013. 中国慢性便秘诊治指南(2013,武汉)[J]. 胃肠病学，18（10）：605-612.

Chan A O，Cheng C，Hui W M，et al. 2005. Differing coping mechanisms，stress level and anorectal physiology in patients with functional constipation[J]. World J Gastroenterol，11（34）：5362.

Crowell M D，Shetzline M A，Moses P L，et al. 2004. Enterochromaffin cells and 5-HT signaling in the pathophysiology of disorders of gastrointestinal function [J]. Curr Opin Investig Drugs，5（1）：55-60.

Engel G L. 1977. The need for a new medical model：A challenge for biomedicine[J]. Science，196：129-136.

Jennings A，Davies G J，Costarelli V，et al. 2009. Dietary fibre，fluids and physical activity in relation to constipation symptoms in pre-adolescent children[J]. Child Health Care，13：116-127.

Nakaji S，Tokunaga S，Sakamoto J，et al. 2002. Relationship between lifestyle factors and defecation in a Japanese population[J]. Eur J Nutr，41（6）：244-248.

第十八节　从多学科交叉角度探讨便秘的整合治疗

一、便秘的多学科交叉认识

便秘为一症状术语，并非某种消化系统疾病。在各种疾病、不同药物、饮食习惯等因素的影响下，便秘症状均可产生。由于其广泛的、不同层面的影响因素，导致难以对因治疗，常满足于缓解症状。而治疗的疑难性也因此对分层治疗、多学科交叉治疗提出了要求。

从年龄上来看，便秘可遍及各个年龄阶段。我们临床常可以看到小儿便秘、老年便秘和妊娠期便秘。所以说便秘并不特指某一年龄段产生的症状，而是终生存在的。因此，治疗便秘时，也需要依据各年龄段患者的生理特点，制定一个综合性的治疗方案。这就要求消化科必须与小儿科、老年科、妇产科进行学科交流。有研究显示，慢性便秘的患病率在 60 岁及以上老年人群中为 15%～20%，84 岁及以上可达 20.0%～37.3%，患病率随年龄的增长而增长，在接受长期照护的老年人中甚至高达 80%。而便秘也是儿童时期最常见的胃肠道症状，影响了全世界 0.7%～29.6% 的儿童，而相当一部分在青春期后仍有症状。施雯君对上海市黄浦区妇幼保健院的 700 名妊娠期妇女（孕 37～41 周）进行随机抽样调查发现，妊娠期女性功能性便秘的患病率为 16.18%。可见功能性便秘是妊娠期女性常见的一种消化道疾病。

从疾病与便秘关系角度来看，多系统疾病均可引起或加重便秘，如神经系统疾病（外伤或肿瘤引起脊髓损伤、认知障碍、帕金森病、多发性硬化）、内分泌代谢性疾病（糖尿病、甲状腺功能减退、甲状旁腺功能亢进）、肠道神经损伤（巨结肠、慢性肠道不全梗阻）、肛门直肠病变（肛裂、肛门狭窄）等。糖尿病患者可以出现胃轻瘫，冠心病的患者也要注意对便秘的治疗，而便秘不仅影响中风病患者的生活质量，影响患者的康复，甚至引起脑血管病再复发。当出现消化道报警征象如便血或粪隐血试验，贫血、食欲、体重变化、腹痛、腹部包块、排便习惯改变等要和肿瘤科密切合作。心理状态可能会诱发便秘，如焦虑、抑郁、暴躁、生活中的突发事件等都会影响排便。心理护理对慢性便秘的作用也日益受到重视。另外，手术后的并发症也可以出现便秘，所以要和内分泌科、肿瘤科、心血管科等进行结合。

从解剖层面来看，便秘可以分器质性便秘和功能性便秘，器质性便秘可以见到肠道的肿瘤，肠管的狭窄，甚至有时可见到结核性的病变。所以需要外科手术或传染病科来共同治疗便秘。

从临床用药角度看，多种治疗用药都可引起药物相关性便秘，如阿片类、抗胆碱药、三环类抗抑郁药等。如阿片类药物是治疗慢性疼痛常用药物，而阿片类药物相关性便秘最常见，发生率为 35%～70%。临床的规范用药，还可以和药剂科多沟通，了解哪些药物可出现便秘的不良反应，然后从生活和其他用药上将便秘的不良反应降到最低。

从治疗方法上来看，多种方法均对便秘有明显疗效。口服药包含容积性泻药，代表药物如欧车前、麦麸、聚卡波非钙，渗透性泻药如乳果糖、聚乙二醇，刺激性泻药如大黄、番泻叶蒽醌类药物，润滑性药物如甘油、液状石蜡，促动力药莫沙必利，促分泌剂鲁比前列酮等均在临床上验证对便秘有很好的治疗效果。

除了口服药物以外，也可以联合针灸、外治法及手术治疗。针灸可能是通过调节与胃肠相关的神经递质、神经肽等物质，提高与胃肠运动相关的兴奋性。蔡超等对针灸治疗慢性功能性便秘的系统评价显示，针灸能改善慢性功能性便秘患者的症状及结肠传输功能，其疗效优于西药。中医外治法包括穴位贴敷、灌肠、穴位注射、针灸、腹部推拿、耳穴贴压、灸法等单法及针灸结合中药敷贴、穴位埋线结合中药敷脐、耳穴贴压结合摩腹等联合疗法。周倩妹等纳入 15 篇随机对照试验、共 1137 名受试者的中药灌肠治疗便秘的 Meta 分析的研究显示，中药灌肠治疗各型便秘的效果优于口服药、肥皂水灌肠、开塞露等其他治疗，且相对安全。有研究报道，八髎穴强化埋线可有效治疗慢传输型便秘，埋线每 2 周 1 次，共 2 次。发现患者每周自发性排便次数治疗后比治疗前明显增加，大便性状评分明显好转，48 小时、72 小时残留标志物数目与治疗前相比较（结肠传输试验），均显著降低。穴位贴敷治疗便秘主要是通过特定部位药物吸收的直接作用和穴位刺激激发经络之气的间接作用，临床根据辨证结果，如泻热通便的大黄粉敷脐，理气通便的大黄、枳壳、槟榔、砂仁、豆蔻敷脐等，都可以显著改善患者的排便费力、大便秘结等症状。赵燕采用穴位注射治疗功能性便秘，取穴中脘、天枢、腹结、上巨虚、腹部阳性反应点，总有效率为95.65%。另外还其他治疗方法，包括粪菌移植、生物反馈等。田宏亮等采用粪菌移植治疗慢传输型便秘，整个粪菌移植疗程为9天，前3天口服万古霉素肠道准备，后6天的经鼻肠管（入空肠）注射粪菌移植治疗，与治疗前相比，粪菌移植治疗后排便次数明显增加，Wexner便秘评分明显下降，GIQLI评分升高。生物反馈训练对功能性出口梗阻型便秘尤为适宜。通过调整神经肌肉协调活动，将生理信息转变成患者能懂的信号，并自我进行调控肛门括约肌系统训练，调节和纠正生理障碍，使之恢复正常，减轻或消除便秘。研究显示，生物反馈训练可改善直肠肛门的矛盾运动、缓解排便时的肛门外括约肌的痉挛，达到治疗目的。所以从多学科来探讨便秘对治疗是有很大帮助的。卿艳萍等研究显示，和对照组常规护理相比，观察组护理基础上采用心理干预（包括情感支持、健康宣教、建立良好医患关系、建立护理和康复计划），发现增加心理干预治疗可有效缓解便秘症状，改善患者心理状态。手术治疗主要用于经规范的非手术治疗无效的顽固性重度便秘患者，术式包括结肠部分或全部切除术。

临床验证，内外科治疗、中西医结合治疗、心理干预等多种治疗都可改善便秘，而最重要的是找到最适个体的疗法，将其组合而实现对患者的最大受益。

二、便秘的整合治疗的必要性

临床实践证明，便秘在多数情况下，不是单用泻药就可以圆满解决问题的。同时其治疗方案也不是多种方法简单的叠加。便秘不仅是简单的一个症状，在它的背后隐藏着其他信息，因此，在给予以便秘为主诉的患者治疗时，切不可管中窥豹，而要从整体出发。目前，对于便秘的治疗，临床很大程度上仍然停留在以病变为中心的生物学层次，过于关注和强调病变和疾病本身的重要性，忽视了社会环境、个人行为、生活方式和精神心理等诸多因素对疾病发生发展的影响。

由于疾病谱的变化、医学的发展，慢性病越来越多地侵害着人体的健康，且不少患者表现为多病共存的模式，尤其是老年人。多病共存，即一个患者并不仅仅有一种疾病，如糖尿病患者，常合并有高血压、冠心病或脑血管病。肾功能不全患者有一半以上合并冠心病和心力衰竭。而便秘也可由多种疾病导致，因多种疾病而加重。医学分科越来越细的今天，专科医生多面临有"专而不全"的问题。如内分泌疾病引起的便秘可能在控制血糖及甲状腺激素水平后即可明显改善。而在控制血糖、调整甲状腺功能的方面，内分泌科的医生可能就相对具有优势。所以建立多学科交叉合作机制的多科室强强联合将是未来便秘治疗的方向。便秘的整合诊治中，可为患者提供内外科治疗、康复训练、健康教育、心理治疗，在多学科协同工作下，针对每位患者，制定出科学合理的个性化治疗方案，使各科室交流、协作、共进，以求最大限度地改善患者的症状及预后。

整合的内涵就包括了整体观、整合观和医学观，因此，整合的同时要重视社会环境、医疗环境、工作及个人家庭环境、遗传因素、精神心理因素等对疾病发生发展的影响。中西医在临床上各有优势，治疗的手段各有千秋，通过我们的中西医对话，通过多学科的交叉，通过临床反复实践的验证，建立新的便秘整合治疗的规范和共识，对于当前便秘的治疗现状来说是很有必要的。

三、从多学科交叉角度探讨便秘整合治疗的思路与方法

首先，我们要辨别便秘的病因，以便尽可能地采取对因治疗或避免危险因素。从西医角度来讲，通过详细了解其病史，以区分便秘与心理因素、生活习惯、饮食习惯、地域环境、年龄因素是否有相关性。生活方式在很大程度上影响了便秘的发生发展，可以说，改进生活方式是便秘治疗的基础，摄入足够的水分和膳食纤维、多运动、建立规律的排便习惯，均有益于便秘症状的缓解。所以要注重对的整体调治，有时生活方式的改善对于疾病的治疗可能胜过药物的作用。用药上也要遵循梯度，依次为容积性泻药或渗透性泻药、促分泌药、刺激性泻药，在此基础上，视病情再联合其他用药，慢传输型便秘患者更适合加用促动力药物，出口梗阻型便秘及粪便干结难下者加用或首用灌肠剂。避免长期应用或滥用刺激性泻药，无认知功能障碍者，可选择生物反馈治疗。认知或心理评估异常者可给予心理疏导或药物治疗，增加社会支持，尽可能地减少或解除可引起便秘的诱发因素。对于药物引起的便秘，应尽量停药或服用适合个体的通便药以抵消其不良反应。从中医来讲，还要从个体的体质、便秘辨证分型考虑，如素体阳旺火盛之人，火盛伤津，导致"无水行舟"而大便难下，此时清火养阴即可改善便秘。通过望闻问切四诊合参，仔细辨证，判断患者属于哪一型体质，适合哪种治疗方法，以便准确施治。而针灸可发挥双重的治疗作用，可明显增加胃肠动力的作用，对于慢传输型便秘往往能达到意想不到的效果。

其次，通过相关检查要区分便秘是器质性的还是功能性的，器质性的便秘包括慢传输、出口梗阻、不完全梗阻、肠外因素等。功能性的便秘我们需要注意，其与心理因素、生活习惯、年龄因素等有密切的关系。在手术治疗疾病前，应在内科基础治疗上来进行。内科治疗也要分清急性便秘、慢性便秘，急性便秘是一个暂时性的，是一个证候性的便秘，可以选用攻下的、通腑的药物。慢性的便秘原因非常多，包括结肠型便秘、直肠型便秘，结肠型便秘往往和平滑肌的松弛等多种因素有关，包括内脏的下垂、年老体衰等。这种情况下，口服中药、内科的治疗效果就比较好。直肠型便秘往往是因神经反应迟钝、不能产生便意造成的，多与精神因素有关。加强心理疏导，良好的心理状态可改善便秘，患者伴有明显心理障碍可给予抗抑郁焦虑药物治疗，或和精神心理科进行联合治疗。

再次，在治疗便秘的同时不要忽略原发性疾病，所以对于原发性疾病，包括痉挛性便秘和梗阻性疾病，痉挛性便秘要配合心理治疗，梗阻性便秘要区分是肠内梗阻还是肠外梗阻。另外，要结合多学科知识来指导便秘的治疗。而对于心脑血管疾病要预防便秘的发生，因便秘常常为诱发因素。除此之外，合并有心肾功能不全及衰弱的老年患者，应慎用含钾、钠、镁等的渗透性泻盐，可选用乳果糖。总的来说，便秘的治疗要遵循整体观念，通过整合便秘的最先进的医学理论、方法，并根据年龄、体质、疾病、症状等相关因素，选择最有效、不良反应最少、生活质量最高的优化治疗方案。将各种有效治疗方法有机地整合为一体，使患者受益最大化是医学的终极目标，所以要寻求多学科、多层次的合作与交流，正如樊代明院士所讲的，还器官为患者，还症状为疾病，从检验到临床，从药师到医师，身心并重、医护并重、中西医并重、防治

并重。多学科交叉符合医学的发展方向，每个病都不是孤立存在的，其他系统的疾病也会引起便秘，而便秘也可以是其他疾病的一个诱发或加重的因素。整合治疗就是发挥各领域最先进的知识理论和临床各专科最有效的实践经验分别加以有机整合，并根据社会、环境、心理的现实进行修整、调整，从而制定出一套疗效最优化的治疗方案，该方案满足人们对健康的需求。而通过多学科交叉进行便秘的整合治疗将是未来的发展方向。

因此，便秘的整合治疗是将慢性便秘的各种有效治疗方法有机地整合为一体，主动寻求多学科、多层次的合作与交流，并将这种协作方式贯穿于日常医疗工作，对患者进行共同管理，形成团队服务，共同决策治疗方案，以提升医疗质量，提高诊治效率和疗效。

（赵文霞）

参 考 文 献

蔡超，马文龙，王霄箫，等.2014. 针灸治疗慢性功能性便秘疗效的系统评价[J]. 新疆中医药，32（3）：33-34.

樊代明. 2012. 整合医学初探[J]. 医学争鸣，3（2）：3-12.

梁敏，修燕，温浩. 2015. 中国整合医学发展现状及展望[J]. 中国研究型医院，2（5）：36-41.

卿艳萍，杨淑华. 2017. 老年性便秘的心理干预[J]. 实用临床护理学电子杂志，2（2）：43-46.

曲牟文. 2014. 八髎穴强化埋线治疗慢传输性便秘的临床和实验研究[D]. 北京：中国中医科学院.

单红艳，殷景远，周磊，等.2016. 慢性便秘的综合治疗初探[J]. 中南药学，14（2）：202-205.

施雯君，马炜，方向明，等.2017. 妊娠期妇女功能性便秘调查分析[J]. 实用医院临床杂志，14（3）：52-55.

孙亚慧，陶弘武，柳越冬. 2017. 中药贴敷联合其他外治法治疗便秘研究进展[J]. 山东中医杂志，36（11）：989-993.

陶文雅，王晨. 2016. 生物反馈训练治疗和灌肠对便秘疗效比较的研究[J]. 西南国防医药，26（1）：30-32.

田宏亮，丁超，龚剑锋，等.2015. 粪菌移植治疗慢传输型便秘20例临床研究[J]. 中国实用外科杂志，35（8）：873-875.

王稳，孙莉. 2016. 阿片类药物相关性便秘的研究进展[J]. 中国疼痛医学杂志，22（5）：378-382.

殷景远，罗建平. 2015. 整合医学观念倡导慢性便秘诊治的多学科协助[J]. 临床消化病杂志，27（5）：318-319.

赵燕. 2017. 穴位注射治疗功能性便秘46例[J]. 中国民间疗法，25（9）：26.

中华医学会老年医学分会中华老年医学杂志编辑委员会. 2017. 老年人慢性便秘的评估与处理专家共识[J]. 中华老年医学杂志，36（4）：371-381.

周倩妹，孟繁洁，靳英辉，等.2013. 中药灌肠治疗便秘的 Meta 分析[J]. 华西医学，（5）：669-674.

Rajindrajith S, Devanarayana N M. 2011. Constipation in children: novel insight into epidemiology, pathophysiology and management[J]. J Neurogastroenterol Motil，17（1）：35-47.

第十九节　便秘型肠易激综合征综合治疗方案

肠易激综合征（irritable bowel syndrome，IBS）是一种以腹痛，伴排便习惯或粪便性状改变的功能性胃肠病，根据其大便性状，至少 25%的大便 Bristol 为 1～2 型，且大便 Bristol 为 6～7 型的不足 25%者，为便秘型肠易激综合征（IBS with predominant constipation，IBS-C）。其病因繁杂多样，包括饮食、精神心理、感染等多方面，具体机制涉及胃肠动力、内脏敏感、脑-肠互动紊乱、肠道菌群等。

一、便秘型肠易激综合征的病因及发病机制

（一）胃肠动力紊乱

排便异常或大便性状异常为 IBS 的主要症状之一，因此胃肠动力异常一直为病理生理研究的重点。早期的研究多局限于远端结肠，近年来对全消化系动力的研究发现，除结肠外，患者的食管、胃、小肠甚至胆囊等在一定程度上也存在动力学异常，目前认为小肠动力异常与症状的产生关系密切。IBS-C 患者大多存在小肠转运速度减慢，且其消化间期移行性复合运动（migrating motor complex，MMC）较正常人延长，其异常出现的群集性收缩（discrete clustered contraction，DCC）和延迟扩布收缩（prolonged propagated contractions，PPC）多伴随着腹痛的发生。

（二）内脏敏感性异常

内脏高敏性是指对机械、化学、神经、炎症等各种刺激的敏感增强，表现为对生理性的肠道活动的感知增强，并引起腹痛、腹胀等症状，它不仅是 IBS 的重要病理机制，而且是 IBS 的主要生物学标志。

流行病学显示，在 IBS 患者中内脏高敏感的发病率在 33%～90%，尤其是 IBS-D 患者，由于其肠道黏膜通透性的增加，内脏高敏性的发生率更高。Posserud 等研究发现 IBS 患者较正常人直肠扩张痛阈明显减低；进一步研究发现 61% 的 IBS 患者存在内脏高敏性，且与症状的严重程度呈正相关。Kanazawa 等对 IBS 患者进行直肠扩张后，发现其扣带回膝部活动明显增强，认为中枢的异常活动参与内脏高敏感的形成。

（三）精神心理因素

随着"生物—心理—社会"医学模式的广泛认可，精神心理因素在功能性胃肠病中的地位日益突出，虽然其未能被纳入罗马Ⅳ诊断标准中，但罗马委员会发布的多维度临床资料剖析中明确规定对功能性胃肠病患者要进行精神心理状态评价。

Tosic 等发现在寻求诊疗的 IBS 患者中，有 70%～90% 的患者合并精神心理障碍，最常见的为焦虑、情感障碍、躯体化症状等。一项纳入 25 项研究的 Meta 分析显示，婴幼儿时期的负面事件如虐待、失去父母等造成的心理应激可引起成年 IBS。Lee 等对 23 698 名体检患者进行问卷调查时发现，压力与抑郁是 IBS 的独立危险因素（OR 分别为 1.730 和 3.508，$P<0.001$），并且其发病率与压力的程度呈正相关。Lauffer 等通过动物实验发现，慢性应激联合急性应激可增加大鼠血浆肾上腺皮质酮含量，降低空肠上皮跨膜电阻及紧密连接蛋白的基因表达，破坏肠道的屏障功能，导致 IBS 等功能性肠病。

（四）脑-肠互动紊乱

消化系统是由中枢神经系统、自主神经系统和肠神经系统共同调控的系统，胃肠道接收信息并经肠神经系统传入中枢神经系统，而后者通过神经-内分泌网络对胃肠道活动进行反馈调控的过程称为"脑-肠互动"。最新发布的罗马Ⅳ诊断标准明确指出功能性胃肠病是一种脑-肠互动紊乱性疾病。

脑-肠肽是一种存在于中枢神经系统和肠神经系统的小分子多肽，在内脏感觉和胃肠

动力的调节上起着重要的作用，众多研究表明 IBS 的发病与脑-肠肽存在密切的关系。如 IBS 患者血清血管活性肠肽、神经肽 Y 和神经降压素水平异常。有学者以静息态功能性磁共振成像（fMRI）对 IBS 患者及健康对照人群进行脑部扫描发现，IBS 患者度中心度（degree centrality，DC）减低，其反映了 IBS 患者在脑功能网络连接属性上存在改变。此外有研究表明，在 fMRI 下，IBS 患者接受刺激时脑内的激活变化情况与其心理状态相关，伴有焦虑则激活明显增强。

（五）肠道菌群失调

越来越多的研究发现，IBS 的发生往往伴随肠道菌群的改变。小肠细菌过度生长（small intestinal bacterial overgrowth，SIBO）是指消化道内菌群数量和（或）种类发生改变，并引起营养不良、腹胀等症状。研究发现 SIBO 与 IBS 有着密切的关系。Ghoshal 等将上消化道吸出液进行细菌培养发现，正常人群的 SIBO 阳性率为 1%～40%，而 IBS 患者可达 4%～78%（$P<0.05$）；Meta 分析亦显示，IBS 的 SIBO 阳性率高于对照人群（31.24%对比 10.65%；OR=2.97，95%CI：16.5～5.24）。再者，肠道内大量的细菌可分解发酵摄入的食物，产生过多的气体，如氢气、甲烷、二氧化碳等，导致腹胀便秘等症状。

肠道菌群的失调是感染后肠易激综合征（post-infectious irritable bowel syndrome，PI-IBS）的重要发病机制。正常肠道内定植着大量的专性厌氧菌，其与肠上皮紧密结合，构成肠道的生物屏障。而肠道感染后致病菌与定植菌竞争性结合肠上皮，破坏了生物屏障；再者，致病菌死亡后产生的内毒素还可破坏肠道黏膜的机械屏障，影响黏膜的修复。

近年来随着宏基因组学及测序技术的飞速发展，诸多研究证实 IBS 患者肠道菌群的生物多样性及结构较健康人群存在较大差异，如 Jeffery 等发现 IBS 患者的厚壁菌门数量增加，而拟杆菌门数量减少。Kashyap 等研究发现无菌小鼠移植 IBS 患者的粪便菌群后，表现出内脏高敏感升高等典型的 IBS 相关胃肠生理变化。

二、便秘型肠易激综合征的治疗目标和治疗原则

《中国肠易激综合征专家共识意见（2015 年）》中指出本病的治疗目标是，改善症状、提高患者的生活质量。原则是，在建立良好医患关系的基础上，根据主要症状类型进行对症治疗和根据症状严重程度进行分级治疗，并注意治疗措施的个体化和综合运用。

IBS 对患者最主要的危害是腹痛、腹胀、腹部不适和排便障碍等主观痛苦感受，以及对生命质量（包括社会功能）的影响。其具有反复发作的特点，目前尚无法"治愈"。2 项长期的研究结果显示，经过充分的干预，患者腹痛和粪便性状等获得改善，短期内（1～3 个月内）有 85%的患者症状改善，有 65%的患者在随访 5 年期间症状得以改善，但症状并未完全消失。因此，IBS 的治疗目标是改善 IBS 症状，提高生命质量，恢复患者的社会功能，而非治愈疾病。

三、便秘型肠易激综合征的综合治疗方案

（一）IBS 的综合治疗策略

IBS 的综合治疗策略为识别主要症状，建立良好的医患关系。建立良好的医患关系往

往被医生忽略，而患者是独一无二的，每个患者隐含的问题都是不一样的，所以要对每一个患者制定合理的饮食和合适的生活方式，因此除了用药以外，还要对患者关心重视。通过与患者建立良好的沟通和信任关系，对患者进行教育，对患者进行安抚，让患者参与治疗决策。

（二）药物治疗

1. 解痉剂

匹维溴铵、奥替溴铵作为抗胆碱能药，通过抑制钙离子内流入肠道平滑肌细胞而发挥缓解肠道痉挛的作用，此外，还可以阻断速激肽在某些内脏传出神经上的表达，调节肠道痛觉过敏，从而改善腹痛症状。曲美布汀为外周型脑啡肽类似物，通过激动外周阿片类受体，调节胃动素、血管活性肠肽等胃肠激素的分泌来调节胃肠道的运动。

2. 缓泻剂

容积性泻剂是含有高成分的纤维素衍生物，通过亲水性和吸水膨胀的特点，使粪便的水分及体积增加，加速结肠蠕动及转运，使大便松软易排出。临床常用药物有欧车前、甲基纤维素、燕麦麸等。聚卡波非作为吸水性高分子聚合物，国外临床研究均显示其对IBS-C总体症状改善显著优于对照组，且长期毒性试验未发现其具有明显不良反应。

聚乙二醇、乳果糖等透性泻剂，可通过渗透作用增加粪便容积，软化粪便，刺激结肠蠕动，促进粪便排出。临床研究显示聚乙二醇对于青少年 IBS-C 患者具有良好的促进排便作用，但对腹痛症状疗效不甚显著。乳果糖在肠道碱性环境下分解肠有机酸，可调节肠道内环境，有利于肠道正常菌群的生长，促进肠道功能的恢复。

3. 动力调节剂

$5-HT_4$ 受体激动剂可通过激活兴奋型神经元 $5-HT_4$ 受体，刺激肠肌间神经丛释放乙酰胆碱，促进肠道平滑肌收缩和蠕动，增加肠道的推进性收缩运动，对便秘具有肯定的疗效。西沙比利及莫沙比利等通过促进结肠收缩而增加排便频次，但其并不能增加粪便含水量，即使加快结肠运动速度，也不易使干结的粪便排出。替加色罗的促动力效果较西沙比利更强，但其心血管风险限制了其临床使用。普卢卡必利是新型高选择性、高亲和力的 $5-HT_4$ 受体激动剂，不仅可增加排便频率，还可降低粪便硬度，是治疗 IBS-C 的新选择。

利那洛肽是被用于治疗 IBS-C 的首个鸟苷酸环化酶激动剂类药物。其与肠上皮细胞鸟苷酸环化酶受体结合，促进肠道分泌、减少小肠吸收，并有促进肠动力的作用。多项研究证实该药可显著改善 IBS-C 患者的腹痛、便秘症状。

4. 抗精神类药物

由于抑郁、焦虑等情绪障碍广泛存在于 IBS 患者中，与此同时 IBS 患者持续反复的症状可能诱发并加重情绪障碍，两者互相影响，因此对于 IBS 患者的治疗，适当应用抗精神类药物可提高疗效。临床应用主要以三环类抗抑郁药和选择性 5 -HT 在摄取抑制剂（SSRI）为主。有临床研究显示健康受试者服用帕罗西汀后，口-盲传输时间明显缩短，抗抑郁药的作用机制可能是通过调节中枢及外周的痛觉反应及对神经递质的影响从而调节胃肠动力及内脏敏感性。

5. 微生态制剂

微生态制剂如枯草杆菌肠球菌二联活菌肠溶胶囊、双歧杆菌三联活菌胶囊等能有效补充有益菌、促进其生长繁殖，并在肠黏膜表面形成生物学屏障，改善内脏敏感性，促进肠道分泌及蠕动，在不同程度上改善 IBS-C 腹痛、便秘等症状，在临床治疗中具有良好的协调增效作用，有利于疗效的巩固和维持。

（三）非药物治疗

1. 饮食和生活方式的调整

目前，饮食及生活方式的干预作为 IBS 的治疗前提已被广泛接受。有指南推荐 IBS 患者：①需要建立规律的饮食模式（早、中、晚三餐，配合适当的加餐），避免漏餐、长时间间隔及深夜进食；②避免暴饮暴食、快速进食，就餐时需要坐下来，需彻底咀嚼食物；③酒精及咖啡因（咖啡、茶）对 IBS 的影响证据尚不足，每周 2 次饮酒及每天 400mg 咖啡因的摄入相对安全；④辛辣及油腻食物若与 IBS 症状相关，则应尽量避免；⑤传统观点认为增加膳食纤维摄入可改善 IBS-C 症状，但近些年的研究显示，易发酵的膳食纤维可在肠道大量产气，从而引发腹痛、腹胀等症状；⑥IBS-C 患者每天饮水量应达 1.5～3L；⑦就运动量而言，IBS 患者被推荐至少每周 5 次，每次至少 30 分钟中等强度的运动，如瑜伽、慢跑、游泳等。

可发酵的低聚糖、二糖、单糖和多元醇（fermentable oligosaccharides, disaccharides and monosaccharides and polyols，FODMAPs）是指难以吸收的短链碳水化合物，包括乳糖、果糖、果聚糖、山梨醇等。其特点是，分子小，在小肠内可形成高渗环境，在大肠内可快速发酵产生气体，使患者出现腹痛、腹胀等症状，是 IBS 的重要饮食发病因素。诸多研究表明，低 FODMAPs 饮食可改善 IBS 患者肠道菌群失调、内脏敏感性，缓解腹痛、腹胀等症状，被认为是 IBS 的治疗基石。低 FODMAPs 饮食需在营养师的指导下进行，3～4 周后即可见效。起效后被限制的食物需逐渐被重新添加进食谱中，以寻找饮食限制的节点水平。

基于目前现有的研究，有学者总结归纳出推荐 IBS 患者的"饮食金字塔"：①规律的体育锻炼及适量的饮水是金字塔的基石；②规律的饮食习惯有益于病情的控制；③谷类食物为机体提供大量能量，推荐每天摄入 6 份谷物类食物（1 份=60～70g 大米）；④每天摄入蔬菜 3～5 份（1 份=100～150g）；⑤每天水果的推荐摄入量为 2～3 份（1 份=80g）；⑥第六层为高蛋白类食物，如肉、鱼、蛋、大豆等，推荐每日摄入量为 2～3 份（1 份=100～125g 肉/125～150g 鱼/60～80g 蛋/豆类）；⑦对于奶及奶制品，推荐每日摄入 2～3 份（1 份=200～250ml 牛奶/酸奶/80～100g 新鲜奶酪）；⑧该层主要包括可能诱发 IBS 的食物，如脂肪、咖啡因、酒精、辛辣食物等，应适量摄入，若明确该食物与症状的出现相关，则应避免，脂肪的摄入量应限制在 50g/d 以下，且尽量选择如橄榄油等健康的油脂；⑨金字塔的顶层为煎炸、加工过的食物，该类食物应从 IBS 患者的食谱中去除。

2. 生物反馈疗法

生物反馈（biofeedback，BF）治疗最早创立于 20 世纪 60 年代，是松弛疗法与生物反馈技术的结合，可通过电子仪器描记某些人体正常情况下意识不到的、与心理生理活动有关的生物信息（如肌电活动、脑电波、皮肤温度、心率、血压等），并转换成可察觉到的声、光等反馈信号，使人体学会有意识地控制自身的心理生理活动，达到调整机体功能、防治疾病的目的。作为一种新兴的生物行为疗法，具有疗效显著、无痛苦、无创伤、费用低等优点，在国外已广泛运用到功能性胃肠病的治疗上。对于药物治疗效果欠佳的 40 例 IBS 患者进行 3 个月的生物反馈治疗，约一半患者症状改善；国内研究同样显示生物反馈可改善 IBS-C 患者腹痛、腹胀、排便异常的情况，且对其心理状态具有一定的改善作用。

（四）中医药治疗

中医药对 IBS 具有独到的疗效，中华中医药学会脾胃病分会《肠易激综合征中医诊疗专家共识意见（2017）》（以下简称《共识意见》）认为，脾胃虚弱和（或）肝失疏泄是 IBS 发病的重要环节，肝郁脾虚是导致 IBS 发生的重要病机，脾肾阳虚、虚实夹杂是导致疾病迁延难愈的关键因素。诸多原因导致脾失健运，运化失司，形成水湿、湿热、痰瘀、食积等病理产物，阻滞气机，导致肠道功能紊乱；腑气通降不利则腹痛、腹胀；肠腑传导失司则便秘；病久则脾肾阳虚、虚实夹杂，并将本病分为肝郁气滞证、胃肠积热证、阴虚肠燥证、脾肾阳虚证和肺脾气虚证。治疗的药物分别为四磨汤、麻子仁丸、增液汤、济川煎和黄芪汤。

此外，《共识意见》还提到，中医特色的外治法，如针灸、穴位贴敷、穴位埋线等亦有较好的疗效。针灸以背俞穴和腹部募穴及下合穴为主，一般取大肠俞、天枢、支沟、丰隆，实证宜泻，虚证宜补，寒证加灸，肠燥加合谷、曲池；气滞加中脘、行间，用泻法；阳虚加灸神阙。神阙为主的敷贴疗法：①虚性体质，当归、升麻、党参等。②实性体质，大黄、黄芪、牡丹皮等。贴敷时间及疗程：每日 1 次，每次 2～4 小时，7 天 1 个疗程。

综上所述，IBS-C 是涉及胃肠动力、内分泌、肠道菌群、精神心理等多方面多因素的疾病，其治疗也是综合性的治疗，良好的医患沟通是治疗的前提；饮食及生活方式的干预一定是先于药物的；治疗疾病的同时，更要关注患者的心理状态；制定治疗方案时要中西医整合。

（彭丽华）

参 考 文 献

陈玉龙，王霞，尚杰. 2004. 小剂量抗抑郁药与聚乙二醇 4000 联合治疗便秘型肠易激综合征[J]. 中国心理卫生杂志，（11）：806-809.

代文洁，张慧，王晨，等. 2004. 钙拮抗剂治疗腹泻型及便秘型肠易激综合征临床观察[J]. 大连大学学报，（4）：108-109.

董亮见. 2011 穴位埋线治疗便秘型肠易激综合征的临床研究[D]. 广州：广州中医药大学.

桂若虎，李盛祥，郑新平，等. 2015. 肠易激综合征患者脑功能网络度中心度改变的初步研究[J]. 中华神经医学杂志，14（11）：1148-1151.

郭红. 2004. 替加色罗在便秘型肠易激综合征治疗中的进展[J]. 重庆医学，（2）：295-298.

贺星，崔立红. 2013. 肠道感染在肠易激综合征发病机制中的作用[J]. 世界华人消化杂志，21（31）：3323-3329.

聚卡波非钙协作组，袁耀宗. 2007. 聚卡波非钙治疗便秘型肠易激综合征的随机、双盲、安慰剂对照多中心临床试验[J]. 中华消化杂志，（10）：685-688.

林志彬，游育红. 2000. 新型肠动力药普卡必利的作用及应用[J]. 中国药学杂志，（11）：3-5.

刘雪莲，杨见权，潘昭杰. 2013. 利那洛肽治疗便秘型肠易激综合征的 Meta 分析[J]. 中国新药与临床杂志，（8）：650-655.

罗先桃，王平，黄文柱. 2006. 替加色罗联合帕罗西汀治疗便秘型肠易激综合征[J]. 医学临床研究，（8）：1292-1293.

莫文辉，郭传勇. 2008. 微生态制剂在肠易激综合征中的临床应用及评价[J]. 世界临床药物，（12）：722-726.

彭珊，赵钢，李春艳. 2016. 肠易激综合征的发病机制研究进展[J]. 中国医药导报，13（6）：54-57.

沈骏，诸琦，袁耀宗，等. 2005. 肠易激综合征患者血浆脑肠肽水平的变化[J]. 胃肠病学，10（5）：38-40.

沈晓伶，宋毓飞，张谢，等. 2016. 女性肠易激综合征患者核磁共振脑功能成像研究初探[J]. 中国现代医生，54（16）：96-100.

唐勤彩，罗和生，全晓静，等. 2015. 肠易激综合征与小肠细菌过度生长关系的 Meta 分析[J]. 医学研究杂志，44（6）：89-94.

王合新，丁祥武，金雄. 2003. 西沙比利联合山梨醇治疗便秘型肠易激综合征的临床观察[J]. 临床消化病杂志，15（3）：128-129.

王翔南. 2012. 生物反馈技术及其应用的新进展[J]. 中华行为医学与脑科学杂志，21（6）：574-575.

尉秀清，姚集鲁，文卓夫. 2004. 肠道黏膜屏障功能及其临床检测[J]. 国外医学（内科学分册），31（10）：415-418.

余跃，蒋楠，黄康，等. 2014. 生物反馈治疗便秘型肠易激综合征的临床疗效研究[J]. 中华行为医学与脑科学杂志，23（1）：37-39.

中华医学会消化病学分会胃肠功能性疾病协作组，中华医学会消化病学分会胃肠动力学组. 2016. 中国肠易激综合征专家共识意见[J]. 中华消化杂志，36（5）：299-312.

中华中医药学会脾胃病分会. 2017. 肠易激综合征中医诊疗专家共识意见[J]. 中医杂志，58（18）：1615-1620.

Carroll I M, Ringel-Kulka T, Keku T O, et al. 2011. Molecular analysis of the luminal- and mucosal-associated intestinal microbiota in diarrhea-predominant irritable bowel syndrome[J]. Am J Physiol Gastrointest Liver Physiol, 301（5）：G799-G807.

Chitkara D K, van Tilburg M A, Blois-Martin N, et al. 2008. Early life risk factors that contribute to irritable bowel syndrome in adults: a systematic review[J]. Am J Gastroenterol, 103（3）：765-774, 775.

Cu A C F L. 2017. Diet in irritable bowel syndrome: What to recommend, not what to forbid to patients[J]. 世界胃肠病学杂志：英文版，（21）：3771-3783.

Drossman D A, Chang L, Chey W D, et al. 2015. Rome IV Multi-dimensional clinical profile for the functional gastrointestinal disorders: MDCP（Second Edition）[M]. Raleigh: Rome Foundation.

Drossman D A, Hasler W L. 2016. Rome IV—Functional GI Disorders: disorders of gut-brain interaction[J]. Gastroenterology, 150（6）：1257-1261.

Drossman. 2016. Functional gastrointestinal disorders: history, pathophysiology, clinical features and rome iv[J]. Gastroenterology, 150：1262-1279.

Ghoshal U C, Srivastava D. 2014. Irritable bowel syndrome and small intestinal bacterial overgrowth: meaningful association or unnecessary hype[J]. World J Gastroenterol, 20（10）：2482-2491.

Gwee K A, Lu C L, Ghoshal U C. 2009. Epidemiology of irritable bowel syndrome in Asia: something old, something new, something borrowed[J]. J Gastroenterol Hepatol, 24（10）：1601-1607.

Harvey R F, Mauad E C, Brown A M. 1987. Prognosis in the irritable bowel syndrome: a 5-year prospective study[J]. Lancet, 1（8539）：963-965.

Ilnyckyj A, Graff L A, Blanchard J F, et al. 2003. Therapeutic value of a gastroenterology consultation in irritable bowel syndrome[J]. Aliment Pharmacol Ther, 17（7）：871-880.

Ireton-Jones C. 2017. The low FODMAP diet: fundamental therapy in the management of irritable bowel syndrome[J]. Curr Opin Clin Nutr Metab Care, 20（5）：414-419.

Iwanaga Y. 2002. Physicochemical and pharmacological characteristic and clinical efficacy of an anti-irritable bowel syndrome agent, polycarbophil calcium（Polyful）[J]. Folia Pharmacologica Japonica, 119（3）：185.

Jeffery I B, O'Toole P W, Ohman L, et al. 2012. An irritable bowel syndrome subtype defined by species-specific alterations in faecal microbiota[J]. Gut, 61（7）：997-1006.

Kanazawa M, Hongo M, Fukudo S. 2011. Visceral hypersensitivity in irritable bowel syndrome[J]. J Gastroenterol Hepatol, 26 Suppl 3：119-121.

Kanazawa M, Palsson O S, Thiwan S I, et al. 2008. Contributions of pain sensitivity and colonic motility to IBS symptom severity and predominant bowel habits[J]. American Journal of Gastroenterology, 103（10）：2550-2561.

Kashyap P C, Marcobal A, Ursell L K, et al. 2013. Complex interactions among diet, gastrointestinal transit, and gut microbiota in humanized mice[J]. Gastroenterology, 144（5）：967-977.

Kellow J E, Gill R C, Wingate D L. 1990. Prolonged ambulant recordings of small bowel motility demonstrate abnormalities in the irritable bowel syndrome[J]. Gastroenterology, 98（5 Pt 1）：1208-1218.

Khoshoo V, Armstead C, Landry L. 2006. Effect of a laxative with and without tegaserod in adolescents with constipation predominant irritable bowel syndrome[J]. Aliment Pharmacol Ther, 23（1）：191-196.

Lauffer A，Vanuytsel T，Vanormelingen C，et al. 2016. Subacute stress and chronic stress interact to decrease intestinal barrier function in rats[J]. Stress，19（2）：225-234.

Leahy A，Clayman C，Mason I，et al. 1998. Computerised biofeedback games：a new method for teaching stress management and its use in irritable bowel syndrome[J]. Journal of the Royal College of Physicians of London，32（6）：552.

Lee S P，Sung I K，Kim J H，et al. 2015. The effect of emotional stress and depression on the prevalence of digestive diseases. [J]. J Neurogastroenterol Motil，21（2）：273-282.

Ludidi S，Mujagic Z，Jonkers D，et al. 2014. Markers for visceral hypersensitivity in patients with irritable bowel syndrome[J]. Neurogastroenterology & Motility，26（8）：1104-1111.

McKenzie Y A，Bowyer R K，Leach H，et al. 2016. British Dietetic Association systematic review and evidence - based practice guidelines for the dietary management of irritable bowel syndrome in adults（2016 update）[J]. 29（5）：549-575.

McRorie J J. 2015. Evidence-based approach to fiber supplements and clinically meaningful health benefits，part 1：what to look for and how to recommend an effective fiber therapy[J]. Nutr Today，50（2）：82-89.

Mearin F，Lacy B E，Chang L，et al. 2016. Bowel disorders[J]. Gastroenterology，150（6）：1393-1407.

Posserud I，Agerforz P，Ekman R，et al. 2004. Altered visceral perceptual and neuroendocrine response in patients with irritable bowel syndrome during mental stress[J]. Gut，53（8）：1102-1108.

Posserud I，Syrous A，Lindstroml，et al. 2007. Altered rectal perception in irritable bowel syndrome is associated with symptom severity[J]. Gastroenterology，133（4）：1113-1123.

Small P K，Loudon M A，Hau C M，et al. 1977. Large-scale ambulatory study of postprandial jejunal motility in irritable bowel syndrome[J]. Scand J Gastroenterol，32（1）：39-47.

Spiller R. 2017. How do FODMAPs work?[J]. Journal of Gastroenterology and Hepatology，32：36-39.

Steinberg S M. 2003. Bacterial translocation：what it is and what it is not[J]. Am J Surg，186（3）：301-305.

Tosic-Golubovic S，Miljkovic S，Nagorni A，et al. 2010. Irritable bowel syndrome，anxiety，depression and personality characteristics[J]. Psychiatr Danub，22（3）：418-424.

第二十节　整体思维模式下的临床便秘治疗

一、整体思维模式认识便秘的分型

便秘（constipation）表现为排便次数减少、粪便干硬和（或）排便困难。排便次数减少指每周排便少于 3 次。排便困难包括排便费力、排出困难、排便不尽感、排便费时及需手法辅助排便。慢性便秘的病程至少为 6 个月。

慢性便秘的危险因素多，发病机制复杂，临床治疗效果难以令人满意。随着医学学科的发展，人们已逐渐认识到整体思维是解决临床慢性复杂性疾病的有效途径，从单一角度认识便秘存在局限性，需要多维度、多层面对便秘进行分类，具体分类阐述如下。

（一）按病因分类

（1）功能性疾病：主要是功能性便秘、功能性排便障碍及便秘型肠易激综合征。

（2）器质性疾病：包括肠道疾病（结肠肿瘤、憩室、肠腔狭窄或梗阻等）、内分泌和代谢性疾病（糖尿病、甲状腺功能减退、甲状旁腺功能亢进、高钙血症、低钾血症等）、神经系统疾病（多发性硬化、帕金森病、脊髓损伤）、肌肉疾病（淀粉样变性、皮肌炎、硬皮病、系统性硬化病）。

（3）药物引起：抗抑郁药、抗癫痫药、抗组胺药、抗震颤麻痹药、抗精神病药、解痉药、钙拮抗剂、利尿剂、单胺氧化酶抑制剂、阿片类药、拟交感神经药、含铝或钙的抗酸药、钙剂、铁剂、止泻药、非甾体消炎药。

（二）按结肠动力及肛门直肠功能分类

（1）慢传输型便秘：排便次数减少，少便意，粪质坚硬，因而排便困难。肛直肠指检时无粪便或触及坚硬粪便，而肛管外括约肌的缩肛和用力排便功能正常；全胃肠或结肠传输时间延长；缺乏出口梗阻型便秘的证据，如排粪造影和（或）肛管直肠测压正常。

（2）出口梗阻型便秘：粪便排出障碍，可表现为排便费力、不尽感或下坠感，排便量少，有便意或缺乏便意。肛门直肠指检时直肠内存有粪便。全胃肠或结肠传输时间正常，多数标志物可潴留在直肠内；排粪造影可呈现异常；肛管直肠测压显示用力排便时肛门外括约肌、耻骨直肠肌呈矛盾性收缩或直肠壁的感觉阈值异常等。

（3）混合型便秘：具备慢传输型便秘和出口梗阻型便秘的特点；分型依据的症状可全部或交替出现。肠易激综合征的便秘型是一类和腹痛或腹胀有关的便秘，同时，也可能有以上各类型的特点。

（4）正常传输型便秘：该类患者虽然结肠传输在正常范围内，但仍存在便秘症状，被认为与对排便及粪便的感知存在异常有关，且患者多存在腹胀、腹痛症状，且可表现出更明显的精神心理障碍，便秘型肠易激综合征大多属于此类。

（三）根据疾病的缓急分类

（1）急性排便障碍：由肠梗阻、急性腹膜炎、中毒性肠麻痹、脑血管意外等疾病引起，起病急骤，伴有明显的较为严重的全身症状。

（2）慢性排便障碍：排便障碍慢性或亚急性过程，主要症状有排便困难、排便间隔时间延长、下腹坠胀疼痛、排便不适等，可伴有消化系统及全身症状。

（四）根据病史和症状，排便障碍轻、中、重三度分类

（1）轻度：症状较轻，不影响工作生活，经一般处理即能好转，无须药物治疗或很少用药。

（2）中度：虽经一般处理收效甚微，排便不畅或费时，需经常服用通便药物。

（3）重度：排便障碍持续时间较长，严重影响工作生活，依赖药物排便，甚或服药物也无效。临床上常见的是中、重度排便障碍。

二、中西医治疗便秘存在的难点

（一）西医治疗难点

（1）慢性便秘是多种疾病发展过程中出现的复杂症状，病因复杂，病机未明，长期受多种疾病的折磨，患者体质一般较差，长期用药给患者身心带来的伤害，严重影响了患者的生活质量，不少患者对根治本病失去信心，在一定程度上影响了药物治疗的疗效。

（2）传统的膨胀性泻药、刺激性泻药、润滑性泻药和直肠通便药，存在疗效不确切、特异性不强，部分成分有毒性、不良反应多且不易耐受，治疗范围局限等方面的缺陷及居高不下的费用等不足，慢性便秘的药物治疗面临严重挑战。

（3）对于药物治疗无效而需要手术治疗的难治性便秘患者，受手术治疗适应证、术后并发症、易复发等的影响，手术治疗便秘在临床的广泛运用受到限制，而且多数患者不愿意因便秘接受手术治疗。

（4）虽然外科手术治疗对部分顽固性便秘有效，但是在术后还必须采取非手术治疗的措施以巩固治疗效果，防止症状复发，药物治疗仍然是有效防治难治性便秘的重要手段。

（二）中医治疗难点

（1）由于疾病的个体差异，医生对疾病的认识及诊疗水平的不同，中医治疗呈现多样化的局面，缺乏循证医学依据，其疗效受到质疑。

（2）虽然中西医对疾病的认识不同，但是，辨病和辨证都是人类认识疾病的思维过程，中医诊断必须要实行病名和证名的双重诊断，通过对疾病资料的分析、判断，既辨病又辨证，先辨病后辨证，辨病论治和辨证论治相结合。如何在辨病的基础上辨证论治，也是中医治疗疾病需要解决的问题。

（3）中医药治疗体系非常丰富，以中药为主，针灸和外治法为辅的治疗格局，是中医药的特色之一，在慢性便秘的治疗中处理好内治和外治、药物和非药物疗法的关系，是提高中医药的整体水平的一个关键。

（4）中医基础理论基于阴阳、五行、藏象等理论，中药依据四气五味、性味归经进行分类。但随着科技的发展，用现代科学的术语来阐释中医药治疗便秘的机制已成为一个迫切的需要。

三、从整体与局部的角度探讨中西医治疗便秘的区别

（一）西医的整体治疗

帮助患者充分认识导致便秘的因素，解除患者对排便过度紧张的心理负担，建议增加饮水量和体力活动量，指导患者养成良好的排便习惯。必要时，可在排便时足下垫高15cm，让臀部呈蹲位姿势，以促进大便排出，对应激或情绪障碍患者应予以心理支持。对于以直肠内脱垂等为代表的松弛型便秘，提倡采用胸膝位提肛锻炼，必要时应用硬化剂注射。

（二）西医的局部治疗

1. 通便药
选用通便药时应考虑药效、安全性、药物依赖性及价效比。避免长期使用刺激性泻剂。对粪便嵌塞者，可用清洁灌肠或用液状石蜡等直肠给药，软化粪便。便秘合并痔疮者可用复方角菜酸酯制剂。

（1）容积类轻泻剂（膨松剂）：通过增加粪便中的水含量和固形物而起到通便作用，如欧车前。

（2）渗透性泻剂：包括不被吸收的糖类、盐类泻剂和聚乙二醇。不被吸收的糖类可增加肠腔内粪便的容积，刺激肠道蠕动，可用于轻度、中度便秘的治疗，如乳果糖。盐

类制剂（如硫酸镁）在肠道不完全吸收，使水分渗入肠腔，应注意过量使用可引起电解质紊乱，对老年人和肾功能减退者应慎用。聚乙二醇口服后不被肠道吸收和代谢，能有效治疗便秘，不良反应少。

（3）刺激性泻剂：包括酚酞、蒽醌类药物、蓖麻油等，能刺激肠蠕动，增加肠动力，减少吸收。此类泻剂易出现药物依赖、电解质紊乱等不良反应，长期应用可引起结肠黑变病，并增加大肠癌的危险性。

（4）促动力剂：作用于肠神经末梢，释放运动性神经递质、拮抗抑制性神经递质或直接作用于平滑肌，增加肠道动力。因而对慢传输型便秘有较好的效果，但某些作用于5-羟色胺受体的药物有潜在增加心血管疾病的危险。

2. 膳食纤维和膳食纤维制剂

便秘者需要更多的纤维素维持大便的体积和肠道传输功能。增加膳食中的纤维素可提高粪便的含水量，促进肠内有益细菌的增殖，增加粪便的体积，加快肠道传输，使排便次数增加。必要时可通过膳食纤维制剂补充，膳食纤维制剂包括麦麸、甲基纤维素等。需要注意的是，大剂量膳食纤维制剂可导致腹胀，可疑肠梗阻者禁用。

3. 生物反馈治疗

生物反馈治疗适用于功能性排便障碍患者，通过治疗使患者排便时盆底肌矛盾性收缩得到纠正，部分患者能同时改善直肠感觉功能、直肠推进蠕动与肛门松弛的协调性，建立正确的排便行为，必要时辅助以热水坐浴及扩肛治疗。

4. 外科治疗

真正需要外科手术治疗的难治性便秘患者尚属少数，当患者症状严重影响工作和生活，且经过一段时间严格的非手术治疗无效时，经特殊检查显示有明显异常，可考虑手术治疗。应慎重掌握手术适应证，针对病变选择相应的术式，有多种病变同时存在时应手术解决引起便秘的主要病变，但也要同时解决次要的或续发的病变。术前需要进行预测疗效，且应注意患者有无严重心理障碍，有无结肠以外的消化道异常。

（三）中医的整体治疗

1. 中药内服

中医的特色是辨证论治，整体调节，从而达到治疗便秘的目的。中华中医药学会脾胃病分会2011年颁布的《慢性便秘中医诊疗共识意见》中分5型：肠道实热证，主方是麻子仁丸；肠道气滞证，主方是六磨汤；肺脾气虚证，主方为黄芪汤；脾肾阳虚证，主方是济川煎；津亏血少证，主方为润肠丸。

针对主症可适当加减：①兼痔疮便血者，加槐花、地榆；②咳喘便秘者，加苏子、瓜蒌仁、杏仁；③忧郁寡言者，加柴胡、白芍、合欢花；④舌红苔黄、气郁化火者，加栀子、龙胆草；⑤乏力汗出者，可加党参、桔梗；⑥气虚下陷脱肛者，加升麻、柴胡、桔梗、人参；⑦便秘干结如羊屎状者，加柏子仁（捣）、火麻仁、瓜蒌仁；⑧面白眩晕者，加玄参、何首乌、枸杞；⑨手足心热、午后潮热者，加知母、胡黄连；⑩腰膝酸软者，加黄精、黑芝麻、桑椹。

2. 针灸

针灸是除中药内服外的另一大治疗手段，具有简、便、效、廉、验等特点。一项纳入1075例患者的临床研究已证实针刺在慢性便秘中的作用。试验组电针天枢、腹结、上巨虚，对照组予假针刺，治疗 8 周后试验组每周自发排便次数增加 1.76 次，而对照组仅增加 0.87 次（P＜0.001）；随访 20 周后疗效仍持续存在，两组每周自发排便次数较基线增加分别为 1.96 和 0.89（P＜0.001）。既往研究显示针刺天枢、腹结、上巨虚穴位可激活副交感神经，从而促进胃肠蠕动。

（四）中医的局部治疗

1. 灌肠疗法

常用药物：番泻叶 30g 水煎成 150～200ml，或大黄 10g 加沸水 150～200ml，浸泡 10 分钟后，加玄明粉搅拌至完全溶解，去渣，药液温度控制在 40℃，灌肠。患者取左侧卧位，暴露臀部，将肛管插入 10～15cm 后徐徐注入药液，保留 20 分钟，排出大便，如无效，间隔 3～4 小时重复灌肠。该疗法适用于腹痛、腹胀等便秘急症，有硬便嵌塞肠道，数日不下的患者。

2. 按摩法

（1）腹按法：睡在床上，双腿弯起来，腹肌放松，将一手掌放在肚脐正上方，用拇指以外的四指指腹，从右到左沿结肠走向按摩。当按摩至左下腹时，应适当加强指的压力，以不感疼痛为度，按压时呼气，放松时吸气，每次 10 分钟左右。揉腹和腹部按摩可随时进行，但一般选择晚上入睡前或晨起时，揉腹前应排空小便，不宜在过饱或过于饥饿的情况下进行。

（2）捏脊法：沿脊柱两侧用双手指捏起表皮，微痛为度，从骶部一直捏至颈下，共三次。该手法最好在餐后习惯于排便的时间做，可促进大肠蠕动，产生便意，顺利地排清宿便。

（3）指压法：大便未出时，两手重叠在神阙穴（即肚脐）周围，按顺逆时针各按摩 15 次，然后轻拍肚子 15 次。大便将出不出时，用右手食指压迫会阴穴（二阴之间中点），便可助大便缓缓排出，心情要轻松，千万不可焦急。此外，坐在马桶上，静神，深呼吸，引意念于肠，做提肛运动 15 次，也可以起到很好的排便效果。其他的一些重要的穴位还有气海穴（脐下 1.5 寸）、关元穴（脐下 3 寸）、曲骨穴（小腹耻骨联合上缘中点处）、长强穴（尾骨尖下 0.5 寸，于尾骨端与肛门中点取穴）。

参 考 文 献

魏玮，唐艳萍. 2012. 消化系统西医难治病种中西医结合诊疗方略[M]. 北京：人民卫生出版社.

中华中医药学会脾胃病分会. 2011. 慢性便秘中医诊疗共识意见[J]. 北京中医药，30（1）：3-7.

Gallegos-Orozco J F，Foxx-Orenstein A E，Sterler S M，et al. 2012. Chronic constipation in the elderly[J]. The American Journal of Gastroenterology，107（1）：18.

Gao X，Qin Q，Yu X，et al. 2015. Acupuncture at heterotopic acupoints facilitates distal colonic motility via activating M3 receptors and somatic afferent C-fibers in normal，constipated，or diarrhoeic rats[J]. 27（12）：1817-1830.

Lembo A，Camilleri M. 2003. Chronic constipation[J]. N Engl J Med，14（349）：1360-1368.

Liu Z，Yan S，Wu J，et al. 2016. Acupuncture for chronic severe functional constipation：a randomized trial[J]. Ann Intern Med，165（11）：761-769.

第五章　便秘的中西医整合临床研究

第一节　便秘的疗效评价与中医脾胃系疾病 PRO 量表

一、便秘临床疗效评价的现状

便秘的发病机制并不十分明确，治疗方法因发病机制的不同呈现多样性，治疗效果也并不令人满意。临床常运用泻剂、促动力药物改善便秘症状，但长期使用会引起其他系统疾病或不良反应，患者不能耐受，导致治疗的失败。近些年来，关于便秘的临床研究有很多，包括对于便秘的临床疗效评价方法。疗效评价是对临床治疗方法有效性的标准化、量化，是较为客观的，符合循证医学的理念要求。

便秘的疗效评价方法主要分为以下三个方面。

（一）便秘常用的技术及评分方法

（1）Bristol 分型及评分，主要根据粪便形、质分型并评分。

（2）主要症状、单项症状的记录与评价，包括排便困难、过度用力排便，排便时间、频率，肛门下坠，排便不尽感及与便秘相关的症状如腹胀、腹部痉挛、腹痛等。

（3）肠动力学疗效评定，即胃肠传输试验评估肠道动力的情况。

（4）肛门直肠功能评估：通过肛管直肠测压检测直肠初始感觉阈值、直肠排便感觉阈值、肛管最大收缩压、直肠肛管抑制、肛管舒张压等。

（5）盆底肌电图：通过记录盆底肌肉在静息和排便状态下的电活动观察盆底肌、耻骨直肠肌、外括约肌等功能状态和其支配神经的状态。

（二）主要症状综合评价方法

（1）每周完全自主排便次数及改变率：患者每周完全自主排便次数比基线值多于 1 次作为有效。

（2）便秘患者总体症状积分：患者基于过去 1 周的总体感觉评分。

（3）便秘总体症状改善率：改善百分率=（治疗前积分–治疗后积分）/治疗前积分×100%。

（4）中医证候疗效评价标准：可参考《中药新药临床研究指导原则》对中医证候进行评分。

（三）生存质量量表测评方法

（1）便秘症状自评量表：目前广泛用于便秘患者的症状评估和疗效评价。量表包含腹部症状、直肠症状和大便性状 3 个维度。

（2）便秘患者生活质量问卷：涉及患者心理状态、生理状态、担忧、社会关系及满意度等方面的内容。

（3）健康调查简表：主要涉及生理功能、生理职能、躯体疼痛、一般健康状况、社会功能、情感功能、精力、精神健康八个方面。

虽然目前便秘的临床疗效评价方法越来越多，但是由于便秘病因复杂，发病机制多样，治疗方式不同，起效的方式也可能不一样，单一的疗效评价不再完全适用。在生物—心理—社会的医学模式指导下，疗效评价方法也逐渐符合全新的健康理念，即既包括生理健康，又包括心理健康，还有社会因素对人体的影响，如健康调查表。当前，中医对便秘的疗效评价缺乏合适的方法，该方法需要既能反映中医药对便秘起效的方面，又能体现中医药整体观的特点。

二、中医脾胃系疾病 PRO 量表的特点及应用

刘凤斌教授从中医形神统一、七情相关、天人相应的三个维度，创建了中医脾胃系疾病的患者报告结局评价（patients reported outcome，PRO）量表，目的是评价中医脾胃系疾病的临床疗效。量表参照 PRO 的概念，并结合中医基本理论和我国的文化特征进行设计，从多个维度反映中医脾胃病的内涵。该量表适用于患者自评，各条目回答选项采用五类判定法，易于计分，具有较强的实用性和可操作性。

中医脾胃系疾病 PRO 量表以中医形神统一、七情相关、天人相应三个维度，再分为 5 个领域，形神统一分为生理领域、独立性领域，七情相关分为心理领域，天人相应分为社会领域、环境领域。生理领域分出精力与形色、疼痛与不适、消化功能、大便情况；独立性领域分为独立性方面；心理领域分出心理方面；社会、环境领域分为社会关系、医疗。各领域分出 8 个方面，再细分出 44 个条目，各条目用于直接搜集患者脾胃系症状。

刘凤斌教授研制的中医脾胃系疾病 PRO 量表，基于中医理论，既能较为全面地体现中医疗效，又保留了中医学的整体观念的特点，符合疾病谱发展的需要。主要体现在以下两个方面。

（一）符合生物—心理—社会的医学模式

生物—心理—社会的医学模式诞生至今已有几十年，现代的病因观、诊疗观也正逐渐向该模式靠拢，因此，对便秘的临床疗效评价观念也需要更新。现代传统的中医疗效评价方法，包括"证"疗效、症状半定量化及引申出的尼莫地平法、"证"本质的微观指标、完全的西医治标体系等。然而，随着中医学的发展及循证医学在中医药的应用，这些评价方法已暴露出各种缺陷——多属于定量的指标性变化的评定方法，忽视诊疗过程中患者的主观感受。中医脾胃系疾病 PRO 量表是以患者自诉的临床症状表现的变化为疗效判定依据，其本质源于中医的问诊。中医问诊包括饮食起居、生活习惯、身体功能和情志变化等方面，充分囊括了心理和社会层面的因素，弥补了既往评价生物指标变化的不足。其实，中医问诊过程即考察和测评 PRO 的过程，体现的是以患者为中心的疗效评价机制。因此，符合中医脾胃系疾病 PRO 量表生物—心理—社会的医学模式。

（二）符合新型健康理念

世界卫生组织定义的健康理念，早在19世纪40年代就已更新，认为健康，不再单指躯体健康，更包括心理健康。中医健康观认为，人体是一个整体，人体与环境密切相关，阴平阳秘、天人相应是人体的健康状态。其维度包括"形神统一""七情相关""天人相应"。形神统一包括脏腑和谐、形与神俱，形神两者相辅相成，脏腑功能正常，精气充足，则体健神旺；脏腑功能衰竭，精气亏虚，则形败神衰。PRO量表中体现形神的条目内容有疼痛与不适、经历与劳累疲倦、性生活、睡眠与休息和身体感觉等生理领域，也包括社会活动、日常生活活动能力、对医疗的依赖等独立性领域。七情指喜、怒、忧、思、悲、恐、惊，代表人们的精神心理障碍，在PRO量表中设立了七情领域，分为正、负两个方面。天人相应指的是社会、自然环境对人体的影响，人与其所处的环境本就同属一个整体，据此，PRO量表设立相关条目以搜集脾胃系疾病患者能否适应气候的变化，患病后患者与家庭、社会关系的变化，疾病对学习工作能力的影响及患病后医疗问题等方面的信息。

自刘凤斌教授研制了中医脾胃系疾病PRO量表以来，该量表由于实用性及可操作性强，而被广泛用于脾胃系疾病患者生存质量的评价方面。如梁颖瑜等使用该量表评价不同证型腹泻型IBS的生存质量；付德高等在观察穴位贴敷治疗功能性消化不良的临床疗效时，运用脾胃系疾病PRO量表辅助评价疗效情况；李筱颖等用该量表评价中医药联合序贯疗法对根除幽门螺杆菌相关性胃炎的疗效；在治疗胃脘痛患者时，张菁运用脾胃系疾病PRO量表评价胃脘痛对患者生存质量的影响。

三、中医脾胃系疾病PRO量表对便秘疗效的评价

近年来，中医药在便秘的治疗中越来越发挥重要作用。为了验证中医药的疗效，临床常需要设立RCT研究进行疗效评价。而中医药对便秘的治疗效应，不仅体现在便秘症状的改善方面，还体现在伴随便秘的症状、便秘对人精神心理及其他方面生存质量的影响。因此，有必要对便秘患者的生存质量进行评估。钟丽丹认为，脾胃系疾病PRO量表的理念，强调患者的重要性，判断一种疾病程度及治疗方法是否有效，应使用与患者密切相关的临床指标作为主要的终点指标，如自觉症状、生存质量等，并非单纯依靠生物学指标和影像学结果。这种对于整体及个体感受的注重与中医整体观不谋而合。

中医脾胃系疾病PRO量表是在中医基础理论指导下研制的评价脾胃病患者生存质量的评价量表，可以较为全面地反映中医药作用的优势所在。从中医整体观念出发，以形神统一、七情相关、天人相应为纲，设立能够反映这三个维度的问题条目。而便秘由于其复杂性的特点，在发病机制方面，包含生理、心理、社会和环境四大领域的内容，与这三个维度相符，因而可以用于中医药治疗便秘的疗效评价。然而新的便秘中医诊疗专家共识中，并未提及使用该量表评价生存质量，即并未得到多数专家的认可，因此中医脾胃系疾病PRO量表在中医药治疗便秘的疗效评价上可能仍需要进一步完善。

（刘凤斌）

参 考 文 献

付德高，张红星，周利，等.2014.穴位贴敷治疗功能性消化不良临床疗效观察[J].湖北中医杂志，36（3）：3-6.

李筱颖，于涛.2014.中医药联合序贯疗法根除幽门螺杆菌相关性胃炎疗效分析[J].辽宁中医杂志，41（3）：518-521.

梁颖瑜，刘凤斌，侯政昆，等.2013.不同证型腹泻型肠易激综合征患者生存质量评价分析[J].广州中医药大学学报，30（4）：445-449.

刘凤斌，王维琼.2008.中医脾胃系疾病PRO量表理论结构模型的构建思路[J].广州中医药大学学报，（1）：12-14.

张菁.2016.中药热奄包联合烫熨疗法在寒性和气滞性胃脘痛病人中的应用[J].护理研究，30（18）：2296-2298.

张声生，沈洪，张露，等.2017.便秘中医诊疗专家共识意见（2017）[J].中医杂志，58（15）：1345-1350.

钟丽丹，卞兆祥.2015.中医药治疗慢性便秘疗效评价方法述评[J].中医杂志，56（23）：2010-2012，2020.

第二节　中医内外治法联合治疗功能性便秘的临床优势

一、中医治疗功能性便秘的内治法和外治法

随着现代生活节奏的加快、饮食结构的改变、社会心理压力的增加，功能性便秘（functional constipation，FC）的患病率呈逐渐上升趋势。据一项多地区大样本的流行病学调查研究显示，我国FC患病率达6%。中医药在治疗便秘一病方面积累了丰富的临床经验，如在《伤寒论》中创立了蜜煎导法，其中所记载的麻子仁丸至今在临床应用广泛。辨证论治、整体疗效是中医药临床取效的关键，而内外治法的整合应用又是中医药临床治疗的特色所在。目前有循证医学研究证实，中药、针刺等疗法在治疗FC方面安全、有效，能改善患者临床症状，在总体疗效方面具有优势。

（一）功能性便秘的中医认知

罗马Ⅳ诊断标准将便秘描述为，排便为硬粪或干球粪，排便费力，排便有不尽感，排便时肛门直肠有梗阻或堵塞感，以及排便时需要手法辅助。根据FC病理生理机制的不同，在临床可分为三类，即正常传输型便秘、慢传输型便秘、排便障碍型便秘，而病理生理学亚型的诊断则需要相应的诊断技术与手段。

中医病名中除"便秘"外，尚有"后不利""大便难""脾约""秘结"等病名。其中，便秘之症首见于《内经》，其中将之称为"后不利""大便难"。汉代张仲景在《伤寒论》中记载有"脾约"之名。《景岳全书》中则将便秘分为阳结、阴结。"便秘"之名则首见于清代沈金鳌所著《杂病源流犀烛》中，并沿用至今。

目前中医学认为该病的病因主要包括饮食不节、情志失调、久坐少动、过度劳倦、年老体虚、病后产后、药物所致等，其中部分患者亦与先天禀赋有关，其病位在大肠，与肺、脾（胃）、肝、肾诸脏腑功能的失调相关，基本病机为大肠通降不利、传导失司，病理性质可概括为寒、热、虚、实四个方面，且常常相互兼夹出现或相互转化。

在临床治疗中，以恢复肠腑通降为要。针对病情的寒热虚实采用相应的治疗方法，即实者泻之，虚者补之，寒者热之，热者寒之。具体来说，寒凝者热之使通，积热者泻之使通，气滞者行之使通，气虚者补之使通，血虚者润之使通，阴虚者滋之使通，阳虚者温之使通。

此外，在临证过程中还应注意区分 FC 病程的长短、虚实的主次。对于病程短，证候属实者，应直接采取通下之法；而病程长，反复难愈，虚实夹杂者，则应注意在辨证施治的基础上联合使用多种治疗方法。

（二）辨证论治是中医内外治法取效的关键

辨证论治是指导中医临床诊疗的基本原则和方法，也是中医内外治法灵活应用的取效关键。证候的规范化研究在整个中医药理论体系的框架中处于核心地位，是连接基础理论与临床应用的桥梁。在中医药临床诊疗规范的进程中，2009 年中华中医药学会脾胃病分会公布了《慢性便秘中医诊疗共识意见》，2011 年中华中医药学会则公布了《功能性便秘诊疗指南》，2017 年中华中医药学会脾胃病分会对指南进行更新并公布了《便秘中医诊疗专家共识意见》，同年中国中西医结合学会消化系统疾病专业委员会公布了《功能性便秘中西医结合诊疗共识意见》。

在 2009 年《慢性便秘中医诊疗共识意见》中将便秘分为肠道湿热证、肠道气滞证、肺脾气虚证、脾肾阳虚证、津亏血少证 5 个证型；在《便秘中医诊疗专家共识意见（2017）》与《功能性便秘中西医结合诊疗共识意见（2017）》中将便秘分为 7 个证型，即主要依据寒、热、虚、实的不同分为热积秘、寒积秘、气滞秘、气虚秘、血虚秘、阴虚秘与阳虚秘，进行辨证论治；同时在外治如针灸、穴位埋线、穴位贴敷、中药灌肠等疗法中也强调在辨证论治的前提下，进行临床操作应用。

另外，在 FC 的临床治疗中，还应注意在辨证施治的基础上酌情选择应用具有泻下作用的药物。其中，病情非急骤者，慎用峻下药；体壮证实者，可选用番泻叶、大黄、芦荟等泻下药，但不宜久用，应注意中病即止，以防损伤正气；慢性便秘者，则需结合患者的气血阴阳不足，选择应用具有相应作用的润下药；因便秘多伴有肠腑气机郁滞，因此理气行滞之法应贯彻始终。

（三）功能性便秘的中医内治法

中医药临床治法多样，其内治疗法即可分为辨证论治、单方单药等不同方法。

依据《功能性便秘中西医结合诊疗共识意见（2017）》，热积秘治以清热润肠之法，方用麻子仁丸加减；寒积秘治以温通散积之法，方用温脾汤加减；气滞秘治以顺气导滞之法，方用六磨汤、四逆散加减；气虚秘治以益气润肠之法，方用黄芪汤加减；血虚秘治以滋阴养血、润燥通便之法，方用润肠丸加减；阴虚秘治以滋阴润燥之法，方用增液汤加减；阳虚秘治以温润通便之法，方用济川煎加减。

在单方单药中，目前有研究显示大剂量生白术治疗 FC 有一定的临床疗效。在枳术汤基础上进行加减化裁，以大剂量生白术为君药，配伍枳实为臣药，用于治疗 FC 中辨证属虚证者，具有一定疗效。何丰华等认为，老年 FC 的关键是因虚致秘，通过辨证论治采用加减黄芪汤治疗，FC 属气虚型，其中重用黄芪、人参峻补脾气，恢复脏腑功能，疗效明显。

在治疗 FC 的临床个人经验中，认为该病以气阴亏损为本，肠道糟粕停滞为标，因此以因虚致实之虚实夹杂型为临床多见，采用益气健脾、滋阴增液通便为法治疗，以虚实同治，标本兼顾。在临床治疗中，将补中益气汤合以增液承气汤，自拟益气滋阴通便方，药物具体组成为玄参 15g，麦冬 12g，生地黄 10g，黄芪 30g，白术 20g，党参 12g，当归

15g，杏仁 10g，陈皮 6g，厚朴 10g，火麻仁 10g，枳壳 10g，炙甘草 6g，全方攻补兼施，气阴同调，整体调节，从而恢复胃肠功能，则大便自通。

（四）功能性便秘的中医外治法

中医外治疗法种类丰富，如针灸、灌肠疗法、穴位贴敷、耳穴贴压、推拿按摩等多种疗法均在临床有所应用。

循证医学研究证实，针刺在治疗便秘方面能安全、有效，并能改善患者相关症状及生活质量。刘志顺等通过多中心、随机、平行、对照临床研究证实，电针治疗慢性重度功能性便秘可增加每周完全自主排便次数，同时无明显不良反应。目前针灸治疗 FC 临床研究范围广泛，不同学者分别从不同穴方、不同针刺深度、不同强度、不同频率等方面进行研究，并揭示针刺对于胃肠运动具有双向调节作用，从而在治疗 FC 方面发挥生物效应。

治疗 FC 亦可选用中药外用灌肠疗法。周倩妹等对此种疗法进行 Meta 分析研究，结果显示中药灌肠治疗便秘疗效肯定。而中药灌肠疗法历史悠久，可以追溯至《伤寒论》中所载用蜂蜜、猪胆汁灌肠以辅助大便的通导，传承至今具有独特的临床优势。中药灌肠疗法治疗便秘有别于临床单一辅助药物的通便，其可通过辨证给药，从而具有恢复肠道、全身脏腑功能的作用，为临床部分 FC 而不便服药的患者提供了新的给药途径，具有进一步研究、推广的临床价值。

穴位贴敷疗法在临床治疗 FC 中亦有广泛应用。吴尚先在《理瀹骈文》中提及外治药物可作为内治药，内治药也可用于外治。穴位贴敷疗法即是以内治药物外用，从而达到既有药物治疗、又有穴位刺激的双重作用，同时还可避免药物本身对于胃肠道及肝脏的影响，具有一定临床优势。如李艳慧等采用三棱、莪术、大黄、冰片，按照比例研磨成粉末，加甘油调敷于天枢、关元、气海等穴位，治疗便秘总有效率达 81.8%。

耳穴贴压疗法将中医藏象与经络学说相结合，通过刺激耳穴，调整人体各脏器的功能活动，是独具特色的中医外治疗法。现代医学研究也认为耳穴是机体信息的反应点和控制点，通过刺激相应穴位，可达到减轻或消除病情的目的。周学寻等采用耳穴辨证贴压治疗老年习惯性便秘，能明显改善患者便秘症状，提高患者治疗效果，同时具有无创、无不良反应、简便经济等优势，具有较好的临床应用前景。

此外，还有腹部推拿、穴位注射等多种方法应用于治疗 FC 的临床实践过程中。

二、中医内外联合治疗功能性便秘的临床研究

在临床治疗 FC 的过程，若中医内治疗法效果不佳，即可考虑叠加外治疗法，从而减轻患者痛苦，提高临床疗效。

（一）中医内外联合治疗功能性便秘的临床应用举隅

中医内外疗法联合治疗 FC 具有良好的临床疗效。黄本银等采用中药、艾灸联合治疗，治疗组予枳实消痞丸汤剂加减联合艾灸治疗，对照组采用单纯枳实消痞丸汤剂治疗，治疗结束后治疗组有效率达 96%，对照组有效率为 56%。研究显示，针刺联合中药辨证治疗女性热秘型慢性便秘的临床疗效优于单纯应用中药组，同时在改善排便费力度、缩短

排便时间、减轻排便不尽感等方面优于中药组，而不良反应发生率低于中药组，具有进一步在临床应用的推广价值。研究发现，柴胡疏肝散加减联合脐敷（通便贴）在临床治疗 FC 中能有效改善临床症状，其临床疗效随时间推移而持续发挥作用，具有较好的远期疗效。有学者研究证实，健脾润肠饮联合天枢穴按压治疗脾虚肠燥证 FC 在总有效率、总体临床症状的改善、远期抗复发疗效方面均优于对照组，是临床有效的治疗脾虚肠燥证 FC 的方法之一。

（二）中医内外联合治疗功能性便秘的个人临床经验

白术七物颗粒，临床用于治疗气阴两虚兼气滞型便秘。本研究团队对其临床疗效展开多中心的临床观察发现，白术七物颗粒在综合疗效等各方面均优于便通组和莫沙比利组；同时用它配合针灸治疗，总有效率可以达到 90%，明显高于单用针灸组、单用白术七物颗粒组及麻仁软胶囊组。

生血便通颗粒，临床用于血虚肠燥、脾肾亏虚型便秘。本研究团队自 2008 年起即将该药应用于临床治疗，效果良好。同时，在临床研究中，本研究团队采用生血通便颗结合耳穴压豆疗法治疗便秘发现，联合应用组效果明显优于生血通便组和耳穴压豆组。

在中医外治疗法方面，溃结宁膏穴位敷贴疗法是本研究团队临床治疗便秘的特色应用。溃结宁膏穴位敷贴疗法原本用于治疗溃疡性结肠炎脾肾阳虚型患者，但临床中发现该疗法对于便秘也有一定的治疗作用。根据中医同病异治、异病同治的原理，本研究团队将该疗法应用于中老年患者的便秘治疗中，经临床观察研究发现，溃结宁膏穴位敷贴疗法治疗中老年患者习惯性便秘，在改善排便频次、减轻排便费力感等方面均优于对照组。

三、中医内外联合治疗功能性便秘的优势分析

在临床治疗 FC 的过程中，将中医内外疗法联合应用具有提高疗效、优势互补、疗效持久、毒副作用小、复发率低等优势。

（一）分层治疗，决策优化

中医药辨治 FC 的过程中，临床治法主要分为内治法与外治法，两者可单独应用，亦可联合治疗。"辨证论治"是中医临证过程中的主要原则，也是"异病同治""同病异治"的内在理论根源所在。因此，在临床治疗 FC 的过程中，根据患者临证表现，结合舌苔、脉象、个人体质等因素进行辨证分型，给予相应的中药内服或如针灸、药物灌肠、穴位贴敷等外用疗法，可获得良好临床疗效。但当单纯应用一种疗法效果不佳时，则可考虑多种疗法综合应用，以提高临床疗效、减轻患者痛苦；另外，当患者口服药物受限，或无法耐受外治疗法时，则可考虑应用另一种疗法进行补充、替代治疗，从而体现内治、外治疗法的优势互补与有机结合，进而实现中医药临床治疗 FC 的分层施治、方案优选的临床决策过程。

（二）综合干预，整体疗效

前述研究结果证实内外治法联合治疗 FC 具有提高临床疗效、疗效持久、复发率低、毒副作用小等优势。中医药的临床应用特色即为综合干预，整体疗效也是其临床取效的潜在机制，而内外治法的联合应用正是中医药综合干预、整体疗效临床特色的具体体现。在临床应用中，将内治如中药汤剂、中成药等疗法，外治如针刺、药物灌肠、穴位贴敷、耳穴贴压等疗法有机整合，从多层次、多途径、多靶点的治疗途径进行综合干预，在辨证论治的基础上，为患者制定个性化治疗方案，在有助于发挥中医药整体效应的同时，亦有利于发挥中医药个体化的治疗优势，从而能有效改善患者临床症状，提高其生活质量，减轻其心理压力，预防疾病复发。

（朱　莹）

参 考 文 献

何丰华，刘玉姿，吴晔，等. 2015. 加减黄芪汤治疗气虚型老年功能性便秘的临床研究[J]. 中药材，38（2）：410-412.

侯毅，李悠然，王浩，等. 2015. 大剂量生白术配伍枳实治成人功能性便秘疗效及安全性评价[J]. 世界华人消化杂志，23（4）：694-700.

黄本银，战晓农. 2013. 枳实消痞汤加减配合艾灸治疗功能性便秘临床观察[J]. 中国医学工程，21（3）：146.

李宝金，宗文汇，李桃花，等. 2009. 重用生白术组方防治便秘的临床研究进展[J]. 北京中医药，28（11）：899-903.

李军祥，陈誩，柯晓. 2018. 功能性便秘中西医结合诊疗共识意见（2017）[J]. 中国中西医结合消化杂志，26（1）：18-26.

李鸥. 2014. 针刺联合中药治疗女性热秘型慢性便秘的临床研究[D]. 广州：南方医科大学.

李艳慧，尹丽丽，王澍欣，等. 2007. 穴位贴敷治疗便秘疗效观察[J]. 中国针灸，27（3）：189-190.

刘燕君，常玉娟，张平，等. 2015. 中医药治疗功能性便秘优势初探[J]. 中国中西医结合消化杂志，23（8）：589-591.

罗敷，王嶬霈，朱莹. 2017. 功能性便秘的中医外治法研究进展[J]. 中医药导报，23（2）：86-88.

马继征，刘绍能，吴泰相，等. 2010. 中药治疗慢性功能性便秘效果的系统评价[J]. 中国循证医学杂志，10（10）：1213-1221.

庞婷婷，余芝，徐斌. 2015. 针灸治疗功能性便秘的研究进展[J]. 针灸临床杂志，31（5）：79-83.

秦国累，朱莹. 2016. 朱莹治疗功能性便秘经验[J]. 湖南中医杂志，32（4）：27-28.

谭也. 2016. 柴胡疏肝散加减合脐敷（通便贴）治疗功能性便秘的远期疗效观察[D]. 北京：北京中医药大学.

田鹤群. 2010. 健脾润肠饮结合天枢穴按压治疗功能性便秘的临床研究[D]. 济南：山东中医药大学.

张声生，李乾构，时昭红. 2011. 慢性便秘中医诊疗共识意见[J]. 北京中医药，30（1）：3-7.

张声生，沈洪，张露，等. 2017. 便秘中医诊疗专家共识意见（2017）[J]. 中医杂志，58（15）：1345-1350.

周倩妹，孟繁洁，靳英辉，等. 2013. 中药灌肠治疗便秘的 Meta 分析[J]. 华西医学，28（5）：669-674.

周学寻，钟莹，滕杰. 2012. 耳穴辨证施治治疗老年习惯性便秘：随机对照研究[J]. 中国针灸，32（12）：1090-1092.

Lacy B E，Mearin F，Chang L，et al. 2016. Bowel disorders[J]. Gastroenterology，150（6）：1393-1407.

Tao Z，Tony Y C，Baoyam L，et al. 2013. Efficacy of acupuncture for chronic constipation：a systematic review[J]. The American Journal of Chinese Medicine，41（4）：717-742.

Zhao Y F，Ma X Q，Wang R，et al. 2011. Epidemiology of functional constipation and comparison with constipation-predominant irritable bowel syndrome：the systematic investigation of gastrointestinal diseases in China（SILC）[J]. Alimentary Pharmacology & Therapeutics，34（8）：1020-1029.

Zhishun L，Shiyan Y Jiani W，et al. 2016. Acupuncture for chronic severe functional constipation：a randomized trial[J]. Annals of Internal Medicine，165（11）：761-769.

第三节　通腑降浊系列方治疗便秘型肠易激综合征的临床及基础研究

一、便秘型肠易激综合征药物治疗现状

肠易激综合征（irritable bowel syndrome，IBS）是一种功能性肠病，表现为反复发作性腹痛，与排便相关或伴随排便习惯的改变，便秘型肠易激综合征（IBS-C）是其中的一种亚型。其病理生理学基础主要是胃肠动力学改变及内脏感觉异常。由于 IBS 的发病机制尚未完全阐明，故无法用单一的生理病理机制解释，对于 IBS 复杂临床治疗方面多以减轻患者临床症状为主。对以便秘为主症的 IBS 患者多采用改善胃肠动力、通便类药物，随着现代医学的深入研究，药物治疗由以往调整肠道功能、调节胃肠激素水平、缓泻等改善症状方面转向对发病机制的探索，试图通过从分子生物、心理干预等方面进一步探索 IBS 的发病机制，同时也为 IBS 的临床治疗提供有力的支持。

（一）西医常规治疗

根据罗马Ⅳ诊断标准的共识意见，对于 IBS-C 的患者，首先要对该亚型的患者进行识别。面对就诊的患者，治疗的前提是建立良好的医患关系，轻松、和谐、融洽的医患关系是建立医患互相信任的基础，使后续治疗更加有效。在良好的医患关系基础上，对患者进行健康教育，告知患者 IBS-C 是一种功能性疾病，受多种因素影响，反复发作是疾病的特点，不用担忧会患有恶性肿瘤，但需要积极治疗。

IBS-C 的基础治疗是调整饮食和生活方式，尤其是症状较轻的患者，可通过运动、改善睡眠、减压等方式使症状得以缓解。饮食治疗近年来在 IBS 的治疗中取得了较大进展，高脂或油腻食物或含乳糖的食物常引起或加重 IBS 的症状，而补充膳食纤维被认为是治疗 IBS-C 的有效方法；饮食干预中，去麦胶饮食和低 FODMAPs 饮食目前广受欢迎，尤其是低 FODMAPs 饮食，无论在临床治疗实践或是临床研究中，均显示出确切的疗效。而对于症状严重且持续的患者，需要在医师的指导下进行治疗。其治疗方式主要包括以下四个方面。

1. 作用于外周的药物

缓泻剂由于其廉价、安全、易获得，被推荐为常用药物，可以改善排便频率、粪便性状和排便费力的症状，目前研究较多的且对 IBS-C 有明确效果的是聚乙二醇，患者对其耐受性好，但常见腹痛、腹泻的不良反应。

鲁比前列酮是常用的促分泌剂药物，主要在肠腔内发挥作用，选择性激活 2 型氯离子通道，氯离子主动分泌导致钠离子和水分子的继发性细胞旁被动转运，而肠腔扩张刺激胃肠道运动，促进小肠和结肠的转运。鲁比前列酮常见恶心、腹泻不良反应，因此建议与食物一起食用。利那洛肽是另一种促分泌剂，研究显示，利那洛肽比安慰剂在改善腹部症状和肠道症状方面更为有效。

2. 作用于全身的药物

解痉剂可以缓解消化道收缩从而减轻腹痛的症状，常用的有抗胆碱能药和平滑肌松

弛药。匹维溴铵、奥替溴铵作为抗胆碱能药,通过抑制钙离子流入肠道平滑肌细胞发挥调节肠道作用,此外,还可以阻断速激肽在某些内脏传出神经上的表达,调节肠道痛觉过敏,从而改善腹痛症状,最常见的不良反应是烧心。

普芦卡必利是选择性 5-HT$_4$ 受体激动剂,对治疗慢性便秘有明显的疗效,但并没有高质量的临床研究证明其对 IBS-C 有效。西沙比利、莫沙必利作为非选择性 5-HT$_4$ 受体激动剂,通过激活兴奋型神经元 5-HT$_4$ 受体,刺激肠肌间神经丛释放乙酰胆碱,促进肠道平滑肌收缩和蠕动,增加食管、胃、小肠及结肠的推进性收缩运动,具有全胃肠道的促动力作用,对便秘具有肯定的疗效,然而由于西沙比利对于心脏病、心律失常、Q-T 间期延长患者存在风险,在临床应用中多有限制。

3. 微生态免疫调节剂

近年来肠道菌群成为治疗肠道疾病的热点,虽然目前机制不明,但临床数据显示,益生菌对 IBS-C 治疗有效,可以明显改善患者排便、排气、腹胀、腹痛等症状,其可能的机制包括调节肠道菌群、黏膜免疫功能、黏膜屏障功能、神经内分泌细胞功能和酵解等。粪菌移植据报道在治疗 IBS 方面已经有一定的效果,未来可能在 IBS-C 甚至其他肠道疾病中发挥更重要的作用。

4. 补充和替代治疗

行为治疗是一种心理治疗,其手段包括认知行为治疗、催眠等。认知行为治疗用来识别和校正消极的扭曲的思维方式;催眠是指运用语言暗示来改变患者感觉、感知、思想和行为。两者均通过改善精神心理障碍而达到治疗 IBS-C 的目的。

(二)中医治疗

IBS-C 是现代医学的病名,由于理论体系的不同,中医相关文献书籍中并没有对此病名的记载,但依据 IBS-C 症状,当归属于中医学"便秘""脾约""郁证""腹痛"等疾病范畴之内。对此,中医无论是从病因病机还是从辨证论治的研究都较为深入,既有整体观念的宏观把控也有中医辨证的分证处理。随着中医药对 IBS-C 研究的不断增多,对病因病机的探讨也不断深入,大多数学者认为导致 IBS-C 发病的主要原因是情志不畅、外感六淫邪气、饮食内伤、劳逸失常等。发病基础为大肠传导失司,涉及肝、脾、胃、肺、肾、大肠等多个脏腑。故本文从辨证论治方面,探讨临床对于 IBS-C 的经验治疗。临床常见的证型有肝脾不和证、肝郁气滞证、胃肠积热证、肝肾阴虚证、气郁闭证、气滞湿阻证。

(三)中西医结合治疗

在 IBS-C 的治疗中,中西医有各自的优势和特点,很多学者尝试运用中西医结合的方法治疗 IBS,两者相辅相成,取长补短,也取得了良好的疗效。目前,多数研究多在前述辨证分型论治、经方加减治疗或中成药治疗的基础上结合西药治疗,不仅疗效高、毒副作用少,而且具有复发率低等优势,易于被患者接受。有研究结果表明,六磨汤联合氟哌噻吨美利曲率片治疗便秘型 IBS 疗效显著,优于莫沙必利合用乳果糖,在调肝理脾、通便导滞同时也起到抗焦虑抑郁、改善情绪的作用,能显著提高治愈率和总有效率。也有研究把通便的中药与调节胃肠运动的西药联合,达到通便目的的同时也能改善腹痛、腹胀的胃肠道痉挛。

二、浊毒理论与通腑降浊系列方的组方原则

目前中医学将 IBS-C 归属于中医学"便秘""脾约""腹痛""郁证"等范畴，治疗多以顺气导滞、润肠通便、通腑泻热为主，均能不同程度缓解临床症状，但对于反复发作的患者效果欠佳，且停药后易复发。究其因，终是 IBS-C 与一般之便秘不同。考虑当今社会人们生活节奏加快，社会压力加大，饮食习惯改变，恣食肥甘厚味，进食辛辣，或饮食不节等病因，正合《症因脉治》言"膏粱积热，热气聚于脾中而不散，或过服温热，热气伏于大肠而干结，皆能令大便闭结也"，《兰室秘藏》所说"若饥饱失节，劳逸过度，损伤胃气，及含辛热厚味之物，伏于血中，耗散真阴，津液亏少，故大便燥结"之论。正所谓内有膏粱厚味积于胃中，致脾失健运则水反为湿，谷反为滞，湿与热结内蕴中焦，久而化浊成毒，热毒伤阴，浊毒中阻，致使腑气不通，津液耗伤，而见大肠传导失司，"无水行舟"故见便秘。又因多于情志不畅，肝失疏泄，不及则木壅土郁，太过则横逆脾土，均可引起或加重本病。杨倩教授依据临床实践总结脾胃疾病当遵循"以肝为轴，调中守恒"治则大法，而本病反复难愈则与浊毒内蕴密切相关。

浊毒理论是国医大师李佃贵教授之首创。从中医理论的传承来说，浊毒理论借鉴了《内经》中清浊的概念。浊既是致病因素，也是一种病理产物，具有胶着、黏滞、重浊、稠厚、混秽的特性；在疾病发生发展过程中，气、血、津液运化失常，致水、湿、浊、癖等不断积聚、凝结产生的具有毒害作用的病理产物，内损脏腑皆可称其为毒。毒邪与外感六淫及其他中医致病因素有统一关系。李教授认为浊毒致病论在传统中医学中的病机原则、辨证原则不变。但是，浊毒概念除了继承传统中医学对疾病的认识论和方法论之外，必须引进现代医学的基本概念。

杨倩教授总结多年临床经验发现，IBS-C 常循肝郁脾虚、气滞、湿聚、浊阻、热郁、毒成、浊毒的发展规律，因此在"以肝为轴，调中守恒"治则指导下，结合浊毒理论及临床实践提出"浊毒内蕴、腑气不通"是 IBS-C 的病机关键，治宜通腑降浊，理气调肝。由于饮食不节、情志失调、素体虚弱等多种病因，导致肝失于疏泄，脾胃失于健运，中焦气机失宜，壅滞肠腑而生热，郁久成毒而灼伤肠道津液，大肠传导失司，糟粕内停，同时水湿不运，内停中焦，蕴而成浊，浊邪凝滞，阻遏气机，腑浊积滞，肠腑不通发为本病。肝郁气滞，滞久化热，滞热伤阴，糟粕壅滞而致浊毒滞留肠间，使病程缠绵难愈，反复发作。

以通腑降浊为大法率先总结出通腑降浊系列方——麻枳降浊方治疗 IBS-C。该方以火麻仁及枳实入脾、胃、大肠经，女贞子、墨旱莲皆入肝、肾经。重用火麻仁润肠通便解毒，为君药，且兼具滋养之功；枳实理气调肝、消积降浊，为臣药，既能疏理肝气使之条达，又能通腑消积而降浊，故能在恢复"脾升胃降"的同时兼消肠道之积；女贞子、墨旱莲为中医名方二至丸，滋补肝肾，补先天以养后天，兼有"舟车"之义。全方攻中寓补，攻补兼施，共奏通腑降浊之功。

三、通腑降浊系列方治疗便秘型肠易激综合征的研究过程

（一）临床研究

2012 年 10 月至 2014 年 10 月，将河北省中医院门诊或住院治疗的 180 例 IBS-C 患者

随机分为中药组、中成药组和西药组，每组各 60 例。中药组给予自拟中药汤剂麻枳降浊方口服，每日 1 剂，分早晚 2 次饭后温服。中成药组给予复方芦荟胶囊口服，每次 2 粒，每日 2 次；西药组给予西沙必利片，每次 10mg，每日 3 次。3 组均以 4 周为 1 个疗程，1 个疗程后停药观察疗效，并在 3 个月后随访观察其复发率。参照《中药新药临床研究指导原则》及《肠易激综合征中医诊疗共识意见》对腹痛腹胀、排便异常、排便频率、烦躁易怒、肠鸣矢气、口干口苦等症状进行分级及记分，对 3 组患者进行治疗前后症状积分的评价。结果显示：麻枳降浊方在改善 IBS-C 中医症候疗效如改善腹痛、腹胀症状方面较复方芦荟胶囊及西沙必利片有明显优势（$P<0.05$），麻枳降浊方总有效率为 89.47%，证候总有效率为 93.84%，复发率为 5%，其疗效与复方芦荟胶囊、西沙必利片相当（$P>0.05$），但远期疗效及复发率优于中成药组和西药组（$P<0.05$）。研究证实麻枳降浊方在改善 IBS-C 患者症状方面有一定效果，在远期疗效及降低复发率上疗效确切。

（二）基础研究

杨倩教授团队在证实麻枳降浊方临床疗效的同时，探讨该方治疗 IBS-C 的可能作用机制及作用靶点。主要针对大鼠肠组织中 5-HT 及肥大细胞水平、肠组织 Cajal 间质细胞数量，探讨麻枳降浊方治疗 IBS-C 的作用机制。

将 40 只 Wistar 大鼠随机分为 5 组，即正常组、模型组、麻枳降浊方组、中药对照组、西药对照组。除正常组外均采用冰水灌胃法建立 IBS-C 模型。确定造模成功后，正常组不灌胃，继续正常饲食、饮水，模型组灌服蒸馏水，麻枳降浊方组灌服麻枳降浊方水煎液，中药对照组灌服复方芦荟胶囊，西药对照组灌服西沙必利片，共灌服 14 日。采用断头法处死大鼠，取各组大鼠的回盲部、结肠各 0.5cm，生理盐水冲洗，福尔马林液固定，常规石蜡包埋切片。采用甲苯胺蓝改良法染色观察大鼠回盲部及结肠组织内肥大细胞计数，采用 SABC 免疫组织化学染色法观察大鼠回盲部及结肠中 5-羟色胺的表达及 Cajal 间质细胞及其数量和形态的变化，应用 Image-Pro Plus 专业图像分析系统对 5-羟色胺的表达及 c-kit 基因进行半定量分析，测量参数选择阳性表达面积和积分光密度。研究结果显示，麻枳降浊方组在肠道回盲部及结肠组织中 5-HT 表达水平较模型组显著下降（$P<0.05$），大鼠回盲部及结肠肥大细胞计数较模型组减少（$P<0.05$），IOD、c-kit 阳性面积较模型组显著增多（$P<0.05$）。

本研究显示，麻枳降浊方组 5-HT 在肠道组织中的表达较模型组明显下降，表明麻枳降浊方可以有效抑制 5-HT 在肠道组织中的表达，促进胃及十二指肠的消化活性，加强胃肠道的排空，加速小肠、大肠的蠕动，从而缩短通过时间。模型组与麻枳降浊方组相比较肥大细胞数量存在差异，进一步证实肥大细胞的数量与 IBS-C 的发生发展存在密切联系。麻枳降浊方组大鼠小肠、结肠及回盲部 Cajal 间质细胞数量和阳性面积均较模型组显著增加，说明麻枳降浊方能够改善 c-kit 的过低表达，改善大鼠肠组织中的 Cajal 间质细胞的形态和功能，恢复胃肠道节律性收缩功能障碍。

四、通腑降浊系列方的演变

杨倩教授精研医理，勤于临床，依据多年临证经验总结出"以肝为轴，调中守恒"的脾胃病治疗大法。临证注重疏肝养肝，调理中焦，根据五行制化规律，通过肝脾调和达到五脏守恒的目的。肝失疏泄或表现为肝气不舒，或表现为肝气太过，临床中应加以详辨，若为肝气不舒，则重用柴胡、八月札等理气之品以疏肝，若为肝气太过，则需加大白芍、山萸肉等养肝柔肝之力。调中即通过运脾降浊法来调理中焦的脾升胃降，运脾行滞之类如枳实，降浊之品如槟榔、飞扬草等。具体到 IBS-C 的治疗，杨倩教授在前期成果的基础上进一步深入挖掘 IBS-C 的中医病因病机，基于"以肝为轴，调中守恒"大法，将麻枳降浊方逐渐演变为通腑降浊方，全方由 13 味中药组成：柴胡、枳实、白芍、槟榔、黄连、飞扬草、八月札、冬葵子、干姜、茯苓、火麻仁、罗汉果、甘草。方中柴胡、八月札疏肝，白芍养肝柔肝，临证可予以调整柴胡、八月札与白芍的剂量比例，枳实运脾行滞调中，槟榔、飞扬草、冬葵子、黄连泻浊解毒，酌加火麻仁、罗汉果润肠通便以对症，茯苓、甘草健脾以绝浊毒之源，考虑到诸药寒凉，佐以干姜健脾温阳以防碍胃。纵观全方，以肝为轴，运脾行滞，泻浊毒，通腑气，肝脾和调，五脏守恒，阴平阳秘，而诸症向愈。另外，杨倩教授在临床中发现，对于 IBS-C 久病难愈者，仅根据五行制化规律尚不能达到五脏守恒、阴平阳秘的目的，对于这类患者，需在肝脾调和的基础上，或调养心神以解火木之郁；或滋养肾阴，旨在通过滋先天以养后天；或宣肺泻热，提壶揭盖，调脾肺气机。因此，临证应灵活辨证，对证遣药。

五、通腑降浊系列方治疗便秘型肠易激综合征临床研究的思考

对于中医治疗 IBS-C 的处方种类繁多，处方的系列研究仍缺乏严格而统一的患者入选标准、症状和疗效评价标准，造成各项研究结论之间缺乏有效的可比性。麻枳降浊方的系列临床研究在西药阳性药及中药阳性药的选择上未选择临床一线用药，使得麻枳降浊方的临床应用价值受到质疑。

目前国际均已认可 IBS-C 的治疗方案——从多角度出发，兼顾从精神心理、饮食调控、健康教育，制定个体化的治疗方案，不仅能够有效地缓解或消除症状，提高患者的生活质量，而且最大限度地合理利用卫生资源。IBS-C 的治疗策略在发生变化，多角度、全方位的综合治疗 IBS-C 是未来临床治疗的趋势。因此，在期待更多新型药物问世的同时，我们也期待更多设计严谨的临床研究能够推荐合理的 IBS-C 综合治疗策略。

（杨　倩）

参 考 文 献

杨倩，杜姚，郭子敬，等. 2015. 麻枳降浊方对便秘型肠易激综合征大鼠肠道间质细胞的影响[J]. 中医杂志，56（12）：1058-1060.

杨倩，郭子敬，王小天，等. 2015. 麻枳降浊方改善便秘型肠易激综合征模型大鼠肠组织中肥大细胞的实验研究[J]. 辽宁中医杂志，42（7）：1360-1361.

杨倩，刘建平，白海燕，等. 2015. 麻枳降浊方治疗便秘型肠易激征的临床研究[J]. 河北中医药学报，30（4）：13-15.

杨倩，刘建平，陈建权，等. 2016. 麻枳降浊方治疗便秘型肠易激征临床观察[J]. 河北中医，38（1）：29-32.

杨倩，刘建平，郎晓猛，等. 2015. 麻枳降浊方对便秘型肠易激大鼠肠组织中 5-HT、MC 影响的实验研究[J]. 现代中西医结合杂志，24（36）：3991-3996.

杨倩，王小天，杜姚，等. 2015. 便秘型肠易激综合征药物治疗研究进展[J]. 辽宁中医药大学学报，17（6）：5-7.

杨倩，王小天，杜姚，等. 2015. 麻枳降浊方对便秘型肠易激综合征模型大鼠肠组织中 5-HT ICC 的影响[J]. 四川中医，33（11）：40-43.

杨倩，王小天，杜姚，等. 2015. 麻枳降浊方改善便秘型肠易激综合征胃肠功能的疗效观察[J]. 辽宁中医杂志，42（8）：1458-1460.

Drossman D A. 2016. 罗马Ⅳ：功能性胃肠病（中文翻译版）[M]. 4 版. 方秀才，侯晓华主译. 北京：科学出版社.

第四节　从麻子仁丸治疗功能性便秘探讨经典方剂的研究思路

一、麻子仁丸相关研究的必要性

目前，中药经典复方临床研究的核心问题主要有以下几个方面：①确定临床问题，如患者为何寻求中医治疗？②选择研究复方，如该方的临床应用是否具有代表性？③考虑证候因素，因为研究对象是中药复方，因此中医证候在研究过程中不可或缺；④整体治疗下综合因素的影响，如心理、饮食、运动等因素对于该病的综合影响；⑤研究方案的标准化，目前标准化方案的制定仍是临床研究中的重点之一；⑥中药复方的质量控制；⑦中药安慰剂的设定，目前尚无特别好的制作方案；⑧研究报告的规范化，针灸相关研究容易被国际认可，而中药复方如何做到被国际接受？研究报告的规范则为临床研究的一个必要考虑因素；⑨原始数据的透明化。

（一）中药经典复方——麻子仁丸

麻子仁丸出自汉代张仲景《伤寒论》，原为"脾约证"而立，故又名脾约丸。《伤寒论》中载"趺阳脉浮而涩，浮则胃气强，涩则小便数，浮涩相搏，其脾为约，麻子仁丸主之"，用于治疗阳明燥结之轻证，胃热津伤并存，但病势较缓，大便虽干结而无明显痛苦，即"不更衣十日无所苦"，相当于现代医学中的习惯性便秘，因此方中用小承气汤泻热通便，更加麻仁、杏仁、白芍等药以滋阴润肠。麻子仁丸具体由火麻仁、大黄、白芍、杏仁、厚朴、枳实六味药物组成，具有润肠泻热、行气通便之功，开"润下法"之先河，后世医家将其运用于各种内科杂病之中，在临床应用广泛。

而麻子仁丸的用法及用药也独具特色。麻子仁丸所治之阳明燥结证较大承气汤证而言，其实证、热证均相对较轻，因此其组方用药不似承气汤单纯攻下，恐其泻热通腑力量太过，为免药过病所，复更伤津液，当用丸剂以图缓攻。在用药方面，麻子仁丸方中大黄、厚朴、枳实的用量数倍于专于攻下的承气汤，因此在药物组成上分析其仍是以治疗实证为主。方中大黄主泻热通腑，枳实可清脾热而理脾气，厚朴一则增强枳实理气下行之功，一则又可制约大黄、枳实勿使寒性太过，三者共奏泻热行气通腑之效。方中火麻仁质润多脂，不仅可以滋阴润燥通便，还具益气滋脾之效，如《神农本草经》称"麻子，味甘，平，无毒，主补中益气"，《本草逢原》认为"有补中益气之功，脏腑燥结者宜之"，因此方中用其不仅可滋润通下，亦可甘平补脾，兼以助脾运化水津，寓有"益气通下"之意。杏仁味苦能下气，质润则通秘，同时其味甘温亦能宣降肺气，故在麻子仁丸一方中的作用主要是帮助脾气散精、上归于肺，进而起到宣气化湿的作用，使津液能上行输布，而不偏渗膀胱，以缓解小便数之根源，故使大便不硬。可见麻子仁与杏仁均可作用于脾气散精的前后脏腑，因此是麻子仁丸药物组成的重要部分。芍药味苦、酸，微寒，入肝经，《本草备要》中载其可"补血，泻肝，益脾，敛肝阴，治血虚之腹痛"。而芍药运用之意，参考《伤寒论》中述"服满时痛，大实痛"，用桂枝加大黄汤，其中芍药用量较桂枝汤加倍，可知芍药与大黄相伍，可缓急解约，松弛肠道，开滞通腑，可解除气滞腑满，作用在于增强通下的力量。另外，芍药又可泻肝益脾、敛阴柔肝，意取泻木扶土，助脾气之运化水津、胃气之降行。全方共奏润肠泻热、行气通便之功。

（二）麻子仁丸治疗功能性便秘相关研究的立足点

FC 全球发病中位数为 16%，而现代医学尚未提供满意的治疗方案，中药复方常被用来治疗该类疾病。而这一现状为临床研究提出了问题。

首先需要明确的问题是，中药复方在临床治疗 FC 中是否切实有效？为此我们对中药复方治疗 FC 进行了一项系统评价，证据显示，中药复方或中药复方合并其他治疗方法，与西药西沙比利、聚乙二醇、莫沙必利、酚酞片、伊托必利、双歧杆菌等比较，具有较好的治疗效果，但与气功相比则无明显的疗效优势。因为临床研究的数据级别不高，因此尚不能确切推荐具体用于治疗 FC 的临床方案，而在未来研究中则需要符合 CONSORT 声明的设计严谨、随机、双盲、安慰剂对照试验提供证据支持。

其次需要明确的问题是，在众多的中药复方中我们将选择何种药物作为研究对象进行下一步的研究？为此我们进行了一项中草药辨证治疗便秘的回顾性研究，结果显示在纳入的 485 例临床研究中，最常见的中医证候为气血两虚证，而应用频率最高的中成药为润肠丸，使用频率最高的中药方剂则为麻子仁丸，因此有必要对其进行进一步深入研究。

二、麻子仁丸治疗功能性便秘的系列研究

基于以上研究背景，本研究团队在临床研究中首先展开临床随机分组试验以明确麻子仁丸治疗 FC 的最佳剂量，随后进行了随机、安慰剂对照临床试验以观察麻子仁丸治疗 FC 的疗效与安全性。同时，为了进一步探明麻子仁丸与一线治疗药物的作用效果，本研究团队进一步设计多中心、双盲、双模拟的随机对照试验以比较麻子仁丸与 Senokot（一种番泻叶制剂，为临床一线用药）在治疗 FC 方面的临床疗效。

（一）麻子仁丸治疗功能性便秘的量效研究

本研究团队在研究一中设计了一个随机分组试验，对麻子仁丸三种剂量（2.5g 每日 2 次，5.0g 每日 2 次，或 7.5g 每日 2 次）治疗 FC 的临床疗效进行比较，从而选择最佳剂量。临床研究设计方法，依照罗马Ⅲ研究标准进行，包括诊断标准、疗效评估指标设立及疗程的确定等内容。番泻叶颗粒作为后备药物。麻子仁丸及番泻叶的药材和试验用成品要按照国家药典 2000 年版进行质量控制。研究经过香港浸会大学伦理委员会批准。所有参与者在参加试验前签署知情同意书。临床研究注册登记号：NCT00299975。研究共纳入 96 例合格患者，研究结果显示高剂量组（7.5g 每日 2 次）疗效明显优于其他两组，且不良反应无明显增加。其中，主要的不良反应为服药初期有轻微腹痛。因此，麻子仁丸高剂量组（7.5g 每日 2 次）被确定为最佳临床剂量，并应用于下一步的临床研究中。

（二）麻子仁丸治疗功能性便秘的疗效及安全性研究

本研究团队在研究二中设计了一个随机、安慰剂对照临床试验，将麻子仁丸与安慰剂进行对照，以对其治疗 FC 的临床疗效与安全性进行评估。临床研究设计方法，依照罗马Ⅲ研究标准进行，包括诊断标准、疗效评估指标设立及疗程的确定等内容。以肝肾功能指标作为安全性评估的主要指标。以番泻叶颗粒作为后备药物。麻子仁丸及番泻叶的药材及试验用成品药、安慰剂均按照国家药典 2005 年版进行质量控制。研究经过香港浸会大学伦理委员会批准。所有参与者在参加试验前签署知情同意书。临床研究注册登记号：NCT00741936。研究共筛选 427 位患者，纳入 102 位患者进行随机对照分组研究。研究结果显示，与安慰剂相比，麻子仁丸能有效增加大便次数、减轻患者排便不尽感，同时能明显减少使用后备药物的机会，且无明显不良反应。该研究证实与安慰剂相比，麻子仁丸能有效改善 FC 患者临床症状，并且临床应用安全。

（三）麻子仁丸治疗功能性便秘的优效性研究

为了进一步探明麻子仁丸与一线治疗药物比较的作用效果，本研究团队进一步设计多中心、双盲、双模拟的随机对照试验以比较麻子仁丸与 Senokot 在治疗 FC 方面的临床疗效。临床研究注册登记号：NCT01695850。研究时间从 2013 年 6 月至 2015 年 8 月，共纳入 291 例 FC 实证患者，进行 2 周试验前准备，8 周药物治疗，随后进行 8 周后续随访。受试者随机分入三组，即治疗组麻子仁丸加 Senokot 安慰剂，对照组一为 Senokot 加麻子仁丸安慰剂，对照组二为麻子仁丸安慰剂加 Senokot 安慰剂。其中，在研究过程中对于试验药物及安慰剂的设计、制作从药材鉴定、生产过程、质量控制、安全性及稳定性等方面进行严格把控。研究结果以完全自主排便较基线增加大于等于 1 次、治疗中的效应率为主要结局指标，以随访中的效应率、结肠传输、症状评估、生活质量（SF-36）及不良事件为次要结局指标。研究结果显示，在治疗期间以完全自主排便增加超过一次以上为指标，麻子仁丸疗效与 Senokot 相近，但在研究随访期间麻子仁丸疗效则明显优于 Senokot 及安慰剂；同时，麻子仁丸可明显增加完全自主排便，促进肠道传输，改善患者排便不尽感，明显改善患者的整体症状，而且患者对麻子仁丸有较好的耐受性，无明显不良反应。证实麻子仁丸（7.5g 每日 2 次）是安全有效的治疗 FC 的临床药物，可以考虑作为 Senokot 的替代药物进行临床应用。

三、从麻子仁丸系列研究探讨中药经典复方临床研究思路

（一）中药经典复方临床研究思路探讨

基于以上麻子仁丸治疗 FC 的系列研究，可为中药经典复方临床研究提供如下研究思路：首先应是临床研究问题的提出，然后在临床研究问题的基础上进行具有针对性的系统评价，随后进行中药经典复方的量效研究，明确最佳临床治疗剂量，下一步则是进行安慰剂、阳性药物的对照研究，以评估中药经典复方的疗效及安全性，然后解决中药复方临床取效的作用具体机制，最后明确在中西医整合过程中，中医药的具体贡献及作用优势所在。在后续的研究中，可对个性化治疗方案的选择进行深入研究与探讨。

（二）中医药治疗慢性便秘疗效评价发展策略

需要注意的是，中医药治疗慢性便秘在临床疗效评价方面存在诸多问题亟待解决。

随着中医药治疗慢性便秘的临床研究数量逐渐增多，其所涉及的疗效评价方法及指标主要有粪便分型及评分、主要症状及单项症状评价、肠道动力学评价、肛门直肠功能评价、盆底肌电图、中医证候疗效及生存质量评价等方面。但目前中医药疗效评价仍存在诸多问题，如评价症状不全面、缺乏随访及安全性指标、复合结局指标增加阳性结果、证候分型及评分不统一、实验室指标使用不当等。

因此，中医药治疗慢性便秘的疗效评价策略应从以下方面进行考量：疗效评价标准首先应以患者为研究中心，制定慢性便秘疗效评价量表；在制定慢性便秘的评估量表时，应注意结合目前业内普遍公认的常规疗效评定指标、证候效应指标及生存质量这三种元素；同时，还应合理配合慢性便秘中医证候指标，即明确中医疗效积分的量化指标（细化评分指标），不能将证候的诊断指标直接作为疗效评价指标，而证候指标的规范化应包括指标名称的规范及分级，如通过德尔菲法问卷调查取得的共识。

目前中医药治疗慢性便秘疗效评价需要进一步完善及解决的技术问题主要有以下方面：①首要疗效评价指标与次要疗效评价直接的确立与区分；②根据针灸与中药治疗的不同特点，提出相应的疗效评价指标；③根据相应诊断，将慢性便秘中功能性便秘、器质性便秘与其他并发性便秘（药物、手术等）的疗效评价指标进行区分；④使用复合性的结局指标需要分别报告构成该复合指标的各个单项结局指标；⑤在使用实验室检查指标时，应先根据诊断筛选敏感性与特异性强的指标，才能更具有临床意义。

因此，在中医药治疗便秘的疗效评价体系的发展与建立中应注意：根据便秘的类型选择合适的疗效评价指标，如对于 FC 则应考虑使用罗马诊断标准，进行首要疗效指标与次要疗效指标的确立；根据中医药干预措施的不同选择相应的疗效评价指标，如中药复方的治疗应纳入中医证型评分；选择疗效评价指标必须充分说明选择的原因及理由，建议按照 CONSORT 声明要求，清晰报告疗效直接的定义与要求，列出具体的选择理由；在疗效评价中反映中医药治疗的临床特色优势，在未来的研究中应首先规范中医药疗效评价的量表，使其获得研究者尤其是国外研究者的认可；引入病理机制丰富中医药疗效评价内涵，如可以考虑纳入肠道微生态等内容。通过设计合理、结果可信、富含中医药临床特色的研究证据，推广中医药的临床应用及提高国际认可度。

（卞兆祥）

参 考 文 献

肖相如. 2009. 脾约不是麻子仁丸证[J]. 河南中医, 29（11）: 1044-1045.

钟丽丹, 卞兆祥. 2015. 中医药治疗慢性便秘疗效评价方法述评[J]. 中医杂志, 56（23）: 2010-2012.

朱文翔, 程发峰, 王雪茜, 等. 2017. 麻子仁丸病机及方证探析[J]. 环球中医药, 10（8）: 1008-1010.

Chunguah C, Zhaoxiang B, Taixiang W. 2009. Systematic review of Chinese herbal medicine for functional constipation[J]. World Journal of Gastroenterology: WJG, 15（39）: 4886-4895.

Chungwah C, Zhaoxiang B, Lixing Z, et al. 2011. Efficacy of a Chinese herbal proprietary medicine（Hemp Seed Pill）for functional constipation[J]. The American Journal of Gastroenterology, 106（1）: 120-129.

Linola Z, Guang Z, Dage L, et al. 2016. Chinese herbal medicine for constipation: zheng-based associations among herbs, formulae, proprietary medicines, and herb-drug interactions[J]. Chinese Medicine, 11: 28.

第五节 针灸疗法对重度功能性便秘的临床研究

一、针灸治疗慢性便秘的方案

针灸是中医的一个重要的组成部分。针灸和中医药物疗法是不同的两个机制，它有自己独特的优势和特点。以前人们常说：一针二灸三吃药。将针灸排在首位，是希望针灸在早期的疾病治疗中得到充分的运用。

针灸治疗慢性便秘应在明确病理分型及病因的基础上，以对症处理为主，总体原则为通腑导滞。取穴应体现"气至病所"的特点，以腹部穴位为主，直接刺激病变部位；亦可通过经络理论指导下的远端取穴间接刺激病变部位；取穴数目通常较少，可考虑使用单穴治疗。

（一）未明确分型的慢性功能性便秘

方案一：对于未进行病理分型的慢性功能性便秘，推荐深刺天枢穴加电针疗法治疗。有研究显示，深刺（进针 45mm，至腹膜）较浅刺（进针 5mm）能更快缓解便秘症状，且疗效维持更长，认为与深刺的大刺激量以及直接刺激局部肠蠕动有关。

方案二：对于不能或不愿接受针刺治疗的慢性功能性便秘，推荐耳穴贴压法治疗。

（二）结肠慢传输型便秘

方案一：推荐采用深刺天枢穴加电针疗法治疗结肠慢传输型便秘。

方案二：对于不能或不愿接受针刺治疗的患者，推荐热敏化灸法治疗结肠慢传输型便秘。热敏灸疗法是近年来出现的一种新灸法，相关临床研究发现，人体在病理状态下，体表可产生一种新类型的病理反应即腧穴热敏化现象。当患者接受温和灸，而感受到透热、扩热、传热、局部不热远部热、表面不热深部热和非热觉中的一种或一种以上感觉时，即发生了腧穴热敏化现象，该探查穴点为热敏点。热敏点对艾热异常敏感，产生一种"小刺激大反应"。

（三）慢性功能性便秘——气秘型

推荐电针支沟穴治疗慢性功能性便秘——气秘型。支沟穴最善"调气"，是治疗各种类型便秘之主穴，对于气秘，单取支沟穴即可奏效，这主要取决于其调气通腑之功，犹如承气汤辈最善通便之小承气中之枳实、厚朴之用。临床研究亦证实电针支沟穴能明显改善便秘患者的临床症状和结肠传输时间，降低开塞露和泻剂的使用率。

（四）老年慢性功能性便秘

推荐以"靳三针"中的肠三针（天枢、关元、上巨虚）、四神针（四神聪外侧 0.5寸）、脑三针（脑空、脑户）、足三针（足三里、三阴交、太冲）配合治疗老年慢性功能性便秘。

（五）便秘型肠易激综合征

在具备人员和门诊手术条件的医疗单位，在充分考虑患者意愿的前提下，推荐指针配合穴位埋线疗法治疗 IBS-C。选取大肠俞、天枢、上巨虚，左右交替取穴。操作方法：将外科用铬制缝合线 3-0 可吸收缝线剪成长线段，浸于 75%酒精中以备用。局部皮肤用酒精消毒，将已准备好的羊肠线放在 8 号一次性无菌注射针头的前端，后接针芯（针芯前端磨平），将针快速刺入穴位深达肌层，当有针感后将针芯向前推进，边推针芯边退针管，将线植入穴位的肌肉层，出针后，紧压针孔，查无线头外露，无出血，贴创可贴保护针孔。埋线操作完毕后，让患者卧床休息，观察 20 分钟左右，方可离开，并告知患者埋线后注意事项。

（六）盆底失弛缓综合征

方案一：推荐针灸结合生物反馈治疗盆底失弛缓综合征。生物反馈是美国结直肠医师学会推荐的治疗盆底失弛缓型便秘的一线疗法。国内学者联合生物反馈及针灸治疗，可提高 20%的总有效率。

方案二：推荐深刺中髎、下髎穴治疗盆底失弛缓综合征。现代医学认为，神经根从骶后孔处穿出，受电刺激后兴奋了传入纤维，经脊髓和脑桥反射后再作用于盆腔器官，从而调整尿便反射。排便动作受大脑皮质及腰骶部脊髓内低级中枢的调节，深刺中髎、下髎穴，可刺激低级中枢向上传导，出现排便意识。深刺中髎、下髎穴后，患者所产生的肛门或盆底酸、麻、重、胀等针感对近期及远期疗效均有明显影响。

二、针灸治疗严重功能性便秘的临床研究

大量的临床研究证明了针灸的疗效，同时也存在着很多的问题。为什么会存在如此多的问题，其重要的原因就是心身的复杂性。整合医学在一定程度上可以解决这个问题。

针灸在严重功能性便秘临床研究中体现了其有效性和安全性，通过电针和普芦卡必利治疗严重功能性便秘效果比较，体现了针灸在治疗上的有效性和持久性。

2016 年 9 月 13 日《内科学年鉴》发表"针刺治疗慢性难治性、功能性便秘的随机对照试验"，通过 15 个临床研究中心，1075 例受试者，使用电针与假电针治疗 8 周、随访12 周，对自主排便次数等的影响，评估了电针的治疗效果。结论为 8 周电针治疗可以安全有效地增加严重功能性便秘患者的完全自主排便次数，随访 12 周疗效仍能维持。对于治疗严重功能性便秘，除了常规药物疗法之外，还提供了一种新的选择——电针。针灸作为一种不同于药物的疗法，它确实起到了一种独到的作用。

三、中医真实世界的研究

真实世界是相对于"理想世界"而言的。两者主要是从临床科研实施的环境条件来区分的。真实世界的临床科研，是指在常规医疗条件下，利用日常医疗实践过程中所产生的信息，所开展的科研活动。在这一过程中，医务人员以患者为核心，以改善和保障患者健康状态为目标，充分发挥自己的主观能动性，选择适合的诊疗手段；所开展的医

疗活动均非为了某种研究目的，而人为地对患者、医生、检测条件等进行特别的规定。目前，真实世界中日常临床诊疗实践所产生的信息，通过病历、各种理化检测手段、医嘱记录、住院记录等多种形式被保存下来。真实世界的临床科研，是利用临床诊疗记录所产生的数据开展的科研。而理想世界的临床科研则要求根据研究目的，人为地通过一定的方法，使研究对象尽量保持高度的一致性，参与研究的医护人员、检验人员都要具有相同的资质，检测设备型号、试剂要一致，访视的时间要定期等，而收集数据的方法通常是用事先确定的、针对研究目标和观察内容的临床观察表特别进行记录的。

中医辨证论治、综合疗法的优势特色，只有在真实世界的条件下才能充分得到实施和发挥。但对于辨证论治中所蕴含的中医对疾病规律的新认识、新方法、新方药等却由于真实世界临床记录的非数据化、临床信息的复杂性等，一直没有受到人们的关注。随着大数据时代的来临，将真实世界实践中所产生的信息数据化、数字化，在大数据管理和工具的辅助下，从不同思维角度去再现、分析、重构等已经成为一种现实。未来有了真实世界的大数据，"只有你没想到的，没有你做不到的"。同时，理想世界的临床科研，由于可以从真实世界的临床医疗记录中直接转移数据，可以说它是真实世界临床科研的一种特殊形式。

真实世界的临床科研必将成为临床研究的主要模式，而对于中医药的发展来说，它有着更加特殊的意义。

（一）"从临床中来，到临床中去"是真实世界中医发展的基本模式

在中医自身发展规律的约束下，临床实践成为中医新思路、新学说、新理论、新方药、新技术等产生的根本源泉，也使其成为中医药不同于西医等其他学科的重要特色之一。广大的中医医务工作者，首先是将从书本或前人经验中获得的中医药知识，通过临床诊疗实践转变成自己的临证经验，在经验积累的基础上，再通过"悟性"提炼升华，形成自己的学术观点。这些观点一方面又回到临床，指导自己的临床实践；另一方面通过不同途径（论文、著作、讲座等）被其他医疗工作者所学习、完善，成为大家接受的学术思想，在更大的范围内回到临床，指导大家的临床实践；部分学术思想在其代表人物及其追随者的推动下，在长期不断解决临床难题的实践中形成了学术流派，而这些经过长期临床实践检验的新思想，成为中医理论的重要组成部分。这是一个典型的、真实世界的中医药发展模式，这一模式通常被称为"从临床中来，到临床中去"。它保障了中医辨证论治个体化治疗、整体调节诊疗实践得以畅行，也使中医形成了其独特、系统的防病治病理论和方法体系。从这一点来看，对真实世界的掌控能力、掌控水平，决定着中医事业发展的速度、发展的高度，决定着中医对人类健康事业的贡献度。而如何将真实世界医疗实践数据化，同时能够充分利用这些数据，则成为中医跨越式发展的关键。

（二）临床科研一体化是真实世界中医继承创新的主要形式，也是中医临床科研范式的核心

中医临床辨证论治的鼻祖张仲景，在《伤寒论》中所展示的临床研究方法，是在"勤求古训、博采众方"（继承的方法）的基础上，采用"某某方加减"的方式。如"太阳病，下之后，脉促，胸满者，桂枝去芍药汤主之""太阳病，下之后，其人恶寒者，桂枝去芍

药加附子汤主之"等。其中桂枝汤方，可以是来源于前人、他人或自身以往临床经验，是医者通过"知性思维"，针对"太阳病"人群共性规律的治疗方药之一，是一种沿用或学习，从根本上看是一种继承。而"去芍药""加附子"，则是在对太阳病共性规律分析的基础上，结合患者具体状况，辩证思维的"抽象具体"结果，蕴含着医者临证的一种创新。可以说对每个患者的辨证论治过程，都是中医医生继承与创新的过程。这种继承创新的方式可以将其简述为"临床科研一体化"模式，即真实世界中医临床医疗实践过程，也是科研创新的过程。两者浑然一体，多姿多态，难解难分。一次小的创新可能就蕴含着一种大创新的开始。而是否创新，均通过临床疗效的实践检验。而这种临床科研一体化的临床科研方式，从张仲景开始一直沿用至今，其主要形式并没有由于西医研究模式的冲击而发生根本的改变，只是内容更加丰富。自 20 世纪 60 年代临床流行病学及 90 年代循证医学的出现，中医药界积极地引入了这些方法和理念，希望能够借此解决中医临床科研问题，但实践证明这些新的方法、新的临床研究范式，只能解决部分中医问题。而随着大数据时代的到来，数字化信息技术和人工智能的研究成果催生的适宜中医"临床科研一体化"特点的新临床科研范式将会把辨证论治个体诊疗过程中蕴含的中医对疾病的认识、治疗效果、创新方药、创新理念等，从浑然一体、难解难分的"一体化"中分出来。

（三）"以人为中心"是真实世界中医临床科研范式的根本特点

中西医都在研究人体生命活动的变化规律，但世界观、自然观是不同的。中医将人的运动状态及运动状态转变方式的变化规律，以及人体这种变化规律与干预措施的关联关系作为其理论与方法学的核心。如果离开了"人"所生存的自然环境和社会环境，"人"的运动状态就不可能正常产生和出现。同时作为研究主体的"医者"，在理解和判断客体"患者"的运动状态时，必然受到其所信奉的文化、哲学或信仰的约束，所以无论是客体——患者或是主体——医者，均是真实世界中医临床科研的核心，任何的中医研究都不可能脱离"人"这一核心。如果只是从构成人的四肢百骸、五脏六腑、皮肉筋骨、五官七窍出发去医疗或研究，都不可能准确地把握"人"的运动状态；任何脱离"人"所生存的自然环境、社会环境与文化信仰环境来观察"人"、理解"人"，均不可能全面、正确地解读"人"的运动状态。这与秉承还原论，认为人体可以从器官、组织、细胞、分子等各个层面去把握，通过对抗疗法来保障人体健康的世界观与方法体系是根本不同的。

但正因为作为临床科研中心位置的"人"表象的灵活性、多样性，以及表象与内在变化关系与干预关系的复杂性，对中医临床科研提出了严峻的挑战，如果没有能够完整、快捷、准确收集和处理这些复杂信息的方法及技术，真实世界中医临床科研的范式，将不可能得到有效的实施。

（四）"以数据为导向"是真实世界中医临床科研范式的前提与技术关键

真实世界临床科研范式的前提，是要将真实世界中的临床各类诊疗信息全面采集并数据化，而数据化的过程是临床实践事实量化的过程。量化程度越高、数据化程度就越高，而临床实践中所蕴含的各种继承创新，就能越深入细致地得到分析、挖掘和重构。但在实际操作中数据化又受到临床术语规范化、医师思维方式及临床数据采集效率等要求的制约，所以到目前为止，临床实践过程中信息数据化问题仍然是信息科技领域的前沿问题。而当海量的临床数据产生后，管理、查询、利用这些数据，也是一个新的、前沿性的研究领域。只有将真实世界的临床实践的诊疗信息快捷、准确、全面地数据化，形成前所未有的大数据，才可能使中医辨证论治个体诊疗正常实施中所蕴含的各种创新得以科学地展现。

未来临床数据、古文献数据、现代文献数据及海量的生物学实验数据，如基因组、蛋白质组和代谢组数据及借助物联网所获取的人体健康相关的衣食住行的数据的不断形成和整合，必将成为一种现实，以大数据支撑的中医临床科研的新局面即将来临。从这个角度来看，"以数据为导向"将是中医临床科研的必由之路，是中医西医有机整合、优势互补的技术关键，也是真实世界中医临床科研范式的前提和技术关键。

（五）以问题为驱动是真实世界中医临床科研范式的有效途径

真实世界中医临床科研范式的前提是将真实世界中医临床实践量化为大数据，而要从浩瀚的大数据中找到蕴含的"金矿"，主要靠"思维"角度、靠悟性。而这种悟性往往体现在能否找到一个合适的问题。围绕问题来确定研究方向，选择数据整理、整合的技术路线。在问题的驱动下，抽取数据，组成数据仓库，设计数据分析挖掘算法，并对所挖掘出来的结果进行临床验证。在数据抽取、数据挖掘、结果验证多次循环后，找到数据背后隐藏的医学规律和知识，依此不断地丰富和完善已有的诊疗体系，不断地提高临床疗效，提高服务的能力和水平，提高中医药的贡献度。

问题为驱动是大数据时代的鲜明特色，积累了海量数据，要淘出金子和钻石，需要前瞻的眼光和创新的思维，关键是明确需求，找准挖掘角度。在假说为驱动的时代，我们根据假说收集数据，然后验证假说是否成立。现在我们有了数据，提出问题，利用现代数据分析挖掘技术，解决我们的问题，生成规律和知识。

（六）医疗实践和科学计算交替是真实世界中医临床科研范式的主要形式，是当代中医"从临床中来，到临床中去"的主要途径

大数据时代科学计算成为锐利的工具。以往我们更关注临床医疗实践，通过悟性来获得知识。如果悟性好，会出现一代大师，如果悟性差，医学传承就会一代不如一代。现在有了科学计算，在一定程度上替代人来记忆、分析已有的临床医疗实践数据，可以获得更加准确、全面的规律和知识。但是无论是人悟出还是计算机得来，终须在临床中验证和实践。因此医疗实践和科学计算需要交替进行。从以上所讨论的特征可以看出，真实世界中医临床科研范式给中医临床科研人员提供了一种遵循中医自身发展规律，吸纳了临床流行病学、循证医学、转化医学理念，以信息科技支撑的中医科研新定律、理论、技术、实践的范例，一种新的临床科研的世界观。中医临床科研的范式转换必将带来中医临床科研的"科学革命"。通过这一"革命"临床医疗人员将成为临床研究的主体，临床研究与临床实际脱节、基础研究与临床脱节等问题将得到彻底解决，隐含在辨证论治个体诊疗背后的医学规律、诊疗观点，以及医生间疗效、经验的差异将会展示在人们面前，中医的优势特色将会进一步明确并得到弘扬。总之，中医药学将回归到自身发展道路上，以更加开放、更加包容的全新姿态与时代同步奔驰在以信息科技、人工智能等支撑的高速公路上。

参 考 文 献

陈日新，康明非. 2006. 一种新类型的疾病反应点——热敏点及其临床意义[J]. 江西中医学院学报，（2）：29-30.

董亮见. 2011. 穴位埋线治疗便秘型肠易激综合征的临床研究[D]. 广州：广州中医药大学.

刘素英，林芳，王玲玲. 2011 耳穴压丸治疗功能性便秘的临床观察[J]. 全科护理，（3）：210-211.

田宁. 2009. 热敏灸治疗慢传输型便秘疗效观察[J]. 湖北中医杂志，（11）：67-68.

王成伟，何洪波，李宁，等. 2010. 电针深刺天枢穴治疗功能性便秘随机对照研究[J]. 中国针灸，（9）：705-708.

王丽娟，王玲玲，张晨静. 2010. 深刺中髎、下髎穴治疗盆底失弛缓型便秘[J]. 针灸临床杂志，（1）：27-29.

翁美容. 2015 针刺联合生物反馈治疗盆底失弛缓便秘的临床观察[D]. 福州：福建中医药大学.

吴淑雯. 2009. 靳三针治疗老年功能性便秘临床研究[D]. 广州：广州中医药大学.

张智龙，吉学群，赵淑华，等. 2007 电针支沟穴治疗便秘之气秘多中心随机对照研究[J]. 中国针灸，（7）：475-478.

张智龙. 1998. 支沟穴在临床上的运用[J]. 山西中医，（5）：47-48.

Martin T R G, Robert V W, Ulrich G, et al. 2006. Randomized controlled trials do not reflect reality：real-world analyses are critical for treatment guidelines[J]. The Journal of Thoracic and Cardiovascular Surgery，132（1）：5.

Zhishun L, Shiyan Y, Jiani W, et al. 2016. Acupuncture for chronic severe functional constipation：a randomized trial[J]. Ann Intern Med，165（11）：761-769.

第六节　便秘临床研究的不足及中西医整合思路

一、中医便秘临床研究面对的问题

（一）辨病机、定病位

便秘，中医又称便结、大便难。从脏腑辨证而言，其病位主要位于大肠，尤其与肺、脾、胃、肝、肾相关。大便为水谷代谢的糟粕产物，由魄门排出。《素问·五脏别论》云："魄门亦为五脏使，水谷不得久藏。"魄门的开启功能依赖于大肠的传导，而大肠的传导功能又与五脏有关。隋代《诸病源候论》说："大便难者，由五脏不调，阴阳偏有虚实，谓三焦不和则冷热并结故也。"《素问·灵兰秘典论》云："大肠者，传导之官，变化出焉"，又提出"肺与大肠相表里"。肺与大肠相表里，肺燥、肺热移于大肠，导致大肠传导失司而成便秘。唐容川《血证论》云："肺移热于大肠则便结，肺津不润则便结，肺气不降则便结。"清代《石室秘录》曰："大便闭结者，人以为大肠燥甚，谁知是肺气燥乎？肺燥则清肃之气不能下于大肠。"上述均指出便秘与肺有关。脾胃为运化水谷之海，脾主运化，胃主和降，胃与肠相连，水谷入口，经脾的运化输布，胃的腐熟收纳，最后将糟粕转输于大肠。脾虚失运，糟粕内停而致便秘。《素问·玉机真脏论》云："脾不足，令人九窍不通。"朱丹溪《局方发挥》云："脾土之阴受伤，传输之官失职。"肝主疏泄，调畅全身气机，与大肠之主降，可促进大便的正常排泄，若肝气郁结，则腑气不通，气滞不行，则大肠不畅而致便秘。肾司二便，肾气不足，则大肠传导无力，大便难以排出。肾精亏耗则肠道干涩，肾阳不足，命门火衰则阴胜内结，亦致传导失常形成便秘。东垣《兰室秘藏》曰："夫肾主五液，津液润则大便如常。"《医学正传》曰："饮食之火起于脾胃，淫欲之火起于命门，以致火盛水亏，津液不生，故传导失常，渐成燥结之证。"进一步阐明便秘除与脾胃有关外，还与肾有密切的关系。

从气血津液病机辨证而言，对年老体弱及病后体虚而出现气虚阳衰、阴亏血少等情况，导致大肠传导无力，或肠道失濡，而致大便秘结。《兰室秘藏》曰："又有年老体虚，津液不足而结燥者。"《诸病源候论》说："大便不通者，由三焦五脏不和，冷热之气不调，热气偏入肠胃，津液竭燥，故令糟粕痞结，壅塞不通也。"此处明确指出津液不足、糟粕内结、水不能行舟是便秘发生的机制。《景岳全书》云："凡下焦阳虚，则阳气不行，阳气不行，则不能传送，而阴凝于下，此阳虚阴结也。下焦阴虚能致精血枯燥，精血枯燥则精气不达而脏腑枯槁，此阴虚阳结也。"由此可见阳虚阴盛，气化失常，不能温润肠道，大肠传导无力，可造成排便困难。

六淫侵袭也是便秘的致病因素。刘完素在《素问·玄机原病式》中指出"风、热、火，同阳也；燥、湿、寒，同阴也。又燥、湿，小异也……故火胜金而风生，则风能胜湿，热能耗液而反寒，阳实阴虚，则风热胜于水湿而为燥也。热燥在里，耗其津液，故大便秘结，消渴生焉。"此处说明六淫侵袭，每致热燥在里，阴津不足，大肠津亏，肠道干涩，大便燥结。《医学正传》曰："原其所由，皆房劳过度，饮食失节，或恣饮酒浆，过食辛热，饮食之火起于脾胃，淫欲之火起于命门，以致火盛水亏，津液不生，故传导失常，渐成结燥之证。"《医学入门》提出"虫积""七情气闭""痰滞不通""药石毒""脏寒""血液枯"等皆可致便秘，充实了便秘之病因学说。

失治误治，引起气虚、津亏、阳虚亦能引起便秘。如《伤寒论》曰："太阳病，重发汗而复下之，不大便五六日""发汗、利小便已，胃中燥、烦、实、大便难是也""太阳病，若发汗、若下、若利小便，此亡津液，胃中干燥，因转属阳明"。

由此可见便秘病因繁多，外因责之于六淫之邪，以燥、热、湿为主；内因责之于饮食不节、劳逸不当等，同时，瘀血、痰浊、水湿、体虚、误治等亦可导致便秘的发生，与大肠、肺、脾、胃、肝、肾等诸多脏腑的功能失调有关。此外，便秘的发生尚与地域、年龄、性别、体质、生活习惯等相关。病情常虚实、寒热混杂，临床治疗需仔细询问病因与症状，审证求因。

（二）现代临床中医实践——"病证结合"

便秘既是一种独立的病证，也是一个在多种急慢性疾病过程中经常出现的症状。临床实际中，中西医疾病的分类方法都具有各自的优缺点。西医从病理角度进行分类，中医更注重整体的临床表现。当患者出现便秘症状后，医师应首先辨别病情急缓。肠管器质性病变，如肿瘤、炎症或其他原因引起的肠腔狭窄或梗阻可引发便秘。直肠、肛门病变，如直肠内脱垂、痔疮、直肠前膨出、耻骨直肠肌肥厚、耻直分离、盆底疾病等亦可引发便秘。结肠神经肌肉病变如假性肠梗阻、先天性巨结肠、巨直肠等以便秘为主要症状。一些内分泌代谢性疾病、系统性疾病，可有便秘的症状，甚至是首发症状，如甲状腺功能低下、甲状旁腺疾病、糖尿病、硬皮病、红斑狼疮等。肠道的调节受神经调控，神经系统疾病如中枢性脑部疾病、脑卒中、多发硬化、脊髓损伤及周围神经病变等可引发便秘。临床诊治还应排除药物因素，常见可引发便秘的药物有铁剂、阿片类药、抗抑郁药、抗帕金森病药、钙通道拮抗剂、利尿剂及抗组胺药等。如果便秘无上述等明确病因，可考虑为功能性便秘。在有便秘病史的人群中，功能性便秘约占 50%。在临床诊治中，应综合分析患者病情，病证结合，切忌盲目辨证，延误原发疾病的治疗。

（三）现代理论的创新

1. 中医脏腑理论的现代解读

中医学辨证论治、分辨脏腑病位是在认识各个脏腑不同生理功能的基础上，根据不同的病理反应概括出来的。人体是一个以脏腑经络为内在联系的有机整体，这种内在联系体现在脏腑与脏腑、脏腑与形体各个组织器官生理病理的各个方面。脏腑功能的失调可以通过经络反映于体表。由于各个脏腑生理功能各不相同，外在的病理反应也不同，根据这些不同的病理反应，就可以概括出疾病的所在部位与证候的不同。

现代医学研究显示多种因素参与便秘的发生发展，如水通道蛋白改变、平滑肌细胞结构异常、胃肠激素合成障碍、信号通路激活等，导致结肠动力的异常是慢传输型便秘发病的重要原因，部分佐证了中医理论中便秘的主要病位在大肠的阐述。便秘的西医病理因素复杂，中医的病机同样涉及多脏腑之间的相互作用。众多医家尝试利用分子生物学机制揭示中医理论的物质基础。水通道蛋白是一类对水具有高度通透性的通道蛋白，与机体水液代谢密切相关，在体内参与水分的吸收、分布等过程，与肺水肿、便秘、腹泻等水液代谢紊乱相关疾病的发生有关。有研究表明水通道蛋白 3 在正常大鼠结肠中表达最明显，主要分布在结肠黏膜上皮细胞底侧部质膜上和细胞顶部。水通道蛋白 1 是影响肺生长发育及功能的重要因子，与肺发育的全过程相关，敲除相关基因可致小鼠肺生长发育迟缓。动物实验研究发现，当肠道津亏时，肺与大肠中的水通道蛋白出现同步下降现象，而增液汤可能是通过影响肺水通道蛋白 1 及肠水通道蛋白 3 发挥"增水行舟"之用，进而认为水通道蛋白可能是肺与大肠相表里的生物学基础之一。

近年来关于中医药治疗便秘观察临床疗效的研究较多，但研究其中医病机理论内涵机制的研究偏少。如何利用现代分子生物学指标阐释及丰富中医理论内涵仍是研究的难点。

2. 如何进行疗效评价

中医药治疗慢性便秘的临床研究数量渐多，其所涉及的疗效评价方法及指标主要有 Bristol 粪便分型及评分、主要症状及单项症状评价、肠动力学疗效、肛门直肠功能评价、盆底肌电图、中医证候疗效、生存质量评价等方面。但目前的中医临床研究疗效的评价方法仍然存在很多问题，主要体现在：①结局指标报告不全面。研究文献采用标准化的评分表、单项症状的记录与评价少，现有大多研究选择性报告结局指标，均未体现 Bristol 评分的所有项目及罗马Ⅳ共识推荐的所有与排便相关的症状，临床拒绝报告不全面。②缺乏随访指标。相关临床研究缺乏随访指标的报告，而没有随访和脱落率的报道会导致评价药物安全性及依从性的数据缺乏，从而令临床研究的质量下降。③缺乏安全性指标。缺乏安全性指标的监测，如服药前后患者肝功能、肾功能及血常规的检测。安全性指标也是疗效评价的重要方面，而且这方面的报告对于患者的意义尤其重要。④使用复合指标。采用主要症状综合评定标准时并没有按照国际上通用的罗马Ⅳ推荐，而是将几种结局综合起来，如疗效积分的有效率计算，这种复合结局指标会增加获得阳性结果的机会，从而产生偏倚。⑤中医证候评分不统一。中医证候的评分标准不统一，而且采用半定量的方法及复合结局指标，同时由于本身在证候分型方面缺乏统一的标准，所以更难以解释其结果的科学性。⑥缺乏客观的实验室指标。实验室检查疗效评价主要采用肠动力学和肛门直肠功能指标，但是这些指标只适用于某些类型的慢性便秘如慢传输型便秘，而且已有研究说明，实验室检查的结果与便秘的症状及严重程度并没有正相关性，因此，并非所有的实验室指标都可以参与疗效评价。

当然以上一些问题是中医药临床疗效研究的共病，目前中医药已逐渐被国际认可，中医药疗效评价发展成为必然趋势。针对便秘，应制定适用于中医药干预措施的疗效评价指标，能够在疗效评价中反映中医药治疗的特色优势，并引入病理机制以丰富中医药疗效评价的内涵，这是项富有挑战、极有意义的工作。

二、中西医整合便秘临床新思路

（一）贴合临床实际进行"病证结合"

证候是一个较大的宏观辨证系统，一个基础证可以见于多种疾病的过程中，这为中医"异病同治"提供了理论基础，但也为探究中医脏腑及证候的病理生理机制增加了难度。中医脏腑理论更多的是对机体的生理功能的高度概括，其层次与价值远高于现代医学病理过程的理解。但中医病名对应现代医学疾病的不确定性和混乱，导致运用中医病名进行循证医学研究存在很大的缺陷，这使得中医临床研究难以得到国际认可。故在临床工作中，在中医理论指导下，中医临床工作者应合理地参照西医的诊断技术和病理变化，对疾病进行病证结合的诊疗，将临床科研与临床实际真实贴合。既有利于中医的推广应用，也有利于中医整体治疗水平的提高。

（二）中医情志理论发展

中医对疾病的描述不仅提供了详细的生物医学研究的潜在方向，而且更接近于健康的生物心理模式，即心理与疾病之间的关系，以及心理与行为表现的发现。生活质量及精神心理状态与便秘有着密切关系，患者更易表现为焦虑和抑郁等心理障碍，精神心理因素和便秘症状可能通过肛肠动力学变化而互相影响，便秘可能作为一种躯体化症状，随着抑郁和（或）焦虑精神心理障碍的发展而持续存在，这类患者的便秘症状往往由心理冲突、情绪矛盾转化而来，精神心理因素导致肛门直肠动力学异常而产生便秘。临床调查显示年龄、从事工种、睡眠状况、情志不畅（抑郁及焦虑倾向）、精神紧张、人际关系、工作疲劳、刺激性饮料、运动情况、西医便秘类型等因素与便秘的中医证型分布有关。临床应用藏象理论、七情学说为据，采取以情胜情法对便秘患者进行中医情志调护可以提升疗效。

中医认为肝主疏泄，与情志调节密切相关。"疏泄"的中枢神经生物学机制体现在与整体调节神经-内分泌-免疫网络有关，具体而言，可能与调节慢性心理应激反应（情志活动异常）过程中中枢多种神经递质及其合成酶、神经肽、激素、环核苷酸系统有关。胃肠激素及脑-肠肽包括5-羟色胺、P物质、血管活性肠肽、神经降压素等，以配合调节胃肠道活动。故中医疏肝调志在便秘的治疗中常可取得较满意的疗效。

目前保健的重点从治疗急性疾病转移到长期治疗和阻止慢性疾病的形成，这是一个只会越来越重要的主题。便秘的中西医整合仍在完善与成长中。积极吸取现代医学优势，并有机整合到中医的诊疗系统之中，是提高中医临床研究质量，实现现代中医发展的一条重要途径。

参 考 文 献

迟玉花，赵刚. 2012. 功能性便秘动力学改变与情志因素的相关性[J]. 世界华人消化杂志，（18）：1685-1689.

郭海霞，钱海华，张丹，等. 2017. 慢性传输型便秘"肠病及肺"相关机制实验研究[J]. 上海中医药杂志，（7）：15-19.

昊雪萍，刘家强. 2008. 脏腑辨证细化分型理论及其在证候基因组学中的意义[J]. 光明中医，23（10）：1421-1423.

刘清泉，程发峰，杨保林. 2009. 病证结合研究是中医循证医学实现的基础[J]. 北京中医药，28（2）：101-104.

孙建梅，李慧，田耀洲. 2017. 便秘型肠易激综合征中西医机制研究进展[J]. 辽宁中医药大学学报，（3）：94-97.

严灿，徐志伟. 2005. 肝主疏泄调畅情志功能的中枢神经生物学机制探讨[J]. 中国中西医结合杂志，25（5）：459-462.

钟丽丹，卞兆祥. 2015. 中医药治疗慢性便秘疗效评价方法述评[J]. 中医杂志，56（23）：2010-2012.

第六章 病例讨论

第一节 病例讨论1

一、病案实例分享

患者：李某，男性，32岁。

主诉：排气排便停止、便秘8月余。

2015年4月第一次就诊。

病史：患者2014年10月因进食大量海鲜后出现排气、排便停止，伴上腹胀痛。当地医院立位腹平片提示肠梗阻。给予保守治疗后好转。此后患者开始便秘，1次/3～4天，干硬粪便，排便费力。有时需要外用"开塞露"。病程中便秘呈逐渐加重趋势，间断出现不全肠梗阻，不全肠梗阻发作时腹部"起包"，保守治疗有效。为进一步诊治就诊我院。

查体：一般状态可，皮肤黏膜无黄染，浅表淋巴结未及肿大。心肺未见明显异常。腹部可见右侧腹部膨隆，无压痛及反跳痛，可闻及肠鸣，肠鸣音4～5次/分。

辅助检查：在完善常规检查基础上（生化、肿瘤标志物等），进行了结肠镜检查、胃肠传输时间（72小时）、直肠肛管测压。结肠镜检查：操作过程中黏膜比较完整，降、乙状结肠交界处结肠内镜通过稍有阻力，但可以顺利通过，仔细观察黏膜未发现病变。胃肠传输时间（72小时）：标志物几乎都位于右侧结肠（升结肠部位），升结肠肝曲肠管扩张。直肠肛管测压结果：肛管静息压60mmHg（48～132）；肛管最大收缩压150mmHg（63～282）；排便时直肠肛管协调排便；直肠排便感觉正常；直肠肛管抑制反射存在（30ml）。

初步诊断：慢性便秘

　　　　　先天性巨结肠待除外

治疗：予以渗透性通便药物治疗。

2015年6月第二次就诊。

服用通便药物期间仍间断发作不全肠梗阻，发作1次/月。腹部"起包"明显，右侧腹部明显。行立位腹部平片、结肠CT重建检查。立位腹部平片提示右半结肠明显扩张，直径＞12cm。结肠CT重建提示横结肠中段可见狭窄环，狭窄近端肠管扩张明显，结肠袋消失。

二、诊 疗 难 点

（一）诊断难点

患者第一次就诊时，根据该病例中患者的主要症状及病程可确定诊断——慢性便秘。但是属于功能性便秘，还是属于巨结肠，或是其他，需要斟酌。在该病例中，由于患者有暴饮暴食的饮食不节史，因而很容易受此诱导而诊断为肠梗阻，进一步的相关辅助检查也验证了"不完全肠梗阻"的初步猜测。虽然保守治疗肠梗阻解除了，但难点是，患者即使应用通便药物治疗，仍"反复发作"不全肠梗阻。患者不全肠梗阻的发生呈现反复性，发作时腹部"起包"明显，位置固定，因此应将目光进一步延展到相关器质性病变方面，找寻患者不全肠梗阻发生的根本原因，首先需要确定是否为巨结肠。

巨结肠临床分型分为超短、短段、长段（结肠、全结肠、全结肠合并小肠型）。病变可累及肛管至结肠和部分小肠，严重者病变累及十二指肠至肛管。发病时期一般不具有特异性，婴幼儿、青少年和成年后均可发病。临床上，此病的检出可通过以下检测手段：①直肠肛门测压（虽为金标准，但只适用于病变累及到远端的部位）；②钡灌肠；③结肠CT重建；④病理组织标本。先天性巨结肠诊断的病理基础为肌间神经丛神经节细胞缺乏。因此，临床的诊断应该从相应客观辅助检查上去寻找证据。根据相应的辅助检查结果，不难看出，符合临床巨结肠的诊断。

反观该病例的诊断过程，忽略了很重要的一点，就是患者行肠镜检查时没有行病理活组织检查。病理活检能对此类患者的临床诊断起到很重要的提示作用，因此在处理类似病例过程当中，对于病理要给予适当的重视。

（二）治疗难点

此患者对于便秘的临床对症治疗比较敏感，症状得到了明显的缓解。相应的对症治疗上，予以渗透性泻药、肠道益生菌、间断应用刺激性泻药改善便秘症状，同时，配合生活方式的调整。虽然该治疗策略可以短期缓解患者症状，但不全肠梗阻的发生仍旧呈现反复的特点，并没有解决根本问题。在这个病例中，通过给患者的体格检查，腹部相对固定"起包"是一个重要的提示性信息，可依此直接将诊断的焦点回归到器质性疾病上，有了此诊断思路，在诊断方面可以通过进一步完善直肠肛门测压及结肠CT重建的检查，并最终做出"巨结肠"的明确诊断。巨结肠的临床诊疗方案制定是很明确的，前文中有明确阐释，在此不再赘述。

在与患者协商之后，放弃内科保守治疗，选择外科手术治疗（术式：左半结肠+右半结肠、阑尾切除术），术后病理回报：结肠壁显慢性炎，阶段性结肠黏膜下层及肌层间神经节细胞减少或缺失，进一步验证巨结肠诊断。该患者2年后术后随访，渗透性通便药物维持正常排便、间断需要开塞露或口服液状石蜡。

三、病例的思考

（一）过程分析

患者曾饮食不当引起肠梗阻，随之出现便秘。患者32岁，行结肠镜检查未见明显异常后，临床上首先选择内科保守治疗缓解便秘症状，但疗效不佳。因此进一步寻找病因，考虑肠道结构异常，围绕"巨结肠"展开相应检查，根据检查回报明确了诊断，行外科手术治疗，最终解决问题。

在便秘患者的诊断过程当中，临床习惯于借助腹平片、CT、结肠镜等客观辅助检查手段，从而忽略了最基本的体格检查所能给予的提示作用。在这个病例当中，患者每次不全肠梗阻发生的时候都会出现固定位置的腹部包块，这直接指引临床医师将焦点放在肠道器质性病变上，尤其是对巨结肠的存疑。

（二）专家观点

徐有青教授讲到，临床以便秘为主症的青年患者，行结肠镜检查未见异常的，首先应该考虑是功能性疾病，在治疗上要注意睡眠及压力情况对患者的影响。对于治疗无效者再进一步寻找病因及诊断线索。

钱冬梅教授认为，临床患者行肠镜检查后，可行肠黏膜活检，通过患者一开始的结肠镜检查结果来看，尽管表面上问题似乎不是特别大，没有溃疡及其他表现，仔细观察患者结肠镜影像回盲肠附近黏膜似乎有点水肿的感觉，不能确保患者肠黏膜没问题，因为在行结肠镜检查时在降、乙状结肠交接处稍有不顺畅，即可在该位置取活检，观察该处肠黏膜显微镜下的病理改变。或者该患者可能存在神经支配方面的问题，因为该患者整个肠道是一种充气的表现，很难判定是否存在机械性梗阻。

孙晓红教授就患者的肠镜检查做出回答，该患者在行结肠镜检查过程中，黏膜没有明显水肿的表现，因而没有取活检。从图像上观察黏膜欠光滑，是因为肠道准备不是很充分，残留的粪水所致。

刘绍能教授提到，该患者还应该进一步影像学检查观察肠壁的厚度如何，因为肠壁增厚，肠道运动功能可能也会不佳。从中医角度来讲，急性起病的便秘，腑气不通，热结的可能性大一点，但该患者涉及中医症状内容太少，未采集舌象和脉象信息，无法辨证，可询问其饮食的内容，食量如何，是否饮酒。

孙晓红教授做出补充，患者在胃肠传输时间之后，再行结肠镜检查时，已经充分准备肠道，在回盲部及阑尾开口仍能够观察到钡条的存在，提示该患者肠道功能非常差。患者发病和饮食的相关性不作考虑，因为病史已经 8 个月了，无从考证。

（三）整合思维的应用

在该病例中，患者虽然曾经过度食用海鲜诱发肠梗阻，但患者当下的便秘症状与饮食不存在明确的联系，而且与情绪的关系也不是很密切，因此可以排除功能性疾病的可能。患者 32 岁，结肠镜检查未能发现明确病因，所以很难想到器质性改变上去，但患者内科保守治疗不佳，体格检查发现反复性的腹部"起包"，就需要重新围绕可能的"巨结肠"诊断进行检测，从而明确诊断。

慢性便秘的诊断，并不困难，而细分起来，却并不容易。临床上可能因为流行病学资料、经验等的误导，导致忽视了其他有助于诊断的方法，尤其是在重视化验检查的现代，体格检查的重要性似乎已被忽略。而实际上，可能因为在体格检查中发现的某一特征，将会指导诊断的进一步完善。

在便秘的诊断方面，偏信某一种辅助诊断方法，而忽视另一种辅助手段，不符合整合医学的整体性、整合性的特点，也不符合医学严谨性的要求。只有在详细询问病史的基础上，充分利用体格检查、辅助检查手段，包括经验等，综合评估患者的病情，才能做出最合理的诊断，且需要通过治疗、随访进一步验证诊断的正确性。

（孙晓红）

第二节　病例讨论 2

一、病案实例分享

（一）病历记录

患者：鲁某，男性，65 岁。

主诉：间断腹胀伴大便干结 3 年，加重伴腹痛、恶心、干呕 2 天。

现病史：患者 3 年前无明显诱因出现腹胀，间断发作，大便干结，2～4 日一行，Bristol 1～3 型，其间 2 次因"不全肠梗阻"于我院住院治疗。2 天前劳累后出现腹部胀满，以中腹部为甚，无腹部膨隆，自觉腹胀逐渐加重，伴恶心、干呕，中腹部隐痛，无排气，2 日未排大便，门诊以"腹胀原因待查"于 2017 年 2 月 8 日收住入院。刻下症见腹胀，腹部隐痛，以中腹为甚，伴恶心、干呕，口干口苦，欲冷饮，大便 2 日未行，无排气，无发热，偶有头晕，无咳嗽咳痰，无胸闷心慌，纳少，小便可，眠可。近期体重无明显增减。

既往史：高血压病史 7 年，血压最高达 180/90mmHg，未规律服药，未系统监测血压；高脂血症病史 6 年，阿托伐他汀钙片 10mg 每晚口服；脑梗死病史 6 年，血栓通脉灵 4 粒口服，每日 2 次，蚓激酶 2 片口服，每日 2 次，氯吡格雷 75mg 口服，每日 1 次；否认手术、外伤及输血史；预防接种史不详；否认食物药物过敏史。

个人史：出生于北京，久居于本地，否认疫区、疫水接触史。吸烟 40 余年，约 30 根/天。

婚育史：适龄结婚，育有 1 子，配偶及儿子均体健。

家族史：否认其他家族性遗传病及传染病史。

入院查体：体温 36.5℃，脉搏 74 次/分，呼吸 17 次/分，血压 135/80mmHg。舌质红，苔厚腻少津，脉弦。神清精神可。心肺无明显异常。腹部软，中上腹及右下腹压痛，无反跳痛及肌紧张。肝脾触诊肋下未及，肝区无叩痛。墨菲氏征阴性。麦氏点压痛。移动性浊音阴性。肾区无叩痛，肠鸣音 2～3 次/分。双下肢按压无水肿。四肢肌力正常，肌张力正常。

辅助检查（2017 年 2 月 8 日望京医院）：血常规：白细胞 10.84×10^9/L、中性粒细胞百分数 76.5%，红细胞沉降率 9mm/h，反应蛋白 11，降钙素原、空腹血糖均正常。腹平片：临床提示不全肠梗阻，仅见肠管明显扩张积气，未见明确梗阻之气液平面征象。

（二）入院后记录

入院后完善检查：血常规：白细胞 12.15×10^9/L，中性粒细胞百分数 79.84%。凝血四项、肿瘤标志物、传染病筛查（乙肝+丙肝+梅毒+艾滋病）、血淀粉酶+生化全项、便常规+隐血试验、尿常规均在正常范围。球杆比为1：10。胸片：心肺膈未见异常；心电图：窦性心律，正常心电图；腹部超声：脂肪肝；头颅平扫：左侧颞枕三角区陈旧缺血性梗死，建议MRI。

2017年2月9日（第2天）患者诉腹胀加重，腹部隐痛，无放射痛，中上腹为甚，伴恶心，呕吐2次，呕吐清水样胃内容物，量3～5ml，无排气，口干口苦，大便1次（灌肠后），量少，质稀，无发热，偶有头晕。查体同前。治疗上予胃肠减压、结肠灌洗、清洁灌肠协助通便，余治疗同前。

2017年2月10日（第3天）患者腹胀明显减轻，无恶心、干呕，少量排气，口干口苦，大便1次（灌肠后），少量，无发热，偶有头晕。胃肠减压引流通畅，淡黄色澄清胃液30ml，大量气体。查体同前。复查腹平片：横膈下未见明显气体及占位征象，腹腔小肠肠腔内未见积液及液平征象，结肠内可见肠内容物及少量气体残留。盆腔CT：盆腔部分小肠肠管略显积液改变，可见偶发小气液平征象，远端结肠肠管内可见肠内容物及残留气体影，结肠未见明显萎陷，所见下腹部及盆腔内未见明显占位征象。诊断：小肠不全梗阻待除外，请结合临床，必要时定期复查。治疗上：改流质饮食，停胃肠减压。

2017年2月11日（第4天）胃镜示慢性萎缩性胃炎伴胆汁反流、十二指肠球炎。建议：停抗凝药后复查。

2017年2月12日（第5天）患者腹胀减轻，无腹痛，无恶心、干呕，正常排气，口干口苦，纳可，自行排便黄色稀便1次，量约30ml，无发热，偶有头晕。舌质淡红，苔薄黄，脉弦。肠鸣音3～5次/分。便培养结果回报：未见沙门氏菌及志贺菌。复查血常规：白细胞$7.62×10^9$/L，中性粒细胞百分数72.15%。复查腹平片：结肠内可见肠内容物及少量气体残留。肠镜：全大肠黏膜未见异常。治疗调整：①软质饮食。②停用抗生素，停补液。③继予中药灌肠、中药口服治疗，调整处方如下。灌肠方：黑附子10g（先煎），升麻10g，党参15g，当归15g，大黄10g，5剂，水煎煮100ml，灌肠，每晚1次。口服中药汤剂：枳实30g，厚朴30g，桂枝10g，大黄6g，生姜6片，大枣3枚，甘草10g，5剂，水煎煮200ml早晚分服。

2017年2月13日（第6天）行消化道造影：各组小肠扩张并可见多个液气平面，未见明显充盈缺损征象；观察2小时后造影剂可进入结肠。诊断：小肠不全梗阻，请结合临床。肛管直肠测压：肛管静息压87mmHg（48～132）、肛管最大收缩压189mmHg（63～282）、模拟排便时直肠肛管运动协调。

2017年2月15日（第8天）患者大便1次，粪质清晰，排气正常，腹部无胀满不适，未诉其他不适。查体未见异常。胶囊内镜：未见异常。焦虑自评量表得分55分（轻度）、抑郁自评分46分。患者病情好转出院。

患者出院后于门诊行结肠传输实验：正常传输型。

（三）回顾病史

患者3年前于拉萨旅游期间出现中下腹隐痛，腹胀，痛时有便意，但无大便，当地西藏某医院诊断为高原反应，予药物治疗（具体不详）后缓解不明显，其间大便2～3日一行，便质正常；2个月后返京开始出现大便干结，7～8日一行，Bristol分型1～3型，腹胀逐渐加重；2周后出现全腹胀痛，纳差，就诊于北京某三甲医院，对症治疗后腹痛好转，大便每日 1 次。停药 4 天后再次出现排便困难，伴呃逆，排气减少，该院消化科建议内镜检查，患者拒绝。1 天后腹胀痛加重，于 2014 年 9 月 18 日我科住院治疗 5 天，诊断为不全肠梗阻，经对症治疗后好转出院。2 年前因房屋装修劳累后再次出现腹胀伴排便困难，于 2015 年 6 月 11 日我科住院 6 天，诊断为不全肠梗阻，对症治疗后病情好转出院。

二、诊 疗 难 点

（一）诊断难点

患者入院时恶心呕吐、大便难、无排气，在临床上大多数医生都会首先考虑胃肠道梗阻的问题，查腹部平片示"见肠管明显扩张积气，未见明确梗阻之气液平面征象"，符合西医"不完全肠梗阻"的诊断标准，因此西医诊断相对明确。进一步根据不全肠梗阻的病因，区分是功能性疾病还是器质性疾病。在这个病例当中，患者反复发作不全肠梗阻，这种反复的特点也值得进一步深究。根据相关的症状描述及辅助检查，我们可以认为患者属功能性疾病可能性大，但临床面对排便困难，病程较长的患者，我们绝不能放松警惕，因此需要进一步完善检查确定是器质性疾病还是属于功能性疾病范畴。在后续的检查中我们发现，除影像学发现的和不全肠梗阻相关表现之外，几乎没有发现器质性疾病的线索，因此我们可以进一步确定患者属于功能性疾病。

那么，不全肠梗阻和功能性便秘哪一个诊断更加适合这个患者呢？笔者认为，从本质上来讲，这两种疾病是不矛盾的，功能性疾病是一大类疾病的统称，前文已有不少阐释，不全肠梗阻的发生既可以由功能性便秘导致，亦可以由器质性病变导致。本患者便秘反复出现，从肠镜、盆腔 CT 等客观检查来看，这个患者缺乏可以解释便秘的证据，因此对于此患者来讲，功能性便秘和不全肠梗阻的诊断界限不明确，就症状及反复发作、无器质性改变这一点来讲，属于功能性便秘，就患者入院时的症状及腹部平片特征性表现来看，属于不全肠梗阻，在临床诊断和有助于治疗的方面去考虑，笔者认为"不完全肠梗阻"这个诊断更加确切。

此患者在诊断过程中，病因也是非常值得我们关注的一个要点，患者在复发便秘之前往往都会伴随生活相关负性事件的发生，通过患者心理量表自测结果为轻度焦虑，我们可以认为这两者存在相关性。该患者属于功能性胃肠病的大范畴，在以往对于功能性胃肠病的研究当中我们不难发现，情绪、生活相关因素是不可忽视的一个重要方面，这就使我们的视角和重点更加明确了。

以上内容主要关注该病例的西医诊断方面，临床中医病名的确定以患者的主要症状为主，患者入院时，依据患者排便困难的主要症状，中医诊断为便秘。结合患者的舌脉，四诊合参，辨证分型属于热秘。热秘具有大便干结，腹胀腹痛，面红身热，口干口臭，心烦不安，小便短赤，舌红苔黄燥，脉滑数等临床诊断特征。治则应以泻热导滞、润肠通便为主。

（二）治疗难点

患者以"不完全肠梗阻"的主要诊断入院后，先后予以患者禁食、胃肠减压、抗感染、通便、抑酸、补液、营养支持。就此患者而言，西医主要采取对症治疗的策略，缓解患者症状，补液，防止症状进一步加重。患者便秘的发生不存在器质性改变，因此中医治疗占据一定的优势，我们可以从中医内治方面予以泻热通便的处理。急则治其标，缓则治其本是面对此类便秘患者的治疗原则。因此在中医治疗方面，予以患者口服中药辅助外用灌肠的方式泻下里热，口服中药选用小承气汤加减。小承气汤方源自《伤寒论》，主治伤寒阳明腑实证，临床症见谵语潮热，大便秘结，胸腹痞满，舌苔黄，脉滑数，痢疾初起，腹中疞痛，或脘腹胀满，里急后重，其症状与西医临床的肠梗阻相符。方中大黄泻热通便，厚朴行气散满，枳实破气消痞，诸药合用，可以轻下热结，除满消痞。中药灌肠治疗是中医治疗便秘的特色之一，内治和外治相互配合，往往可以达到更好的疗效。根据患者的诊断，西医治疗不外乎胃肠减压、结肠灌洗、抗感染、补液等对症治疗，虽能明显减轻症状，但是可能并不会解决患者不全肠梗阻的本质问题，这也是患者肠梗阻反复发作的原因。而采用中医对证治疗，则是从整体观的角度，整体地看待肠梗阻发生的病因病机，并对其进行辨证治疗，这是疾病诊治的最优选择。而且不难看出中医内治、外治的疗效都比较理想，症状较快得到了缓解。

三、病例的思考

（一）病史分析

第一次发病：因去西藏旅游，环境改变（高原反应）。

第二次发病：因房屋装修，耗费心神。

第三次发病：因照顾病重老人，劳心劳力。

患者三次发病，我们不难发现共同点，那就是相关负性生活事件。在这些负性生活事件之间，患者的精神情绪都发生了变化。胃肠道是人体情绪的表达器官，患者因情绪问题而在胃肠道表现为大便难的症状，在治疗上我们也应当兼顾到患者的精神情绪因素，往往可以达到事半功倍的治疗效果。

（二）专家观点

刘新光教授对于不全肠梗阻的诊断做出以下解释。刘教授说到，肠梗阻中有一类假性肠梗阻，患者大便不通，严重到一定程度就会出现腹痛腹胀，本质上是由于肠道阻塞引起炎症指标增高，但是通便后炎性指标好转。从病史当中可见患者无规范治疗便秘，将便秘治疗好了也就不会出此类梗阻。本患者抑郁焦虑表现不突出，将复杂的问题简单化，暂时不考虑本患者的精神问题，以免增加患者心理压力，将规范治疗便秘作为首要任务，如增加渗透性泻药的使用。

孙晓红教授认为，在消化科门诊，此类患者比较常见。当患者因劳累或饮食起居习惯不当或有精神心理障碍时，胃肠道功能可能受到影响，如早晨定时排便的习惯可因为劳累引起晨起唤起排便感觉消失。门诊可见老年人肠道动力不足出现粪便嵌塞、炎症指标增高，通便后检查嵌塞处见局限性溃疡，治疗3个月左右复查结肠镜，溃疡基本愈合。此外，我们还观察到本患者有轻度焦虑的问题。通常心理问题持久存在时则需要干预，而生活中偶尔出现的小的负性事件时可以不予干预。就诊断来说，建议将该患者的诊断改为慢性便秘或者功能性便秘。治疗期间需要对患者进行便秘的健康宣教，客观告知患者，由于年龄增长，肠道动力功能不足的事实，需要长期通便治疗，帮助患者选择安全性通便药物，长期维持，减少复发。

钱冬梅教授谈到，如果患者不是长期存在焦虑抑郁的问题，没有必要加用精神类药物，可给予认知疗法，帮助患者分析病因，适当预防。结合患者病史，小的负性事件可能是该病的诱因，当患者再次出现小的负性事件时，可建议患者使用缓泻剂，防止便秘。长期的明显的焦虑抑郁状态给予抗抑郁焦虑药物后可以减轻症状。目前抗抑郁焦虑药物应用较普遍，相对安全的药物使用增多，但精神类药物有一定不良反应，不建议使用。对于老年性便秘而言，其症状常表现为排便无便意和排便困难。患者病程长，要详细询问病史。患者是属于两者中的哪种？询问其有无脊髓损伤情况，关注症状如腿疼、腰痛等。患者肠鸣音减弱，可能存在肠道动力不足的问题，也可能存在肠道缺血的改变，需要完善相关检查明确血管的病变。

杨倩教授认为，该患者做了比较全面的检查，在相关检查的辅助之下，本患者还需要除外一些病理变化。从中医角度看，本病例应该是中医治疗的优势病种，根据临床表现及舌脉，辨证考虑湿热内蕴。大便不通、舌苔厚腻是湿热内蕴证的体现。而湿热郁久伤阴，则表现为舌苔少津，治疗上考虑中药灌肠，加用口服理气通络祛湿中药，从灌肠到口服可以解决便秘症状。

刘绍能教授在诊断上做出几点补充。患者年龄较大，需排除恶性疾病，除外肿瘤，可行进一步检查，包括肠镜、腹部 CT，询问体重减轻情况及有无便血病史。

唐艳萍教授认为，患者多项检查未见器质性病变，不足以诊断肠梗阻，只是肠淤张的状态。肠淤张最常见原因是肠道动力不足，多和饮食有关，临床常见此类患者。治疗上采用间断饮食疗法，适当给予心理安慰及缓泻药物，会达到不错效果。对于这个病例不推荐使用精神类药物。临床中遇到患者伴有精神情志不畅时，可运用中药调理情志，往往取得较好的疗效。

（三）病例讨论总结

在诊断方面，明确中医诊断并不难。对于西医诊断，首先根据患者主要症状应该确立一条线索，顺藤摸瓜，层层递进，建立自己的假设，再用相应的辅助检查手段去进行排除或是验证。结合相关的辅助检查结果，我们可以将病例西医诊断归为"不完全肠梗阻"或者"功能性便秘"，虽说在这两种诊断当中各位专家有争议和讨论，但是本质上是一致的，关注点聚焦在功能性胃肠病。话题集中在功能性胃肠病的时候，我们就不由得回顾患者的情绪相关病因病史，经过信息的挖掘，我们关注到患者便秘发生的一个关键因素，那就是相关的生活负性事件，患者发病与情绪压力等因素关系密切，但是否需要应用抗焦虑抑郁药物也是需要斟酌的，患者仅为轻度焦虑抑郁，且为偶发，因此不考虑应用药物干预。在这个病例之中，西医相应治疗手段可以缓解临床症状，防止病情进一步加重，中医内治、外治也占据一定的治疗优势，除了小承气汤和外用灌肠方之外，中医对于情志的调节也具有一定优势，如白梅花、玫瑰花、郁金等药，辅助应用此类疏肝解郁药可以在一定程度上规避精神类药物所带来的不良反应，在治疗主症便秘方面，以小承气汤通腑泻热，能够达到急则治其标的效果，配合中药保留灌肠治疗，在物理通便的同时能够整体调节肠道内环境，清泻肠道热邪气。

（四）整合思维的应用

便秘，为消化系统的一个症状，可以由多种疾病引发，如功能性便秘、肠梗阻、假性肠梗阻、结肠肿瘤等。其发生的病因病机也是复杂的、不明确的，因此，无法做到十分明确的对因治疗，而如若单纯依靠西医的泻剂对症治疗，其效果可能短期内较好，但并不能阻止其复发。这种将复杂问题简单化的治疗方式，从药物分子与疾病靶点的角度看，是一对多的治疗方式，显然一对多的治疗并不能完全覆盖便秘的病因病机，其效果也并不十分理想。现代医学治疗便秘的这种一对多的方式，亦即现代医学自身的局限性。尽管现代医学也逐渐认识到精神心理因素对便秘发生发展的影响，然而却并未明确找到精神心理对胃肠道的影响机制，也未找到一种有效而不良反应少的干预方式。因此，这就需要整合看待便秘。

整合思维，要求不局限于现代医学的理论和治法，而要根据疾病的特点，选用最适合的治法。现代医学从微观角度尚未明确阐明便秘的发病机制，因此需要借助整体性思维，从中医辨证论治的角度，明确便秘的病因是内因、外因或不内外因，是正虚，还是邪实，或两者皆有，综合分析并做出辨证治疗。中药本身属复方性药物，根据其理论进行组合，可实现多靶点的调控，尤其对于慢性疾病的治疗较有优势。但应用中医药整体调控的同时，也要根据患者病情具体情况，合理使用西药，真正做到以人为本。

本案例中患者以便秘为主诉，通过应用中医与西医的治疗方法，有效缓解了便秘等症状，并好转出院，是整合思维应用的成功案例，但是该病例中的西医治疗是否对疾病来说就是合理的或是必需的，是否与中医药的治疗是相辅相成的，仍需要研究，这需要整合医学的进一步发展才能解决。

（苏晓兰）

第三节　中西医整合诊治便秘的方法探析

便秘是临床的常见的症状，引起便秘的疾病既可以是功能性的，也可以是器质性的。临床应注意鉴别常见的引起便秘的器质性疾病有结直肠肿瘤、肠腔梗阻或狭窄、肛裂、内痔、直肠脱垂、肛周脓肿等消化系统疾病；脊髓损伤、多发性硬化症、帕金森病、脑卒中、脑肿瘤、自主神经病变、强直性肌营养不良、淀粉样变性等神经系统及肌肉疾病；糖尿病、高钙血症、低钾血症、甲状腺功能减退、甲状旁腺功能亢进、嗜铬细胞瘤等内分泌和代谢性疾病。而功能性疾病主要包括便秘型肠易激综合征、功能性便秘、阿片剂诱导型便秘、功能性排便障碍（排便推进力不足、不协调性排便）等。

从对便秘的认识、诊断、治疗方面，中医和西医各有优势且思路不同，因此，对于便秘这个疾病来讲，中西医整合治疗具有不可替代的优势。

一、中医诊治便秘

（一）中医诊断便秘

从上述两个病例我们可以看出，面对诊断相对复杂的病例或是对于西医对症治疗不敏感的患者来说，中医诊断具有诊断迅速、因人制宜的特点，中医诊断以辨证为要，根据患者主要症状定病名，根据患者刻下的主要体征、部位、舌、脉、二便、睡眠等信息确定相应证型，有是证用是方，达到相应的治疗作用。对于西医诊断不明确的患者来说，及时应用中医思路进行诊断、治疗，急则治其标，缓则治其本，标本兼治，达到临床最佳的治疗效果，缓解患者的病痛。

（二）中医治疗便秘

便秘的治疗以恢复大肠传导功能，保持大便通畅为原则，应力避单纯应用泻下药，而应针对不同的病因病机采取相应的治法。实秘为邪滞肠胃、壅塞不通所致，故以祛邪为主，给予泻热、温散、通导之法，使邪去便通；虚秘为肠失温润、推动无力而致，故以扶正为先，给予益气温阳、滋阴养血之法，使正盛便通。

临床常见的功能性胃肠病患者，需兼顾患者的情志问题，我们在上述的两个病例中都可以看到，无论是功能性疾病引起的便秘还是器质性疾病引起的便秘，情志因素不仅可以导致便秘的发生，许多患者还会因为便秘日久反复发作而加重情志问题，加重临床焦虑抑郁的发生。当临床诊断明确且伴有焦虑抑郁的患者会选用抗焦虑抑郁药物进行治疗，但中医药中还有一大类疏肝解郁药物亦具备非常大的优势，在主方中适当增减应用可以有效缓解患者情志不畅的问题，进而起到辅助治疗便秘的作用。

除了内服方药之外，中医治疗便秘可以从多方面、多角度完成治疗目的，这有赖于诸多中医外治法。如灌肠疗法就在便秘的临床中应用非常广泛，在进行灌肠治疗的过程当中，沉积的粪便得到灌肠药物的浸润，更容易通过肠道到达肛门，从而缓解患者便秘症状。另外，在反复灌肠治疗的过程当中，中药的有效成分被肠黏膜吸收，进而改善肠道内环境，从而达到治疗目的。针灸疗法在促进胃肠动力方面的作用在临床上已经被证实，并且在许多单位广泛应用。针灸在选穴、手法等方面都遵循辨证施治的大原则，与中医内治法殊途同归，使临床治疗事半功倍。敷贴疗法作为一种无创操作在临床上接受度很高，敷贴药物的选择上可以一人一方，让治疗更具有针对性，临床疗效确切，是一种很好的辅助治疗方法。

（三）中医便秘诊疗的优势

辨证论治是中医治疗疾病的最大优势，在辨证论治的过程当中，医生可以从患者的寒热、表里、虚实等多个方面对患者病情进行整体把控。胃肠以通降为顺，中医在辨证治疗便秘时尤其注重患者胃肠气机的调节，使气机运行恢复正常。尤其在功能性疾病范畴，发病机制复杂，中医的辨证论治更能体现其优势所在。

中医辨证论治其实也是因人制宜的个体化治疗。例如，临床上热积秘治法通常选用清热润下的方法。主方选用《伤寒论》经方麻子仁丸。药物包括火麻仁、芍药、杏仁、大黄、厚朴、枳实。在面对临床不同的兼症时可以适当进行加减。如大便干结难下者，加芒硝、番泻叶；热积伤阴者，加生地黄、玄参、麦冬；对于寒积秘的患者，治法通常选用温通导下的方法，主方选用《备急千金要方》的温脾汤。药物组成包括大黄、人参、附子、干姜、甘草、当归、芒硝。在随症加减方面，腹痛如刺，舌质紫暗者，加桃仁、红花；腹部胀满者，加厚朴、枳实；除此之外，临床上气滞秘选用行气导滞的方法，主方选用六磨汤；气虚秘治法为益气运脾，主方用黄芪汤；血虚秘治法以养血润肠为主，主方选用润肠丸；阴虚秘治法用滋阴润燥，主方应用增液汤；阳虚秘治法宜温阳泻浊，主方用济川煎。具体药物组成及加减不在此赘述。

中医诊治便秘从认识到治疗上都有自己独到见解，诊疗思路较为灵活全面，如中医将对便秘的认识和治疗方法融合在一起，形成独特的治疗思维。增水行舟法用于虚秘血虚之证，治宜养血润燥通便，方如润肠丸；釜底抽薪法，清热润肠通便，用于热结便秘（阳结），治宜清热润肠通便，方用麻子仁丸；补中益气法益气润肠通便，用于气虚便秘，方如黄芪汤；破冰开冻法，温阳通便，用于寒秘（冷秘），方如济川煎加肉桂；顺气行滞法，用于气秘（气滞、气结），方如六磨汤；外导之法如张仲景的蜜煎及猪胆汁导法，适用于津液内竭所致大便秘结，创立了导便与"灌谷道"之法，是中医最早的直肠给药与灌肠疗法；熨法，多用于寒秘或寒秘的辅助治疗。

中医药在便秘诊治上最大的优势主要在于辨证施治，因为便秘作为多种疾病的一种症状或症状群，并不是孤立存在的，采用中医药疗法可以在整体上予以治疗。特别是当西医尚无法阐明机制或无有效治疗手段时，采用中医药辨证施治不失为一种合理的选择。因此在诊治便秘时，需要充分发挥中医药的优势，以解决那些西医的难治性疾病。

那么，从何时开始使用中医药诊治便秘呢？一般来说，器质性的病变如先天性巨结肠、结肠冗长、肛管直肠狭窄等适合采用以手术为主的治疗方法，通过手术解除器质性病变，术后配合药物包括中医药治疗可以促进康复；对功能性便秘宜采用非手术疗法治疗，采用以中医药为主的药物治疗会得到较好的治疗效果。如对于慢传输型便秘，发病时间短者不要轻易行结肠切除术，可以首先采用中医药辨证施治，予滋阴润肠通便、益气润肠、温肾润肠、理气润肠等药物治疗。如经较长时间的药物治疗未取得疗效，方能考虑手术治疗。采用结肠全切除或次全切除治疗结肠慢传输型便秘成功率为70%～90%，而对于结肠慢传输型便秘并存出口梗阻型便秘的患者疗效则欠佳。对于手术治疗无效的结肠慢传输型便秘患者，采用中医药辨证施治的效果要明显优于采用单纯的通便药治疗的效果。又如对于直肠前突，直肠前突可能不是引起便秘的原始病因，而很可能是继发于长期用力排便后的一种改变。因此，即便有排便障碍症状者，也应慎重采用手术治疗，仍建议先考虑采用中医药辨证施治为主的保守治疗方法。做了直肠前突修补术的患者，术后采用中药调理也可进一步提高疗效。对于直肠前突同时伴有盆底松弛和盆腔脏器松弛下垂者，可采用补中益气的治疗方法和药物进行治疗。

二、西医诊治便秘

（一）西医诊断便秘

便秘属于临床症状，它包含的内容相当丰富，因此如果想明确相应西医诊断需要按照严格的诊断流程，完善相应的辅助检查，在诊断过程中寻找线索和证据，明确思路，具体诊断流程前文有详细说明，在此不加赘述。

（二）西医治疗便秘

西医保守治疗包括非药物治疗和药物治疗两类。非药物治疗首先是要纠正患者存在的不良饮食习惯和排便习惯，鼓励患者多参加户外体能锻炼，调适心态，保持舒畅心情。不良饮食习惯主要是指饮食过于精细及不当控制进食量。增加粗纤维食物摄入，保证足够量水分补充，可有效改善便秘症状。饮食上，可增加食物中粗纤维素含量，采取多渣饮食，包括富含纤维素的蔬菜、水果、粗粮，必要时可加些琼脂，利用它们的吸水性，使肠内容物膨胀而增高，从而促进肠道的蠕动利于排便；多用产气食品如生葱、生蒜、蜂蜜和生黄瓜、生萝卜等，利用它们在肠中的发酵作用，借以产气，促进肠蠕动，利于排便；多饮水，每日饮水 1000～2000ml，每日清晨空腹喝 1 杯温开水，刺激胃肠蠕动，并能使大便软化，同时对排便有刺激作用。应注意饮水技巧：患者饮水宜大口多量，晨起空腹饮温开水 30～40ml，分 2 次或 3 次饮尽；改正偏食习惯，少用过于精细的食品，多用粗粮、豆类及其制品，以增加维生素 B_1 的摄取量，因其不足可影响神经传导，减缓胃肠蠕动不利于食物的消化吸收和排泄；多食含油食品，对体重正常、血脂不高的患者，可指导其多食含油食物，多食黑芝麻、蜂蜜及植物油等润滑肠道的食物，禁食刺激性食物如浓茶、咖啡、辣椒等。有条件者每天喝 1 杯酸奶可促进消化，具有通便作用。相关研究观察发现，术后前 3 天食含盐食物、少食甜食，有利于减少便秘的发生。

不良排便习惯主要是指忽视大便，只在有便意时才大便，甚至有便意时强忍不大便，或大便时三心二意，兼做他事，久蹲不起。虽然尚无足够实验证据表明饮食和生活方式的调整可以改善慢性便秘，但其仍被临床工作者接受并推荐为一线治疗。非药物保守治疗中的生物反馈治疗、精神心理治疗等治疗方法，对便秘患者均有不同程度的疗效。对于长期住院卧床的患者，患者入院后即向其讲解保持大便通畅的必要性，训练患者床上排便，养成定时排便的习惯，由于排便习惯环境及方式和姿态的改变，致使排便反射受到抑制引起便秘。正常人多采用蹲姿，利用重力和增加腹内压促进排便。强调便秘的危险性，严禁用力排便，尽可能地保持每日大便 1 次。如果发现便意应立即排便，排便时应注意力集中，不听音乐或看报纸杂志，为卧床、活动不便的患者创造排便环境，如果病情允许可抬高床头，协助患者坐在便盆上排便，对在床上排便有顾虑的患者，应向其解释需要床上排便的理由，并给予屏风遮挡，避免打扰排便，排便时嘱患者勿用力过猛，以防引起心脑血管并发症，了解其饮食习惯及生活规律并共同分析便秘的原因，有的放矢，制订相应的护理措施，树立治愈信念。

药物治疗包括许多方面：①应用渗透性泻剂。因其具有高渗透特征，口服后在肠内形成高渗状态吸收水分，并阻止肠道吸收水分，致使肠内容物容积增加，促进肠蠕动，引起排便。此类药物的优点为疗效可靠、副作用少。临床常用者为聚乙二醇和乳果糖，其次为盐类泻剂，如硫酸镁等。②刺激性泻剂。此类药物通过刺激肠黏膜及肌肠间神经促使肠蠕动、推进运动增快，同时，还使肠黏膜水和电解质的分泌增加，使粪便变稀、软。此类药物中药主要有番泻叶、大黄及一些复方制剂，西药则主要是酚酞和比沙可啶等。此类药物的特点是作用快，但副作用较多，有的甚至很严重。此类药物是我国慢性便秘者应用最多的药物，也是应用最不规范的药物。③润滑性泻剂。此类药物具有软化粪便、润滑肠壁的作用而使粪便易排出。主要有液状石蜡、甘油、多库酯钠等口服用药及开塞露等直肠用药。此类药物虽有些副作用，但如应用得当，仍有很好的疗效及效价比。④容积性泻剂。此类药物在肠道不被吸收，在肠腔内吸收水分后，增加粪便体积刺激肠蠕动，且在结肠内被肠道细菌酵解，进一步增加肠内渗透压，阻止水分被吸收并刺激肠蠕动达到导泻作用。此类药物主要为含纤维素和欧车前的制剂，如甲基纤维素、欧车前、聚卡波非钙等。其他药物以 5-羟色胺受体部分激动剂替加色罗的疗效最好，国内国际的多项双盲对照试验均证实该药对 IBS-C 有较好疗效。但美国食品药品监督管理局认为该药增加心血管事件的发生而建议慎用。其他促动力药西沙比利、莫沙比利和伊托比利对结肠的促动力作用不大，对便秘疗效欠佳，临床上有与容积性泻剂和渗透性泻剂联用治疗慢传输型便秘而获较好疗效的经验。除此之外还有微生态制剂。此类药物主要有含双歧杆菌、乳酸杆菌等肠道益生菌的制剂。故其可降低肠腔内 pH，促进肠蠕动，还能减少肠道内有害物质的吸收，使粪便软化而利于排便。该类药物对抗菌药物和其他一些药物引起的便秘有一定疗效，也可用于生活习惯不良、较少摄入纤维素食物所致的便秘。此类药物无明显副作用。

生物反馈治疗是借助声音和图像反馈刺激大脑，训练患者正确控制肛门外括约肌舒缩，从而缓解便秘症状，该法具有无痛苦、无创伤性和无不良反应的特点。有学者对 50 例慢性功能性便秘患者进行生物反馈训练，经过 12～24 个月随访观察后发现，便秘症状缓解率达 62.5%，生物反馈治疗不仅是一种物理治疗方法，而且有一定的心理治疗作用。

药物治疗，应注意避免单品种药物长期服用，应间断服药，适当变化用药种类，注意慎用或避免使用含酚酞、蒽醌类的刺激性泻药。动物实验显示，长期使用刺激性泻药可能导致不可逆的肠神经损害，进而加重便秘。

保守治疗是便秘治疗的一种重要的治疗原则，贯穿慢性便秘的始终，在保守治疗下多数慢性便秘患者可以得到缓解。慢性便秘患者中 5%～10% 的患者最终需要手术治疗。近年来慢性便秘的治疗又更多地恢复到以非手术治疗为主，对是否应当手术及采用何种手术方式的争议也越来越引起临床外科医生的关注。经过近 30 年的实践，对手术治疗便秘形成一些共识，如在严格把握适应证，采用合理的手术方式的前提下，手术可以提高便秘患者的生活质量；继发性便秘和伴有精神心理异常的患者不宜行手术治疗等。所以，如何选择适合手术治疗的患者成为临床中至关重要的一个环节。外科手术治疗便秘应严格把握手术指征，全面完善各项检查，慎重选择手术病例。术前检查包括结肠传输试验、排粪造影、钡剂灌肠造影、肛门直肠压力测定、球囊逼出试验、结肠镜检查，必要时可行盆底肌电图或盆腔多重造影等特殊检查。上述检查为便秘手术适应证的选择提供了重要的依据，但其可靠性仍然存在争议。通过全面检查，对经检查明确显示存在形态和（或）功能异常者，有针对性地选择手术方式。慢传输型便秘的手术方式，包括结肠全切除术、结肠次全切除术、结肠部分切除术，在切除全部或部分结肠的同时，切除部分直肠并对盆底进行重建，较好地解决慢传输型便秘结肠蠕动无力及盆底功能障碍的问题，临床疗效较好。但存在手术创伤大、并发症较多等问题，尤其是在把握结肠切除长度方面缺乏可靠的预测手段。此外，也可行结肠旷置术或末端回肠造口术。出口梗阻型便秘的手术方式很多，盆底痉挛综合征手术方式包括耻骨直肠肌松解术、中医挂线疗法等，但由于临床有效率低，多建议慎重选择手术治疗。目前国内外文献报道生物反馈疗法用于治疗便秘，其中主要适应证就是耻骨直肠肌痉挛和盆底失弛缓综合征，疗效优于药物和手术治疗，应为首选。盆底松弛性便秘，常选用直肠黏膜纵行折叠术、硬化剂注射、经直肠或阴道修补术、吻合器痔上黏膜环切钉合术、经肛吻合器直肠切除术、直肠悬吊术、直肠悬吊加乙状结肠切除术等，但手术效果，尤其是远期效果文献报道差异性很大。

（三）西医诊治便秘的优势

首先，西医在便秘的认识上比较明确，并进行了系统的划分。功能性便秘，其发生原因：①进食量少或食物缺乏纤维素，对结肠运动的刺激减少；②由于时间、地点、生活条件改变、精神因素等造成排便习惯受到干扰或抑制；③长期滥用泻药造成对泻药的依赖，停止使用后而不易排便；④结肠运动功能障碍，如年老体弱，活动过少，肠痉挛致排便困难，如肠易激综合征等；⑤腹肌及盆底肌张力不足，排便推动力缺乏，难以将粪便排出体外，如中老年人、经产妇的习惯性便秘；⑥结肠冗长；⑦应用吗啡类药物、抗胆碱能药物、钙通道阻滞剂、神经阻滞剂、镇静剂、抗抑郁药，以及含钙、铝的制酸剂等使肠肌松弛引起的便秘。

器质性便秘发生原因：①直肠与肛门病变引起肛门括约肌痉挛、排便疼痛造成惧怕排便，如痔疮、肛裂、肛周脓肿和溃疡、直肠炎等；②结肠良性或恶性肿瘤、各种原因的肠梗阻、肠粘连、克罗恩病、先天性巨结肠等；③全身性疾病使肠肌松弛、排便无力，如尿毒症、糖尿病、甲状腺功能低下。此外，血卟啉病及铅中毒引起肠肌痉挛亦可致便秘。

在明确病因和诊断的情况下，西医对应的保守治疗及外科治疗能够目标明确地达到治疗便秘的目的，使便秘症状有明显改善，奏效较快，并且可在治疗后客观监测患者疾病状态，可对疾病及疗效进行评估。

三、中西医整合诊治便秘的关键点

中西医整合治疗便秘的方案制定要根据中医望、闻、问、切四诊所得，以及各项肛肠功能检测结果来综合分析判断。总体治疗思路是，在西医辨病的基础上中医辨证，以西医辨病为依据制定方案，以中医辨证为依据制定治则。

临床上对于慢性便秘的患者，一般可分为出口梗阻型、慢传输型和混合型3型，每一类型又可分为轻、中、重度。对于出口梗阻型，轻度者予以中西医结合保守治疗，以中医辨证施治汤药为主体的治法，配合中医非药物治疗，辅以西药对症处理；中度者则应先中医综合治疗，如效果不明显者，采用经肛手术；重度者以手术治疗为主，辅以中医综合治疗及心理治疗。出口梗阻型便秘中医辨证可分为气机郁滞型、痰湿阻滞型、阴虚肠燥型和脾虚气陷型。气机郁滞型者治以行气开郁，宽肠通腑，代表方如六磨汤加减；痰湿阻滞型者治以利湿化痰，升清降浊，代表方如蚕矢汤加减；阴虚肠燥型者治以养阴润燥，行气通便，代表方如麻子仁丸加减；脾虚气陷型者治以健脾益气，宽肠润便，代表方如黄芪汤加减。对于慢传输型便秘，轻度者采用以中医辨证施治汤药为主的综合治疗；中度者采用以中医辨证施治汤药为主的综合治疗，辅助西药治疗；重度者在明确手术指征，排除手术禁忌证，并且经过规范保守治疗而无效者，可选择应用手术治疗，在应用手术治疗的同时，仍应配合应用以中医辨证施治汤药为主的综合治疗及心理治疗。慢传输型便秘中医辨证可分为气阴两虚型、脾肾阳虚型。气阴两虚型治以益气养阴，润肠通便，代表方如黄芪汤合增液汤加减；脾肾阳虚型治以温补脾肾，润肠通便，代表方如济川煎加减。混合型便秘的治疗策略可遵循上述原则。

综上所述，慢性便秘是一种多因素、复杂性疾病，治疗难度大，不同个体的病因、病理差异性较大，除疾病本身的复杂性外，患者自身的精神心理状态等对治疗结果也有较大的影响；需要综合病因、临床表现、症状严重程度、治疗方案的疗效和风险等多方面的因素选择恰当的治疗方案，才有可能取得较好的临床效果。便秘首选治疗应为非手术治疗，无论是否手术都应注重综合治疗。在严格把握适应证，采用合理的手术方式的前提下，手术可以提高便秘患者的生活质量。中西医结合是我国医务工作者长期临床实践的重要经验，是我国治疗慢性便秘的主要特色和优势。中西医结合不仅可以减少长期服用药物带来的不良反应，还可以获得更好的临床疗效。

目前在治疗便秘的实践中，中医在辨证施治过程中，运用现代专科检查手段方面做得还很不够，许多方面还是空白。在如何运用专科检查手段和研究成果于辨证中、如何较好地结合西医的治疗方面，所做的探讨还较少，如何找到中西医结合诊治便秘的切入点是现在和今后需要继续探讨的课题。在便秘的辨证施治过程中合理利用现代专科检查手段，采用中西医结合的治疗方法，可以提高中医药治疗便秘研究的科技含量，有效发挥中医药的优势，形成与时俱进的中医药便秘诊治体系，提高便秘诊治水平。现代专科检查手段可以作为中医"四诊"手段的补充和发展，为便秘的辨治提供更多的和客观的依据；中医药在功能性便秘的诊治中具有西医所没有的优势，积极发挥中医药治疗便秘的优势，不但可以提高手术治疗的效果，对西医无有效治疗手段的和采用手术治疗不理想的便秘疾病往往也能取得较好的治疗效果，满足便秘患者治疗疾病的需要；在治疗目标上，中、西医并无本质区别，因此在某种意义上，积极、合理地采用西医治疗手段是对中医治疗法的补充和发展。

总的来讲，中西医治疗便秘的思路既有不同之处，也有相同点。中医治疗注重整体调节，以治本为主，如对气虚所致者注重补气，佐以补血、滋阴、润燥药物；热秘常重用大黄，如承气汤，以泻热存阴、润肠通便；气结、气滞所致者常重用理气、顺气、破气的厚朴、枳实、大黄、莱菔子；血虚便秘常用生地黄、当归滋阴养血，麻子仁、桃仁润燥通便；气虚兼血虚的虚秘，宜温润益气通便，常用肉苁蓉、麻子仁，加黄芪、当归益气养血，气血流畅，大便白；寒秘常用肉桂温阳散寒，升麻升清降浊，肉苁蓉、牛膝温补肾阳、润肠通便。

西医与中医虽在认识上存在不同，但在某些治疗方法和疗效机制上有相似之处。如大黄的有效成分主要是番泻苷，作用部位主要在大肠，能增加肠蠕动，抑制肠内水分吸收，促进排便。芒硝的主要成分是硫酸钠，为盐类泻药，不易被肠壁吸收，存留肠内成为高渗溶液，阻止肠内水分吸收，使肠内容积增大，引起机械刺激，促进肠蠕动而排下稀便。此与西医的通导法、导泻法相似。而火麻仁和郁李仁主要含脂肪油，均具有润滑性缓泻的作用，为润肠通便法的体现。可以看出，在攻下通便与润肠通便治疗中，中药与西药在药理和治法上有相似之处，即有交会点。从宏观上讲，中医的"治病求本"与西医的"祛除病因"也是有相同之处的。中医的"治病求本"是追求整体调节，达到阴阳平衡的目的，如治疗"寒秘"中的温阳通便法；而西医的"祛除病因"也以治本为前提，如治疗腹部肿瘤、肠道肿瘤所致便秘，西医在支持疗法后使患者能耐受手术，然后手术切除，术后再行支持疗法，促进机体恢复，这既是"治病求本"，也是"急则治标""标本兼治"的具体体现。

附　录

会议日程　第六届北京胃肠功能及动力疾病中西医整合医学论坛

版块一：便秘的发病机制——中西医的不同认知

便秘的发病机制概述　　　　　　　　　　　　　　　　　　侯晓华

从"通降论"探讨便秘的中医认知　　　　　　　　　　　　唐旭东

从肝脏疾病与肠道微生态间的关系认识便秘　　　　　　　　白文元

从结肠动力学的角度探讨便秘的发病机制　　　　　　　　　李　楠

"通降胃气"理论在治疗功能性便秘中的应用　　　　　　　　沈　洪

便秘型亚健康体质的中医认知及诊治思路　　　　　　　　　刘　力

老年性便秘的中医证型及诊治特点　　　　　　　　　　　　杨晋翔

从中医的角度探讨饮食对便秘的影响　　　　　　　　　　　黄穗平

版块二：从临床角度出发——研究热点

肠道菌群与便秘　　　　　　　　　　　　　　　　　　　　张发明

便秘与脑-肠互动　　　　　　　　　　　　　　　　　　　陈胜良

结直肠镜在便秘诊断及治疗中的临床价值　　　　　　　　　盛剑秋

结合肠道微生态探讨便秘的临床治疗方案　　　　　　　　　范建高

湿热证型便秘的临床诊治　　　　　　　　　　　　　　　　胡　玲

高龄便秘患者的临床与诊治特点　　　　　　　　　　　　　窦永起

从多学科交叉角度探讨便秘的整合治疗　　　　　　　　　　赵文霞

慢性便秘中医诊疗共识的解读与思考　　　　　　　　　　　时昭红

版块三：从临床角度出发——多学科交流

针灸治疗重度功能性便秘的临床研究　　　　　　　　　　　刘保延

从一种便秘模型窥见：中枢与外周自主神经系统与功能性便秘　　朱进霞

功能性便秘临床治疗方案的选择　　　　　　　　　　　　　王瑞玲

假性肠梗阻的临床鉴别特征与要点　　　　　　　　　　　　吴咏冬

中医从脾论治便秘经验举隅　　　　　　　　　　　　　　　舒　劲

便秘患者报告结局量表研制及心理测量学考评　　　　　　　刘凤斌

腹针治疗功能性便秘的临床优势　　　　　　　　　　　　　张北平

整体思维模式下的临床便秘治疗　　　　　　　　　　　　　张立平

版块四：从临床角度出发——多学科交流

便秘与膳食关系的探讨　　　　　　　　　　　　　　　　　王化虹

从星蒌承气汤解读中医"肺与大肠相表里"理论　　　　　　高　颖

结合结肠动力研究探讨饮食因素对便秘的影响　　　　　　　房殿春

功能性排便障碍的分型及生物反馈治疗　　　　　　　　　　尚占民

功能性便秘患者结肠和肛管直肠动力学的改变　　　　　　　原丽莉